神经外科护理常规

邵世蓉 邓天芳 杨与敏——编著

西南交通大学出版社
·成都·

图书在版编目（CIP）数据

神经外科护理常规 / 邵世蓉，邓天芳，杨与敏编著.
成都：西南交通大学出版社，2025.5. -- ISBN 978-7
-5774-0382-3

Ⅰ. R473.6

中国国家版本馆 CIP 数据核字第 20259D9V78 号

Shenjing Waike Huli Changgui
神经外科护理常规

邵世蓉　邓天芳　杨与敏　编著

策 划 编 辑	李　鹏
责 任 编 辑	李　伟
助 理 编 辑	王攀月
责 任 校 对	蔡　蕾
封 面 设 计	墨创文化
出 版 发 行	西南交通大学出版社
	（四川省成都市金牛区二环路北一段 111 号
	西南交通大学创新大厦 21 楼）
营销部电话	028-87600564　028-87600533
邮 政 编 码	610031
网　　　址	https://www.xnjdcbs.com
印　　　刷	郫县犀浦印刷厂
成 品 尺 寸	170 mm × 230 mm
印　　　张	18.5
字　　　数	302 千
版　　　次	2025 年 5 月第 1 版
印　　　次	2025 年 5 月第 1 次
书　　　号	ISBN 978-7-5774-0382-3
定　　　价	78.00 元

图书如有印装质量问题　本社负责退换
版权所有　盗版必究　举报电话：028-87600562

《神经外科护理常规》
编写委员会

编委会主任	邵世蓉　邓天芳　杨与敏
编委会副主任	王　艳　刘莎莎　王姣姣　陈　敏
	薛海英　邹林波
编　　委	邵世蓉　邓天芳　杨与敏　王　艳
	刘莎莎　王姣姣　陈　敏　薛海英
	邹林波　张邱平　杨太红　尹　婷
	张友玲　赖　佳　曾雪兵　杨青春
	黄丽娟　张　海　王　仙　倪晓梅
	谭秋霞　邓　桃　李　蓉　田玉兰
	廖克彬　周苏梅　刘　瑶

>>>> 【前 言】

随着医学技术的飞速发展,神经外科领域迎来了前所未有的变革。从传统的经典神经外科手术到显微神经外科,再到微侵袭神经外科,每一次技术的飞跃都极大地提高了治疗效果,降低了手术风险。这些进步不仅要求医生具备高超的技术,也对神经外科护理工作提出了更高的标准和要求。《神经外科护理常规》正是在这一背景下应运而生,旨在为广大神经外科护理人员提供一本全面、系统、实用的护理指南。

本书是一部集科学性、实用性和指导性于一体的专业护理书籍,旨在帮助神经外科护理人员掌握最新的护理知识和技能,提高护理质量,促进患者康复。它不仅涵盖了神经外科常见病、多发病的护理要点,还深入探讨了护理过程中的风险评估、并发症预防、健康教育及心理疏导等关键环节,是神经外科护理工作的重要参考书。

全书共分为十一个部分,内容全面而详实。前七章重点介绍了神经外科常见症状、颅脑创伤性疾病、脑血管疾病、颅内肿瘤疾病、功能性疾病等的定义、病因、临床表现、治疗原则及护理措施。每章均辅以健康教育内容,旨在帮助患者及家属更好地理解和配合治疗。后四章则聚焦于神经外科护理的专项技能,包括常见导管护理、专科护理、体位管理、皮肤管理等,为护理人员提供了具体的操作指南和注意事项。附录部分收录了神经外科常用护理评估量表,便于护理人员在实际工作中快速、准确地评估患者状况,为制订个性化护理计划提供依据。

本书由德阳市人民医院神经外科专科医生及临床护理骨干人员携手编撰，内容结构清晰，从疾病概述到护理措施，再到健康教育，形成了一个完整的护理体系。书中不仅介绍了理论知识，还融入了大量临床实例和护理经验，具有很强的实用性和可操作性；紧跟神经外科护理领域的发展动态，融入了最新的护理理念和技术，为读者提供科学指导；同时针对神经外科护理工作的难点和重点，提出了具体的护理策略和解决方案，亦具有很强的指导性。本书适用于各级医院神经外科护理人员、护理专业学生以及神经外科患者及家属，对于提高神经外科护理质量、促进患者康复具有重要意义。同时，本书也可作为神经外科护理教学和科研的参考书籍。

　　由于本书是临床医务工作者在紧张的工作间隙编纂而成的，其中定有诸多不尽如人意之处。因此，我们衷心期待并欢迎广大读者不吝赐教，提出宝贵意见与建议，以便我们能够持续优化内容，使得本书能够日臻完善。

编　者

2024 年 6 月

>>>> 【目 录】

第一章　神经系统查体及评估 ··· 1
　第一节　脑神经功能检查 ·· 1
　第二节　运动神经功能检查 ·· 12
　第三节　感觉神经功能检查 ·· 17
　第四节　反射功能检查 ·· 21
　第五节　自主神经功能检查 ·· 24
　第六节　神经病理征检查 ··· 25
　第七节　护理评估 ·· 27

第二章　神经外科常见症状及护理 ··· 32
　第一节　头痛 ··· 32
　第二节　呕吐 ··· 36
　第三节　发热 ··· 39
　第四节　意识障碍 ·· 42
　第五节　吞咽障碍 ·· 46
　第六节　运动障碍 ·· 51

第三章　颅脑创伤性疾病常见症状及护理 ·································· 55
　第一节　头皮损伤 ·· 55
　第二节　颅骨骨折 ·· 63
　第三节　脑损伤 ··· 74
　第四节　开放性脑损伤 ·· 87

第四章 脑血管疾病常见症状及护理 … 92

第一节 颅内动脉瘤 … 92

第二节 颅内动静脉畸形 … 99

第三节 颈动脉狭窄 … 106

第四节 高血压脑出血 … 111

第五节 烟雾病 … 119

第五章 颅内肿瘤疾病常见症状及护理 … 125

第一节 神经胶质瘤 … 125

第二节 脑膜瘤 … 131

第三节 颅咽管瘤 … 138

第四节 垂体腺瘤 … 144

第五节 听神经鞘瘤 … 151

第六章 脊柱疾病常见症状及护理 … 157

第一节 椎管内肿瘤 … 157

第二节 寰枕畸形 … 168

第三节 骶管内囊肿 … 173

第七章 功能性疾病常见症状及护理 … 180

第一节 三叉神经痛 … 180

第二节 面肌痉挛 … 186

第三节　舌咽神经痛 ……………………………………………… 192

　　第四节　癫痫 ……………………………………………………… 198

　　第五节　帕金森病 ………………………………………………… 205

第八章　导管护理 ……………………………………………………… 212

　　第一节　引流管 …………………………………………………… 212

　　第二节　气管插管 ………………………………………………… 219

　　第三节　胃管 ……………………………………………………… 220

　　第四节　尿管 ……………………………………………………… 222

第九章　专科护理技术 ………………………………………………… 224

　　第一节　动静脉置管护理 ………………………………………… 224

　　第二节　气切护理 ………………………………………………… 228

　　第三节　吸痰 ……………………………………………………… 236

　　第四节　脑脊液漏护理 …………………………………………… 242

　　第五节　保护性约束 ……………………………………………… 244

　　第六节　轴线翻身 ………………………………………………… 247

第十章　体位管理 ……………………………………………………… 252

　　第一节　神经外科患者常见体位 ………………………………… 252

　　第二节　良肢位摆放 ……………………………………………… 261

第十一章　皮肤管理 …………………………………………… 267
　　第一节　神经外科手术备皮流程 ………………………… 267
　　第二节　失禁性相关皮炎 ………………………………… 270

参考文献 ………………………………………………………… 283

第一章

神经系统查体及评估

第一节 脑神经功能检查

脑神经共有12对，通常以罗马数字表示：Ⅰ——嗅神经，Ⅱ——视神经，Ⅲ——动眼神经，Ⅳ——滑车神经，Ⅴ——三叉神经，Ⅵ——展神经，Ⅶ——面神经，Ⅷ——前庭蜗神经，Ⅸ——舌咽神经，Ⅹ——迷走神经，Ⅺ——副神经，Ⅻ——舌下神经。其中，Ⅰ、Ⅱ、Ⅷ为感觉神经，Ⅲ、Ⅳ、Ⅵ、Ⅺ、Ⅻ为运动神经，Ⅴ、Ⅶ、Ⅸ、Ⅹ为混合神经，Ⅲ为特殊感觉神经。检查脑神经功能时，应从嗅神经按顺序检查到舌下神经，避免遗漏，以全面了解脑神经的功能。

一、嗅神经功能检查

【检查目的】检查嗅神经及其传导通路有无受损及其损害的程度。

【检查方法】让患者闭目，填塞一侧鼻孔，以烟草、丁香油等芳香性物品给患者嗅闻，让其辨别气味，再以同样的方法检查另一侧。

【临床意义】

（1）嗅神经起源于嗅黏膜中的双极嗅细胞，从鼻腔穿过筛骨的筛孔，止于嗅球腹侧面。嗅球中的蓬头细胞及僧帽细胞发出轴突组成嗅束。嗅束行于额叶底面眶部的嗅沟，向后进入嗅三角。嗅觉的传导通路为嗅觉冲动沿嗅神经传导至嗅球，再沿嗅束传至脑前嗅核、嗅结节、杏仁核簇、梨状皮质、隔核、下丘脑。

（2）嗅觉减退或消失，提示嗅觉或传导通路受损，见于前颅底骨折、前颅底肿瘤及鼻黏膜病变等疾病。

（3）嗅觉异常，提示沟回或海马回受累，多见于癫痫先兆表现。

【注意事项】

（1）检查前应评估患者有无意识障碍、认知障碍等异常，并评估其能否配合检查。

（2）向患者或其家属告知检查的目的，并确认患者听清楚测试的内容。

（3）检查嗅觉功能时，不可使用乙醇、醋酸及氨水等刺激性物品，以免因三叉神经受刺激等影响检查结果。

（4）当患者嗅觉减退时，应反复多次检查，以准确判断其嗅神经功能。

二、视神经功能检查

【检查目的】通过检查视力、色觉、视野及眼底，判断视神经及视觉传导通路有无受损及其损害的程度。

【检查方法】

（1）视力检查。

① 远视力检查：使用国际标准视力表检查，即患者站立或坐立于距视力表 5 m 处，检查者让其由上至下分别辨认，以测得其视力。

② 近视力检查：检查者将近视力表置于距患者眼前 30 m，让其由上至下分别辨认，以测得其视力。

（2）色觉检查。

检查者以专用色盲检查图让患者辨别数字、图形等。

（3）视野检查。

① 手测法：又称对照法。患者背光与检查者相对而坐，相距 60~100 cm，各自用手遮住相对眼睛（如患者遮左眼，检查者遮右眼），对视片刻，保持眼球不动，检查者用手指或棉棒分别自颞上、颞下、鼻上、鼻下由周边向中央慢慢移动，指导患者看到手指或棉棒应报告，依次检查患者有无视野缺损。

② 视野计测定法：可精确测定患者视野，常用弓形视野计测定。检查时患

者背对光源，视野计凹面向着光源，患者颏部置于视野计颏架上，检查者指导患者一眼用眼罩遮盖，受检眼注视视野计中心固定点，检查者将白色视标由中心点沿金属板的内面从不同的子午线上向外移动，直至患者看不见视标，然后将测得的视野记录于视野表。依次转动视野计30°，同法检查一次，最后将记录的各点连接起来即为患者该眼的视野。

（4）眼底检查。

眼底检查需要借助于检眼镜。检查患者右眼时，患者位于检查者左前方，检查者以右手持检眼镜，用右眼观察患者眼底；检查患者左眼则正好相反。然后以上、下、鼻上、鼻下、颞上、颞下记录发现的病理改变。

【临床意义】

（1）视神经由视网膜的轴突组成。视神经穿过颅骨视神经孔入颅，再与对侧的视神经纤维合并为视交叉（颞侧纤维不交叉、鼻侧纤维交叉），然后组成视束，视束终止于丘脑枕部的外侧膝状体及丘脑到四叠体顶盖之间的转变区（顶盖前区）。视觉传导通路由三级神经元组成，即视网膜的双极细胞、视网膜的极细胞及外侧膝状体核。视网膜内感受器发出的冲动，通过枕叶皮层内整合而后形成视觉，枕叶皮质中黄斑代表区专门感知视线范围内光线强度变化、物体的运动位置、一般形状及色泽，此外，枕叶后部的皮质中黄斑代表区则涉及更复杂的组合、整合相关定向与演算及再现。因此，视力、色觉、视野及眼底的异常提示视神经及视觉传导通路损害。

（2）患者出现瞳孔直接对光反射消失而间接对光反射存在的现象，提示视神经受损。

（3）视野是指患者正视前方，眼球不动时所能看到的范围。确定视野受损的表现形式及严重程度，能判断病变的部位及累及的范围，因此精确的视野检查对病变定位诊断有重要意义。

（4）眼底检查包括视神经盘、视网膜及视网膜血管的检查。视神经盘水肿提示颅内压增高导致视网膜中心静脉受压；视神经盘水肿晚期视纤维变性、视神经盘苍白、视网膜动脉变细，导致患者视力逐渐减退甚至失明。

【注意事项】

（1）检查前应评估患者有无意识障碍、精神错乱等异常，并评估其能否配合检查。

（2）向患者或其家属告知检查的目的，并指导患者配合检查。

（3）正常人视力>1.0，当患者视力减退（<1.0）时应进一步检查视力减退的程度。如通过指导患者辨认检查者手指数目，或使用手动、手电筒照射检查患者有无光感等，并依据视力情况记录为指数、手动、光感、失明。

（4）手动法检查视野时，检查者视野应正常，并注意手指或棉棒的位置应在检查者与患者之间，并指导患者保持眼球不动。检眼计检查视野时，应针对不同疾病患者对不同颜色的敏感度，选用不同颜色的视标，如对于视网膜病变者应选用黄色和蓝色视标，视神经病变者则选用绿色和红色视标。

三、眼球运动神经

【检查目的】动眼神经、滑车神经和展神经共同支配眼球运动，通过检查眼球运动，判断三者有无受损及其损害的程度。

【检查方法】

（1）眼睑及睑裂。

采用视诊的方法，检查者指导患者双眼向前方平视，观察患者两侧眼球有无突出、上眼睑有无下垂、睑裂大小是否对称。

（2）瞳孔检查。

① 瞳孔大小及形态。采用视诊的方法，观察瞳孔是否等大等圆、边缘是否整齐及瞳孔大小。

② 直接对光反射。检查者以一手挡住对侧光线，用光源直接照射患者一侧眼睛，正常人该侧瞳孔受到光线刺激后立即缩小，移开光源后瞳孔迅速复原。

③ 间接对光反射。检查者用光源照射患者一侧眼睛时，正常人另一眼瞳孔立即缩小，移开光线瞳孔复原。

④ 调节和辐辏反射（集合反射）。检查者指导患者注视 30 cm 以外的目标（通常为检查者的示指），然后将目标逐渐移近眼球（距眼球约 10 cm 处为止），正常人可见双眼内聚，双瞳孔缩小。

（3）眼球运动及眼震。

检查者指导患者不转动头部，眼睛随检查者示指（置于患者眼前 30 cm 处）往左、右、上、下、右上、右下、左上、左下八个方向转动，然后再检查辐辏反射，以观察两侧眼球是否能同步进行各个方向的运动，有无复视，同时观察有无眼球震颤。

【临床意义】

（1）眼睑及睑裂。

正常人两侧上眼睑无下垂、睑裂大小对称。若一侧上眼睑下垂，则提示动眼神经受累。

（2）瞳孔。

①大小：普通光线下，正常瞳孔直径为 3~4 mm，两侧等大、圆形、边缘整齐、位置居中。瞳孔直径小于 2 mm 为瞳孔缩小，大于 5 mm 为瞳孔散大。一侧瞳孔散大，常见于颅内压增高所致同侧颞叶沟回疝形成及动眼神经麻痹等。双侧瞳孔散大，常见于脑缺氧、脑疝、阿托品类药物中毒、中脑严重病变、脑疝衰竭期等。一侧瞳孔缩小，常见于交感神经麻痹等。双侧瞳孔针尖样缩小，常见于脑桥基底部出血，有机磷、吗啡类药物中毒及碱中毒等。

②对光反射：瞳孔对光反射的通路为视网膜→视神经→视交叉→两侧视束→上丘臂→顶盖前区→两侧动眼神经副核→动眼神经→睫状神经节→节后纤维→瞳孔括约肌收缩→两侧瞳孔缩小。瞳孔直接对光反射消失，间接对光反射存在，提示一侧视神经受损，导致传入部分中断。患侧眼直接和间接光反射均消失，提示一侧动眼神经受损，导致传出信息中断。

（3）眼球运动及眼震。

正常情况下两侧眼球能同步协调进行各个方向的运动、无复视及眼球震颤。

①当患者上睑下垂，眼球不能向外、向内、向下转动而出现向外下斜视、瞳孔散大、对光反射及调节反射消失、复视等，提示动眼神经受损。

②当患者眼球向外下转动受限，提示滑车神经受累导致上斜肌瘫痪。

③当患者眼球向内斜视、外展受限或伴有复视，提示展神经受累。

④当患者眼球只能直视前方，不能做任何运动，瞳孔散大、对光反射消失，提示动眼神经、滑车神经和展神经均受损。

【注意事项】

（1）检查前应评估患者有无意识障碍、精神错乱等异常，并评估其能否配合检查。

（2）向患者或其家属告知检查的目的，并指导患者配合检查。

（3）观察瞳孔对光反应时，应指导患者向远方注视，用手电光源从侧面照射瞳孔，检查瞳孔是否收缩，收缩是否灵敏、持久，再确定瞳孔大小。

（4）眼球震颤分为水平性、垂直性、斜向性、旋转性及混合性等不同的移动方向，其移动形式有摆动性、冲动性及不规则性。因此，对震颤的观察应注意其方向及形式。

四、三叉神经

【检查目的】

通过检查颜面部的感觉、运动功能，判断三叉神经损害程度及其类型。

【检查方法】

（1）运动功能检查。第一步，检查者通过观察，了解患者有无颜面部颞肌、咬肌萎缩。第二步，检查者先指导患者行咀嚼动作，然后以双手分别触摸左右颞肌或咬肌，感受肌肉受力的强弱。第三步，指导患者张口，观察其下颌有无向一侧偏斜。

（2）感觉功能检查。以棉棒、大头针、冷水、热水分别测试患者颜面部两侧皮肤的痛觉、触觉、温度觉，评估其有无感觉异常及其分布区域。

（3）角膜反射检查。指导患者向一侧注视，检查者以棉丝轻触患者对侧角膜，观察患者有无直接角膜反射或间接角膜反射。

（4）下颌反射检查。检查者将左手拇指置于患者下颏正中位置，指导患者稍稍张嘴，用叩诊锤叩击拇指，检查患者是否出现双侧颞肌及咬肌收缩、闭合嘴。

【临床意义】

（1）患者咀嚼肌肌力减弱，张口时下颌向患侧偏斜，甚至肌肉萎缩，提示一侧三叉神经运动支受累。

（2）角膜反射的通路为角膜→三叉神经眼支（第一支）→三叉神经半月神经节→三叉神经感觉主核（脑桥核）→面神经核→面神经→眼轮匝肌。正常人角膜反射为双侧瞬目，其中被触及侧为直接角膜反射，对侧为间接角膜反射。角膜反射减弱或消失，提示反射通路病变、三叉神经眼支或面神经受累。

（3）脑桥是下颌反射的中枢，三叉神经是下颌反射的传入及传出神经。下颌反射亢进，提示双侧皮质脑干束受损。

（4）三叉神经损害的典型表现是三叉神经痛（刺激症状）、三叉神经分布区域感觉减退或消失（破坏性症状）等，提示颅底肿瘤导致三叉神经半月节、三叉神经根或其分支受损。三叉神经分布区域的感觉障碍、角膜反射减弱或消失、角膜溃疡或咀嚼肌瘫痪等，提示三叉神经半月节、三叉神经根病变。此外，还有痛觉、温度觉、触觉减退或消失，咀嚼肌无力，口角歪斜等三叉神经分支受累或三叉神经核性损害的表现。

【注意事项】

（1）检查前应评估患者有无意识障碍、精神错乱等异常，并评估其能否配合检查。

（2）向患者或其家属告知检查的目的，并指导患者配合检查。

（3）检查感觉功能时，应评估感觉障碍的程度（感觉过敏、减退或消失）及分布的区域，以判断感觉障碍的类型（周围支区域感觉障碍或核性感觉障碍）。

（4）角膜反射检查时，应避免患者看见或发现棉丝，使用棉丝时不可触及睫毛、巩膜或瞳孔。

五、面神经

【检查目的】

通过检查面部运动及舌的味觉功能，判断面神经损害程度及其类型。

【检查方法】

（1）味觉功能检查。

检查者预先在纸片写上酸、甜、咸、辣等字，并指导患者伸舌且不可运动舌部及配合指出相应的字，再分别以棉签蘸取糖、盐、醋等涂抹于患者一侧舌前部，以测试其味觉。

（2）运动功能检查。

先视诊，观察患者两侧额纹、脸裂、鼻唇沟是否对称，有无口角歪斜。再指导患者做皱眉、睁眼、闭眼、鼓腮、吹口哨、示齿等运动，观察是否出现异常。

【临床意义】

（1）面神经运动纤维支配面部表情动作。患者出现患侧额纹变浅、不能皱眉、不能闭眼或眼睑闭合不全、鼻唇沟变浅、口角歪斜、鼓腮或吹口哨时患侧漏气、口角向健侧歪斜等面部表情肌瘫痪表现时，提示一侧面神经周围性损害；出现睑裂以下面肌瘫痪，提示对侧面神经中枢性（皮质脑干束）受累。

（2）面神经味觉纤维是主要的感觉纤维。患者出现面神经周围性损害的表现伴有舌前 2/3 味觉障碍、唾液分泌障碍，提示面神经管内鼓索神经受累；同时伴有耳后部剧烈疼痛、鼓膜或外耳道疱疹等，提示膝状神经节受累。

【注意事项】

（1）检查前应评估患者有无意识障碍、精神错乱等异常，并评估其能否配合检查。

（2）向患者或其家属告知检查的目的，并指导患者配合检查。

（3）检查面神经受损时，应进一步依据伴发表现明确是周围性面神经麻痹还是中枢性面神经麻痹，并判断面神经是管内受累或管外受累，以明确病变的性质。

六、前庭蜗神经

【检查目的】

通过患者听力、平衡功能等检查，判断其前庭蜗神经损害程度及类型。

【检查方法】

（1）听力检查粗测听力。

听力检查粗测听力即协助患者用棉球塞住一侧耳道，检查者用语音、音叉等由远及近测试另一耳的听力，并记录患者听到声音的距离，同法测试另一侧听力，并进行两侧对比。

（2）音叉检查。

① Weber 试验。检查者将震动的音叉置于患者前额正中，以测试其两耳感受到的声音是否相同。

② Rinne 试验。检查者将震动的音叉柄置于患者耳后乳突上（骨导），至患者听不到声音时再将音叉移至同侧外耳道旁（气导），以测试患者听到声音的长短。

③ Schwabach 试验。以音叉比较患者与检查者骨导音持续的时间。

（3）平衡功能检查。

通过观察患者步行时的步态，了解其有无步态不稳、向患侧倾斜等症状。

（4）眼球震颤检查。

通过观察或触诊，了解患者有无眼球震颤及眼球震颤方向。

（5）旋转试验。

① 冷热水试验。用23℃左右冷水或47℃热水注入一侧外耳道，直至引发眼球震颤时停止，以了解有无前庭病变。

② 旋转试验。指导患者坐于转椅、闭目、头前倾30°，检查者将转椅向顺时针方向以0.5 r/s的速度旋转10周后突然停止，并嘱患者立即睁眼注视前方。5 min后再用同样的方法向逆时针旋转，观察患者眼震情况。

【临床意义】

（1）前庭蜗神经又称位听神经，为特殊感觉性脑神经，由功能不同的前庭神经及蜗神经组成。其中，蜗神经主要传导听觉，听力障碍则提示蜗神经受累。

（2）Weber试验时，正常人两耳感受的声音相同；患侧声音较大，提示传导性耳聋；健侧声音较大，提示感音性耳聋。

（3）Rinne试验时，正常人气导能听到时间长于骨导能听到的声音，即Rinne试验阳性（气导>骨导）；如果骨导>气导，即Rinne试验阴性，提示传导性耳聋；如果气导>骨导，但气导和骨导的时间均缩短，提示感音性耳聋。

（4）Schwabach试验时，时间延长提示传导性耳聋，时间缩短提示感音性耳聋。

（5）患者步态不稳、平衡功能障碍，提示前庭神经受累。患者眼球震颤方向不一，提示中枢性前庭损害；而急性迷路病变时，会出现快相向健侧的旋转眼震，伴有眩晕等。旋转试验时，正常人可出现水平冲动性眼震，快相与旋转方向相反，持续时间20～40 s；持续时间<15 s则提示前庭功能受损。冷热水试验时，正常人眼震反应时长90～120s；眼震反应减弱或消失提示前庭受累。

【注意事项】

（1）检查前应评估患者有无意识障碍、精神错乱等异常，并评估其能否配合检查。

（2）向患者或其家属告知检查的目的，并指导患者配合检查。

（3）对于平衡功能障碍、眩晕者，应注意预防其发生跌倒等意外。冷热水试验前，评估患者无鼓膜破损方可进行。

七、舌咽神经、迷走神经

【检查目的】

通过患者吞咽、发音及味觉等功能检查，判断舌咽、迷走神经损害程度及其类型。

【检查方法】

（1）运动功能检查。

检查者指导患者发"啊"音，再通过视诊，观察患者双侧软腭活动度及对称性、悬雍垂有无偏斜。通过问诊，了解患者有无声音嘶哑、鼻音、吞咽障碍及饮水呛咳。

（2）感觉功能检查。

使用食物，检查舌后 1/3 的味觉（检查方法参见面神经检查）。以棉签轻触两侧软腭及咽后壁，检查一般的感觉功能。

（3）咽反射检查。

检查者先指导患者发"啊"音，再以棉签轻触两侧咽后壁，检查患者是否有作呕及软腭上抬。

【临床意义】

（1）舌咽神经及迷走神经包括躯体运动、内脏运动、躯体感觉和内脏感觉等四种纤维，是混合神经，且具有共同走行、共同神经核（疑核、孤束核）的特点，常常同时受累。

（2）咽反射减弱或消失，提示舌咽神经及迷走神经周围性病变。患者出现声音嘶哑、吞咽障碍、饮水呛咳、咽反射消失等，提示一侧舌咽神经及迷走神经同时受损，称为延髓性麻痹（真性延髓性麻痹）。单侧舌咽神经及迷走神经损伤时，患者上述症状较轻，即悬雍垂偏向健侧，患侧软腭较低、软腭上抬受限，伴咽部感觉缺失及咽反射消失。

（3）患者出现假性延髓性麻痹（核上性延髓麻痹），即构音障碍和吞咽障碍，但咽反射存在，提示双侧皮质脑干束受损。

（4）对于存在吞咽障碍的患者，通过洼田饮水试验可进一步判断吞咽障碍的程度，以指导选择进食的方法及防止误吸发生。

【注意事项】

（1）检查前应评估患者有无意识障碍、精神错乱等异常，并评估其能否配合检查。

（2）向患者或其家属告知检查的目的，并指导患者配合检查。

（3）临床上，应鉴别假性延髓性麻痹与真性延髓性麻痹。

（4）采用洼田饮水试验判断吞咽障碍的程度时，应指导患者端坐，先从小量（0.5~1.0 mL）温开水开始，以防止发生误吸。

八、副神经

【检查目的】

通过对患者颈部、肩部等肌肉运动检查，判断副神经损害程度及其类型。

【检查方法】

检查者通过观察患者，了解患者有无塌肩、斜颈，胸锁乳突肌及斜方肌有无萎缩。此外，在患者头部向一侧转动及耸肩动作时，检查者予以施加一定的阻力，以分别测试双侧斜方肌及胸锁乳突肌的肌力是否正常。

【临床意义】

副神经为躯体运动性神经，支配胸锁乳突肌及斜方肌。当患者不能向对侧转动颈部、患侧肩下垂及耸肩无力、胸锁乳突肌及斜方肌萎缩，提示一侧副神经核或副神经受损；当患者双侧胸锁乳突肌肌力减弱，头部直立困难，前屈、仰卧时不能抬头等，提示双侧副神经核或副神经受损；副神经及舌咽神经和迷走神经同时受损，则出现"颈静脉孔综合征"，常见于颅后窝疾病。

【注意事项】

（1）检查前应评估患者有无意识障碍、精神错乱等异常，并评估其能否配合检查。

（2）向患者或其家属告知检查的目的，并指导患者配合检查。

（3）检查者应分别测试双侧斜方肌及胸锁乳突肌的肌力、有无萎缩，并左右比较。

九、舌下神经

【检查目的】

通过对患者舌部运动的检查，判断舌下神经损害程度及其类型。

【检查方法】

第一步，指导患者张口，检查者观察舌部的位置、形态、有无肌萎缩及舌肌颤动。第二步，指导患者伸舌，观察患者舌头是否向一侧偏斜。第三步，检查者将手指置于患者颊部，指导患者分别以舌尖顶推两侧口颊部，检查者手指测试舌肌肌力。

【临床意义】

舌下神经为躯体运动性神经，支配舌肌的运动。正常情况下，两侧颏舌肌协调运动将舌推向前方产生伸舌运动。对侧舌下神经核上性病变时，患者伸舌偏向瘫痪侧，提示该侧颏舌肌肌力减弱。核上性病变又称中枢性舌下神经麻痹，常无舌肌萎缩及肌束颤动。一侧舌下神经及核性病变时，患侧舌肌瘫痪，伸舌偏向患侧；伸舌受限或不能伸舌提示双侧舌下神经及核性受累。舌肌萎缩提示周围性舌下神经受累，伴有舌肌震颤则提示核性病变。

【注意事项】

（1）检查前应评估患者有无意识障碍、精神错乱等异常，并评估其能否配合检查。

（2）向患者或其家属告知检查的目的，并指导患者配合检查。

（3）应注意与颅外疾病所致的舌肌运动障碍区分。如果颅外疾病侵犯舌下神经，患者吞咽运动时，可观察到喉结向病变侧偏斜。

第二节　运动神经功能检查

机体通过运动神经系统，依靠骨骼肌的随意运动、不随意运动及共济运动等，以维持其精细、协调、复杂的活动。因此，通过对肢体肌力、肌张力、共济运动、运动姿势及步态等检查，可了解运动神经功能受损的程度及其类型。

一、姿势与步态

【检查目的】

通过对患者坐立、卧位及行走的姿势等检查,协助诊断病变的部位及性质。

【检查方法】

指导患者依据检查者指令坐、卧及行走,观察其姿势及步态有无异常。

【临床意义】

不同的姿势及步态,提示病变部位不同,常见的异常步态有以下几种:

(1)蹒跚步态又称醉汉步态,提示前庭、深感觉传导或小脑病变,即患者行走时不能走直线,左右摇摆,步距增宽,犹如醉汉。

(2)痉挛性剪式步态提示脊髓横贯性受损或双侧大脑半球受损。患者行走时出现双下肢一前一后呈剪刀样强直内收。

(3)痉挛性偏瘫步态提示一侧锥体束受累。患者表现为瘫痪侧上肢屈曲、内旋,行走时下肢伸直向前、向外呈画圈动作、足尖下垂、足内翻。

(4)跨阈步态提示腓总神经受累。患者行走时足尖下垂、过度抬高下肢,如跨越门槛的姿势。

(5)慌张步态又称前冲步态,常见于帕金森病,表现为躯干前倾、双上肢无连带运动、步行幅度小、起步及停步困难。

【注意事项】

(1)检查前应评估患者有无意识障碍、精神错乱等异常,并评估其能否配合检查。

(2)向患者或其家属告知检查的目的,并指导患者配合检查。

(3)发现患者步态异常时,应注意保护患者,防止其跌倒及受伤。同时,应观察患者有无痉挛发作、抽动、震颤、舞蹈样动作、手足徐动等不自主运动,询问其与休息、活动、情绪、气候等有无关系,并了解有无家族史。

二、肌张力

【检查目的】

通过对患者肢体紧张度、阻力等检查,了解运动神经损伤的程度及类型。

【检查方法】

检查者触摸肢体肌肉的紧张度，以及在被动运动时进行阻力检查，以判断患者肌张力有无异常。

【临床意义】

运动神经由下运动神经元、上运动神经元（锥体系统）、锥体外系统和小脑系统组成。当患者发生铅管样肌张力增高，即肢体伸肌和屈肌张力均增高（被动活动时阻力均增大），且被动活动全程遇到的阻力相同时，提示锥体外系统受损。如果患者合并肢体震颤，即肢体活动过程中出现规律间隔的短时停顿，则称为齿轮样肌张力增高。

【注意事项】

（1）检查前应评估患者有无意识障碍、精神错乱等异常，并评估其能否配合检查。

（2）向患者或其家属告知检查的目的，并指导患者配合检查。

（3）对肌张力增高者，应进行肌张力障碍程度评估。如果患者肌张力明显增高，检查过程中应注意避免强力牵拉肢体，以免发生肌肉损伤。

三、肌力检查

【检查目的】

通过对患者肢体主动活动功能的检查，了解运动神经损伤的程度及类型。

【检查方法】

检查者指导患者以关节为中心，进行肢体各个关节的随意活动（如肢体上抬、关节屈曲等），再给予相应的对抗力（阻力），然后观察其关节的活动幅度、速度及耐力，以测试肌力的大小。

此外，检查者可以通过施加力量改变患者某种姿势的检查方法，判断肌肉或肌群肌力的强弱，如肩关节外展、内收，肘关节、腕关节、指关节的屈、伸，髋关节外展、内收、屈、伸，膝关节屈、伸等。

【临床意义】

肌力是指患者主动运动时肌肉产生的收缩力，上运动神经元及下运动神经元损伤均可以引起瘫痪。肌力分级采用 6 级记录法（表 1-1），正常人肌力为 5

级，当患者出现肌力减弱或丧失，则称为瘫痪。

表 1-1 肌力检查的分级

分级	肌肉收缩
0 级	肌肉无任何收缩迹象（完全瘫痪）
1 级	仅在触摸肢体时感觉到肌肉有轻微收缩，但关节不能活动
2 级	肌肉收缩时，可引起关节活动，但不能对抗地心引力，肢体不能抬离床面
3 级	肌肉收缩时，肢体能抬离床面但不能对抗任何阻力
4 级	肢体能对抗阻力，但比正常情况差（不能对抗较重阻力）
5 级	肌力正常

（1）依据瘫痪的程度不同分为不完全性瘫痪和完全性瘫痪，其中肌力减弱称为不完全性瘫痪，肌力丧失称为完全性瘫痪。

（2）依据瘫痪的性质不同分为上运动神经元瘫痪和下运动神经元瘫痪（表 1-2）。

表 1-2 不同性质瘫痪比较

项目	上运动神经元瘫痪	下运动神经元瘫痪
瘫痪分布	整个肢体为主（出现单瘫、偏瘫或截瘫）	肌群为主
肌张力	增高，呈痉挛性瘫痪	降低，呈弛缓性瘫痪
腱反射	增强	减弱或消失
病理反射	有	无
肌萎缩	轻度失用性萎缩或无	有
肌束性颤动	无	有
肌电图	无失神经电位，神经传导正常	有失神经电位，神经传导异常

（3）依据瘫痪的部位不同分为单瘫、偏瘫、截瘫、四肢瘫、交叉瘫。

① 单瘫是指单一肢体瘫痪，提示大脑皮质运动区、周围神经或脊髓前角受累。

② 偏瘫是指一侧肢体瘫痪，提示对侧大脑半球内囊附近病变。

③ 截瘫是指双下肢瘫痪。痉挛性截瘫提示胸段脊髓受累，弛缓性截瘫提示腰段脊髓受累。

④ 四肢瘫是指双侧上下肢均瘫痪，提示双侧大脑及脑干受累。

⑤ 交叉瘫是指一侧脑神经麻痹及对侧肢体瘫痪，见于脑干受损。

【注意事项】

（1）检查前应评估患者有无意识障碍、精神错乱等异常，并评估其能否配合检查。

（2）向患者或其家属告知检查的目的，并指导患者配合检查。

（3）发现患者肌力异常时，应将两侧肢体进行对比，并考虑肢体右利与左利而导致两侧肢体肌力强弱不同。

（4）检查过程中，注意保护患者，防止跌倒及受伤。

四、共济运动

【检查目的】

通过对患者完成规定动作时肌肉协调性、准确性等检查，了解共济失调程度及类型。

【检查方法】

（1）观察患者日常活动的准确性及言语是否流畅，如穿衣、扣纽扣、写字等。

（2）观察患者完成指定检查项目的情况，以了解其是否协调和顺利完成。

① 指鼻试验：检查者指导患者闭眼，一侧上肢外展伸直，以示指指尖触碰自己鼻尖，然后睁眼做上述动作，并进行双侧上肢比较。

② 轮替试验：检查者让患者进行伸手和握拳的快速交替动作，以检查其是否完成此动作；或者让患者进行手掌和手背快速交替接触床面或桌面，以检查其是否完成臂的快速旋前及旋后动作。

③ 跟膝胫试验：检查者指导并协助患者仰卧，抬高一侧下肢、下肢屈膝后将足跟置于对侧下肢膝盖上，再沿胫骨向下移动至足踝部，以检查是否协调和顺利。

④ 闭目难立征（Romberg征）：检查者指导患者双足直立并拢、双手向前平伸，先睁眼后闭眼，以观察其站立的姿势。

【临床意义】

肢体肌肉动作不准确、不流畅,以至于不能顺利完成协调运动,这种现象称为共济失调。

(1)指鼻试验不准提示患侧小脑半球受损,患者表现为示指接近鼻尖时动作变慢、震颤,且睁眼与闭眼表现相同。患者睁眼时指鼻准确而闭眼时不准确,则提示感觉性共济失调。

(2)轮替试验时,患者表现为动作缓慢、节律不均匀及不准确等,提示小脑性共济失调。

(3)跟膝胫试验时,患者表现为抬腿及触膝盖时动作幅度大且不准确、沿胫骨下移时摇晃,提示小脑性共济失调;患者出现触及膝盖困难、足跟沿胫骨向下移动时不能始终保持与胫骨接触,提示感觉性共济失调。

(4)检查闭目难立征时,当患者出现睁眼时能稳定地站立,而闭目后站立不稳,称为Romberg征阳性。睁眼及闭眼均不能平稳地站立,常见于小脑性共济失调;患者站立时向后倾斜,提示小脑蚓部受累;患者站立时向一侧倾倒,提示患侧小脑或前庭受累。

【注意事项】

(1)检查前应评估患者有无意识障碍、精神错乱等异常,并评估其能否配合检查。

(2)向患者或其家属告知检查的目的,并指导患者配合检查。

(3)发现患者平衡、协调功能异常时,应注意保护患者,防止跌倒及受伤。同时,应观察患者言语是否流畅,并了解有无家族史。

第三节 感觉神经功能检查

感觉是人脑对作用于感受器的各种形式刺激的反应,包括一般感觉及特殊感觉。一般感觉有浅感觉、深感觉及复合感觉,特殊感觉有视觉、听觉、嗅觉及味觉。因此,临床上通过对浅感觉、深感觉及复合感觉等一般感觉的检查,可协助了解神经系统受损的程度及其类型。

一、浅感觉

【检查目的】

通过对患者痛觉、触觉、温度觉等检查，协助诊断病变的部位及性质。

【检查方法】

（1）痛觉检查。

检查者以大头针刺激患者皮肤，了解患者有无疼痛及疼痛的程度。

（2）触觉检查。

检查者以一束棉絮轻触患者皮肤，了解患者有无感觉及感觉的程度。

（3）温度觉检查。

检查者分别在玻璃试管中盛以40~45℃的热水及5~10℃的冷水，再将试管分别接触患者的皮肤，了解其是否有冷或热的感觉。

【临床意义】

一般感觉的传导通路：感觉纤维末梢感受器接受刺激→脊髓后根神经节（一级神经元）→脊髓后角或延髓背部薄束核和楔束核（二级神经元）→丘脑腹后外侧核（三级神经元）→纤维终止于大脑皮质中央后回的感觉中枢。此外，第二级神经元发出的纤维相互交叉，以致感觉中枢与外周的关系为交叉支配。临床上常见的感觉障碍类型包括：

（1）刺激性表现，即感觉过度、过敏、倒错、异常及疼痛等，提示感觉路径受到刺激或兴奋性增高。

①感觉过度，是指在感觉障碍的基础上对外部的刺激阈值增高并出现反应时间延长，提示周围神经或丘脑受累。

②感觉过敏，是指轻微的刺激即可引起较强烈的疼痛。

③感觉倒错，是指对某种刺激产生错误的感觉，如对热的刺激产生冷的感觉等。

④感觉异常，是指外界无刺激时产生的主观感觉，如麻木感、烧灼感、蚁走感等，客观检查时无感觉障碍。

⑤疼痛，是躯体的防御反应，为机体感觉纤维受刺激的表现，主要表现形

式有局部疼痛、扩散性疼痛、牵涉痛、灼性神经痛及放射性疼痛等。

（2）抑制性表现，提示感觉路径受损而出现感觉减退或感觉缺失。

① 感觉减退，是指患者对较强的刺激产生较弱的感觉。

② 感觉缺失，是指患者对刺激无任何感觉，如患者出现痛觉、温度觉、触觉或深感觉缺失等表现。

【注意事项】

（1）检查者应先评估患者的意识是否清醒，是否配合检查。

（2）向患者或其家属告知检查的目的，并指导患者如何配合。

（3）检查过程中，若发现异常，应注意与不同部位进行比较，以明确感觉障碍的类型及部位。

二、深感觉

【检查目的】

通过对患者运动觉、位置觉及振动觉等检查，协助诊断病变的部位及性质。

【检查方法】

（1）运动觉检查。

检查者首先指导患者闭目，然后轻轻捏住患者手指、足趾两侧分别向上、向下移动约5°，再让患者分别辨别移动的方向。

（2）位置觉检查。

检查者首先指导患者闭目，然后移动患者的单一肢体至特定的位置，再让患者说出或用对侧肢体模仿肢体所放的位置。

（3）振动觉检查。

检查者先将震动的音叉柄置于患者的手指、锁骨、足趾、胫骨、内踝、外踝等骨隆突部位，再询问患者有无震动的感觉，并两侧对比，以检查患者对振动觉的感受程度及持续的时间。

【临床意义】

（1）深感觉减退或缺失提示感觉路径受损（参见浅感觉检查相关内容）。

（2）感觉障碍定位，如受损的某一神经干分布区域内的各种感觉均减退或消失，提示单一周围神经型感觉障碍；出现四肢对称的末梢各种感觉障碍（浅感觉及深感觉），远端重于近端，且呈手套样、袜套样分布，为末梢型感觉障碍；节段型感觉障碍，即感觉障碍的范围与神经根的分布一致，提示为后根性感觉障碍；患者出现对侧偏身感觉障碍并伴有偏瘫偏盲，则提示为内囊性感觉障碍。此外，还有脊髓传导型感觉障碍、脑干型感觉障碍、丘脑型感觉障碍及皮质型感觉障碍等。

【注意事项】

（1）检查者应先评估患者的意识是否清醒，是否配合检查。

（2）向患者或其家属告知检查的目的，并指导患者配合。

（3）检查位置觉时，如果患者对手指或足趾移动的方向判断有困难，应加大移动的幅度。如果患者仍然不能感受，则应检查患者对腕关节、膝关节等大关节移动的感受。

（4）患者出现感觉障碍时，应检查感觉传导通路不同部位受损的表现，以明确感觉障碍的位置。

三、复合感觉

【检查目的】

通过对患者实体觉、定位觉、两点分辨觉及图形觉等检查，协助诊断病变的部位及性质。

【检查方法】

（1）实体觉检查。

检查者指导患者闭目或以深色遮眼布遮住双眼，然后将钢笔、硬币、手表等患者熟悉、常用的物品让其触摸，再要求描述物品的名称、形状、大小。

（2）定位觉检查。

检查者指导患者闭目或以深色遮眼布遮住双眼，检查者用棉签触及患者皮肤，再让其指出被触碰的部位。

（3）两点分辨觉检查。

检查者指导患者闭目或以深色遮眼布遮住双眼，以专用两脚规的两脚同时触及患者皮肤，再让患者描述感受到的两点。依次缩小两脚规两脚间的距离，分别进行检查，直至两脚间的距离被患者感受为一点，此前一次两脚间的距离即患者所能分辨的最小两点间距离。

（4）图形觉检查。

检查者指导患者闭目或以深色遮眼布遮住双眼，用棉签在患者皮肤上分别画方形、圆形、三角形等简单的图形，再让患者一一说出所画图的形状。

【临床意义】

复合感觉，是大脑皮质对浅感觉与深感觉分析、比较、整合而形成的感觉，又称皮质感觉。正常人定位觉误差<10cm；身体不同部位的分辨觉不同，如指尖为2~4mm、手掌为8~12mm等。患者的实体觉、定位觉、图形觉及两点分辨觉异常，提示感觉传导通路不同部位、不同程度受损（参见浅感觉、深感觉检查相关内容）。

【注意事项】

（1）检查者应先评估患者的意识是否清醒，是否配合检查。

（2）向患者或其家属告知检查的目的，并指导患者配合。

（3）患者出现复合感觉障碍时，应检查感觉传导通路不同部位受损的表现，以明确感觉障碍的位置。

第四节 反射功能检查

反射是机体对外界刺激的非自主反应，是机体最基本最简单的神经活动。尽管个体反射活动的强弱不一，但反射活动的亢进、增强、减弱、消失及异常反射等，均有助于判断神经系统功能受损的程度及其类型。临床上常见的生理反射检查包括浅反射及深反射。

一、浅反射

【检查目的】

通过腹壁反射、提睾反射、肛门反射等检查，判断反射弧及高级中枢调节功能有无受损及其严重程度。

【检查方法】

（1）腹壁反射检查。

检查者指导患者仰卧、双膝关节屈曲使腹肌松弛，检查者以棉签分别沿肋缘、平肚脐、从腹股沟由外向内轻快地划过腹部皮肤，检查患者是否出现上、中、下腹壁肌肉收缩，即上腹壁反射、中腹壁反射、下腹壁反射。

（2）提睾反射检查。

提睾反射检查用于检查男性患者浅反射活动。检查者指导患者双下肢稍微分开仰卧，以棉签自上而下或自下而上轻快划过患者股内侧近腹股沟处皮肤，检查患者是否出现同侧提睾肌收缩、睾丸上提。

（3）肛门反射检查。

检查者指导患者采取侧卧或膝胸卧位，以棉签轻快划患者肛门周围的皮肤，观察患者是否出现肛门外括约肌收缩。

（4）球海绵体反射。

检查者指导患者采取侧卧位，刺激其外生殖器（如牵拉导尿管），观察患者是否出现肛门外括约肌收缩。

【临床意义】

反射活动依赖于反射弧及高级中枢调节功能的完整性。反射弧的组成包括：感受器→传入神经元（感觉神经元）→中间神经元→传出神经元（脊髓前角细胞或脑干运动神经元）→周围神经（运动纤维）→效应器（肌肉、分泌腺等）。

反射运动减弱或消失，提示反射弧某一处中断；如果原本抑制的反射出现增强或受抑易化的反射减弱，提示高级中枢受累。浅反射减弱或消失，在临床上的定位意义在于提示脊髓反射弧中断或锥体束受累，见于上运动神经元或下运动神经元瘫痪。

【注意事项】

（1）检查者应先评估患者的意识是否清醒，是否配合检查。

（2）向患者或其家属告知检查的目的，并指导患者配合。

（3）患者出现浅反射减弱或消失时，应注意在深度睡眠、麻醉、昏迷等情况下浅反射可消失，肥胖者、老年人及经产妇的腹壁反射也可消失。

二、深反射

【检查目的】

通过肱二头肌腱反射、肱三头肌腱反射、膝反射、踝反射等检查,判断反射弧及高级中枢调节功能有无受损及其严重程度。

【检查方法】

(1)肱二头肌腱反射检查。

检查者指导患者采取卧位或坐位、肘关节半屈,将左手拇指置于患者肱二头肌肌腱上,右手持叩诊锤叩击拇指,观察患者是否出现肱二头肌收缩、前臂屈曲的反射运动。

(2)肱三头肌腱反射检查。

检查者指导患者采取卧位或坐位、肘关节半屈,以左手托住其肘关节、右手持叩诊锤叩击鹰嘴上方的肱三头肌肌腱,观察患者是否出现肱三头肌收缩、前臂伸展的反射运动。

(3)膝反射检查。

检查者指导患者取坐位、膝关节屈曲90°、小腿自然下垂,以叩诊锤叩击膝盖下方的股四头肌腱,观察患者是否出现股四头肌收缩、小腿伸展的反射运动。如果患者不能站立,检查者则应指导并协助患者仰卧、左手托住患者膝盖后面使膝关节屈曲120°进行检查。

(4)踝反射检查。

检查者指导患者仰卧、屈膝90°,以左手使患者足背屈、右手持叩诊锤叩击患者跟腱,观察患者是否出现腓肠肌及比目鱼肌收缩、足跖屈的反射活动。

【临床意义】

临床上可通过深反射及浅反射的检查,判断病变的部位。深反射亢进提示上运动神经元受损;深反射减弱或消失提示下运动神经元瘫痪,多见于周围神经疾病、脊髓灰质炎、脊髓结核等。

【注意事项】

(1)检查者应先评估患者的意识是否清醒,是否配合检查。

(2)向患者或其家属告知检查的目的,并指导患者配合。

(3)患者出现深反射减弱或消失时,应注意两侧比较,一侧或单一反射减弱、消失、增强时，更具有临床意义。

第五节　自主神经功能检查

自主神经功能检查包括一般检查、自主神经反射检查，其中皮肤划痕试验、卧立试验、眼心反射等为心血管自主神经检查，竖毛反射为皮肤自主神经检查。

【检查目的】

通过一般检查、自主神经反射检查，了解自主神经功能是否受损及受损程度，以协助诊断及评估预后。

【检查方法】

（1）一般检查。

①皮肤检查：通过视诊，了解患者皮肤的色泽、营养状况，评估有无皮肤色素沉着或色素脱失、潮红、苍白、发绀，有无皮肤溃疡或压力性损伤等异常。通过触诊，了解患者皮肤的温度、质地，评估有无皮肤潮湿或干燥、增厚或变薄、变硬或水肿、温度升高或降低等异常。

②毛发与指甲（趾甲）检查：主要通过视诊，了解有无脱发、毛发分布异常、多毛，以及指甲增厚、变形、脆性增加及光泽异常等问题。

③性功能检查：主要通过问诊，对于女性患者，应了解有无月经紊乱、性功能异常；对于男性患者，应了解有无阳痿、性功能亢进或减退等异常。

④膀胱及直肠括约肌功能检查：通过问诊，了解患者有无尿潴留、便秘或大小便失禁等异常。

（2）自主神经反射。

①皮肤划痕试验：检查者以棉签在患者皮肤上加压划一直线，观察局部是否出现先白后红的条纹及其他表现。

②卧立实验：检查者指导患者自平卧突然站立，再由站立突然平卧，观察其脉搏是否发生改变。

③眼心反射：检查者指导患者安静卧床 10 min 后，测量脉搏 1 min，然后

让患者闭眼后双眼下视，检查者以手指压迫患者双眼球（以患者不感到疼痛为宜）20~30 s，测量脉搏，以观察脉搏是否有改变。

④竖毛反射检查：检查者用冰块或搔抓患者颈部或腋下皮肤，观察是否出现竖毛反应。

【临床意义】

通过对自主神经功能一般检查及神经反射检查，判断自主神经功能有无异常。其中，自主神经反射检查的临床意义表现如下：

（1）皮肤划痕试验时，正常情况下出现先白后红的条纹；一旦白色条纹持续时间>5 min，提示交感神经兴奋性增高；而红色条纹隆起、增宽，且持续几小时，提示交感神经麻痹或副交感神经兴奋性增高。

（2）竖毛反射检查时，正常情况下竖毛反应 7~10 s 最明显、持续 15~20 s 后消失；脊髓横断性损害时，相应损害平面竖毛反射停止。

（3）卧立试验时，如果患者由平卧突然站立，脉搏增加>12 次/分，提示交感神经功能亢进；如果由站立突然平卧，脉搏减慢>12 次/分，提示副交感神经功能亢进。

（4）眼心反射检查时，正常情况下脉搏减慢 10~12 次/分；如果脉搏减慢>12 次/分，提示迷走神经功能亢进；脉搏无变化，提示迷走神经麻痹；脉搏加快，提示交感神经功能亢进。

【注意事项】

（1）检查者应先评估患者的意识是否清醒，是否配合检查。

（2）向患者或其家属告知检查的目的，并指导患者配合。

（3）无论患者是否出现皮肤潮湿、干燥、水肿等异常，都应了解有无月经紊乱，功能及括约肌功能是否异常，通过自主神经反射检查判断自主神经功能，并注意保护患者隐私。

第六节　神经病理征检查

病理征包括病理反射及脑膜刺激征，其中，病理反射包括握持反射、巴宾斯基征（Babinski sign）、霍夫曼征（Hoffmann sign）、查多克征（Chaddock sign）、奥本海姆征（Oppenheim sign）、戈登征（Gordon sign）等。当机体中枢神经系统受损时，患者可出现病理征。

【检查目的】

通过病理反射及脑膜刺激征检查，协助了解中枢神经系统受损的程度及部位。

【检查方法】

（1）握持反射检查。

检查者抚摸患者的手掌或手指掌侧时，患者的反应是否正常。

（2）巴宾斯基征（Babinski sign）检查。

患者平卧，检查者以棉签沿足底外侧，由足跟向前轻划至小趾根部再转向内侧，再观察患者的反应。

（3）霍夫曼征（Hoffmann sign）检查。

检查者指导患者采取坐位或平卧，以左手握持患者一侧手腕上方，并指导其腕关节背屈，以右手示指与中指夹住患者中指的第二关节，拇指快速向下弹刮患者中指指甲，再观察患者的反应。

（4）查多克征（Chaddock sign）检查。

检查者指导患者平卧，以棉签沿患者足背外侧缘自后向前轻划，再观察患者反应。

（5）奥本海姆征（Oppenheim sign）检查。

检查者指导患者平卧，以拇指和食指沿胫骨前缘自上而下用力下移至踝关节上方，再观察患者反应。

（6）戈登征（Gordon sign）检查。

检查者指导患者平卧，以手挤压腓肠肌，再观察患者反应。

（7）脑膜刺激征。

① 颈项强直检查：检查者指导患者平卧、双下肢伸直，轻托患者颈部，使其头部前屈，再观察患者反应。

② 布鲁津斯基征（Brudzinski sign）检查：检查者指导患者平卧、双下肢伸直，托其颈部使其头部前屈，再观察患者反应。

③ 凯尔尼格征（Kernig sign）检查：检查者指导患者平卧，站立于患者一

侧并托起患者一侧大腿，使其髋关节、膝关节均屈曲约90°；再一手固定膝关节，另一手握住足跟，将小腿慢慢上抬被动伸展其膝关节，然后观察患者反应。

【临床意义】

（1）检查握持反射时，患者出现不自主地握住检查者的手，甚至强握不松手，为阳性，提示患者单侧或双侧额叶病变。

（2）检查巴宾斯基征时，检查一侧所有足趾屈曲，为正常（阴性）反应；如果患者大拇趾背屈、其余各趾呈扇形展开，则为阳性反应，提示锥体束受损（为锥体束受损的特征反应）。

（3）检查霍夫曼征时，如果患者除中指外，其余各手指出现掌屈内收，则为阳性反应，提示可能有上运动神经元受累。

（4）检查查多克征时，如果患者大趾背屈、其余各趾呈扇形展开，则为阳性反应，提示锥体束受损。

（5）检查奥本海姆征时，如果患者大趾背屈、其余各趾呈扇形展开，则为阳性反应，提示锥体束受损。

（6）检查戈登征时，如果患者大趾背屈、其余各趾呈扇形展开，则为阳性反应，提示锥体束受损。

（7）检查脑膜刺激征时，颈项强直阳性为颈部有抵抗感、下颌不能触及胸骨；布鲁津斯基征阳性为双侧髋关节、膝关节不自主屈曲；凯尔尼格征阳性为患者大腿与小腿间的夹角<135°，即有明显阻力，且大腿后侧及腘窝部疼痛。以上阳性征象均提示蛛网膜炎症或蛛网膜下腔出血，导致脊神经根受刺激。

【注意事项】

（1）检查者应先评估患者的意识是否清醒，是否配合检查。

（2）向患者或其家属告知检查的目的，并指导患者配合。

（3）检查过程中，注意保护患者，防止意外损伤，并注意保护患者隐私。

第七节　护理评估

神经外科护理评估主要包括生理评估、健康史评估和心理社会评估。责任护士热情接待并安置患者后,应完整采集病史、进行详细护理评估、发现患者存在或潜在的护理问题,为采取个体化护理干预提供依据。

一、生理评估

1. 一般情况

生理评估的一般情况包括意识状态、精神状态,以及头面部、颈部、四肢及躯干的检查与观察。

1)意识状态

(1)按传统意识状态分类,评估有无意识障碍及意识障碍的程度。

① 意识清醒。对外界刺激反应、对周围环境(时间、地点、人物)定向力、对事物理解判断力均正常。

② 评估意识障碍程度由轻到重依次为嗜睡、昏睡、浅昏迷、昏迷、深昏迷。

③ 特殊类型的意识障碍,包括意识模糊、谵妄、植物状态(去皮质综合征、无动性缄默症)、闭锁综合征。

A. 去皮质综合征(apallic syndrome):患者表现为无意识地睁眼、闭眼及眼球活动,瞳孔对光反射、角膜反射存在;喂食可引起无意识地吞咽,但无自发动作;四肢肌张力增高,双上肢屈曲,双下肢伸性强直,病理反射阳性;存在觉醒与睡眠周期,对外界刺激不能产生有意识的反应;大小便失禁。这些症状提示皮质损害较广泛。

B. 无动性缄默症(akinetic mutism):又称醒状昏迷(coma vigil)。患者能注视检查者及周围人,貌似觉醒,但缄默不语、不能活动;肌肉松弛,无锥体束征;大小便失禁;存在睡眠与觉醒周期。这些症状提示脑干上部和丘脑的网状激活系统损害。

C. 闭锁综合征(locked-in syndrome):又称去传出状态。患者意识清醒,但身体不能活动,不能言语(易被误认为昏迷),仅以眼球运动与周围环境取得联系。这些症状提示患者四肢及脑桥以下脑神经瘫痪,常见于脑血管病、肿瘤等导致脑桥基底部受损。

(2)昏迷严重程度评定。

昏迷评定量表(Glasgow coma score,GCS)用于准确地评估意识障碍的程度及预测病情预后。

（3）脑死亡及其表现。

脑死亡是指全脑（包括大脑、小脑和脑干）的功能不可逆丧失，又称为不可逆昏迷或过深昏迷，主要表现为意识丧失，无自主运动，双侧瞳孔散大、固定，脑干以上的一切反射活动丧失，自主呼吸停止。

2）精神状态

评估患者是否有错觉、幻觉、妄想、情绪不稳、情感淡漠、兴奋躁动等认知、情感、意志、行为方面异常，并通过对其理解力、记忆力、计算力、定向力、判断力等检查，判定是否存在认知障碍。

3）头面部

观察患者头颅大小、形状，颅骨有无骨折征象，婴儿囟门大小及闭合情况、颅缝有无分离等。检查患者面部有无口眼歪斜，额纹及鼻唇沟是否对称或变浅，伸舌是否居中，有无眼睑肿胀或下垂、突眼、复视和眼球震颤，有无口唇疱疹等；有无吞咽困难、饮水呛咳、声嘶、发音低哑或其他言语障碍。

4）颈部

检查患者有无颈部抵抗、颈椎压痛，颈动脉搏动是否对称，有无痉挛性斜颈及强迫头位；评估患者有无颈强直（脑膜刺激征表现）。

5）四肢及躯干

评估患者脊柱、骨骼有无畸形、强直、压痛及叩击痛；观察皮肤颜色、质地及有无水肿和破损；肌肉有无萎缩、肥大或压痛、四肢震颤、抽搐等不自主运动和瘫痪，站立和行走时步态姿势是否异常。

2. 脑神经

评估患者有无角膜反射、眼球运动、瞳孔对光反射、皱额、闭目、露齿、味觉、发音、饮水、伸舌、咳嗽等功能异常。

3. 运动功能

评估患者肢体形态、肌力、肌张力、共济运动有无异常。观察患者站立和行走时有无姿势及步态的异常，有无舞蹈样运动、震颤、抽搐、肌束颤动、肌阵挛等病态动作。

4. 感觉功能

评估患者痛觉、触觉、温度觉等浅感觉及运动觉、位置觉、振动觉有无异常，并通过检查患者形体觉、皮肤定位觉和两点辨别觉评估其复合感觉功能。

5. 反射功能

评估患者角膜反射、咽反射、腹壁反射、提睾反射、跖反射以及肛门反射等浅反射功能，肱二头肌反射、肱三头肌反射、桡反射、膝反射和踝反射等深反射功能；同时，检查患者是否存在病理反射，如 Babinski 征、Brudzinski 征、Chaddock 征、Oppenheim 征、Gordon 征等。

6. 自主神经功能

观察患者皮肤与黏膜有无苍白、潮红、红斑、发绀、色素沉着、增厚、变硬、脱屑、潮湿、干燥、出汗、水肿、溃疡、压疮等；评估毛发及指甲有无多毛、少毛、脱毛、指甲变形、变脆等；了解有无尿急、费力、潴留、充盈性失禁等排尿障碍，排便困难等括约肌功能受累；检查患者眼心反射、竖毛反射，以及皮肤划痕试验、卧立试验等自主神经反射功能。

二、健康史评估

1. 患病及治疗经过

（1）询问患者本次起病情况。了解患者是急性发病还是隐匿起病、病程长短、有无致病因素或诱发因素；询问患者起病的首发症状、发展、演变及严重程度，有无伴随症状。

（2）患病后检查、治疗经过及效果。了解患者主要表现，有无头痛、呕吐、意识障碍、精神障碍、言语障碍、瘫痪及其他神经障碍的表现，有无营养失调及括约肌障碍等；询问患者目前治疗情况，包括药物名称、剂量、用法、作用及反应等。

2. 既往史

了解患者有无外伤、手术、感染、过敏及中毒病史，有无糖尿病、高血压、心脏病等相关疾病的表现。

3. 个人史和家族史

（1）了解患者的生长发育史和主要生活经历，有无疫史、传染病接触史和地方病史。

（2）了解患者的饮食习惯，有无生食螃蟹史、烟酒嗜好等；患者的个性特点和生活方式、人际关系与环境适应能力。

（3）了解患者的家族史，有无近亲婚配、家族中类似疾病。

三、心理社会评估

（1）评估患者对疾病的认知程度、日常生活的能力及其依赖程度，是否需要提供指导、帮助。

（2）评估患者有无焦虑、恐惧、抑郁、孤独、自卑等心理障碍及其程度。

（3）评估患者的教育背景、家庭成员、经济状况、家庭及社会支持系统，出院后继续家庭康复条件、社区保健设施等。

第二章

神经外科常见症状及护理

第一节 头痛

疼痛是临床上的常见症状之一，也是第五大生命体征。头痛是神经系统疾病常见的临床症状，通常指局限于头颅上半部，包括眉弓至耳廓上缘和枕外隆突连线以上部位的疼痛。各种原因使颅内外神经、血管、脑膜及骨膜、头皮等结构受到刺激均可引起头痛。原发性头痛包括偏头痛、丛集性头痛、紧张性头痛、药物过度使用性头痛、低颅压性头痛；继发性头痛包括颅内压力改变、颅内外感染等引起的头痛。

【病因】

导致疼痛的原因有很多，如温度刺激、化学刺激、物理损伤、病理改变、心理因素等。神经系统疾病导致头痛的主要原因包括：

（1）颅内压增高：如脑肿瘤、颅脑损伤、脑组织水肿、脑脊液增多、脑出血等。

（2）低颅压：如脑脊液漏或腰穿所致的脑脊液大量丢失、脑脊液分泌过少或液体入量过少等。

（3）颅内外感染性头痛：如伤口缝合不良或遗有异物、局部感染、脓肿血肿形成、头皮挫伤或脑炎、脑膜炎等。

（4）颅内外血管扩张或痉挛。

（5）其他：如癫痫间歇性头痛、精神性头痛、颅面神经痛等。

【临床表现】

（1）偏头痛是一种反复发作的血管性头痛，呈一侧或两侧疼痛，常伴恶心和呕吐。偏头痛的发作可与多种因素有关，包括各种理化因素的刺激、精神因素以及体内激素水平变化。

（2）紧张性头痛约占头痛患者的40%，主要为双侧轻、中度的压迫性或紧束性非搏动性头痛，不伴有恶心呕吐，可伴有或不伴有头部肌群的痉挛性收缩及压痛或肌电图改变。

（3）丛集性头痛是原发性神经血管性头痛之一。其特点为短暂、剧烈和爆炸样头痛，发作位于一侧眼眶、球后和额颞部，伴同侧眼球结膜充血、流泪、鼻塞和（或）Horner综合征。丛集期持续数周至数月。

（4）低颅内压性头痛是脑脊液压力降低（<60 mmHg，1 mmHg= 9.8 Pa）导致的头痛，多为体位性。患者常在直立15 min内出现头痛或头痛明显加剧，卧位后头痛缓解或消失。

【处理原则】

头痛治疗的处理原则包括对症处理和对因治疗两方面。

（1）对于原发性头痛急性发作和病因不能立即纠正的继发性头痛可给予镇痛等对症治疗，以终止或减轻头痛症状，同时亦可针对头痛伴随症状，如头晕、呕吐等予以适当的对症治疗。非药物治疗包括心理疏导、音乐疗法、理疗（推拿、热疗、针灸、电刺激等）；药物治疗包括非甾体抗炎镇痛药、中枢性镇痛药、麻醉性镇痛药。

（2）对于病因明确的继发性头痛应尽早去除病因，如颅内感染应采用抗感染治疗，颅内高压者宜脱水降颅压，颅内肿瘤需手术切除等。

（3）对不同性质头痛的处理。

① 受伤部位头痛。头痛多局限于受伤局部，也可向邻近部位扩散。在护理或更换敷料中，要仔细观察头部伤口情况，及早发现和处理致病因素，以减轻头痛的程度。

② 颅内压增高性头痛。应监测患者意识、瞳孔、呼吸、血压、脉搏和颅内

压力，计算并记录每日的液体出入量及其种类，病情危重者记录每小时出入水量。防止输液过多过快，导致颅内压的急剧上升形成脑疝。同时，应防止输液过少过慢，而发生高渗性昏迷和基本代谢水量不足等危险。

③低颅内压性头痛。脑脊液漏的患者体位至关重要，一旦确诊脑脊液漏，应绝对卧床休息，指导患者避免感冒、用力咳嗽、打喷嚏、大声谈笑等增加腹内压的活动，并保持大便通畅。防止脑脊液逆流入颅内而导致颅内感染。遵医嘱补液，嘱患者每日饮水 > 2 000 mL。

④肌缩性头痛为颈部肌肉痉挛而导致的头痛。可在患者后颈部垫一软枕，如病情平稳，可做局部肌肉按摩，以促使肌肉松弛，减轻头痛。如有颈椎骨折或脱位者，应限制颈部活动，必要时可加用颈托保护，避免损伤脊髓及导致呼吸骤停。

⑤血管反应性头痛以搏动性痛为主，患侧颞动脉怒张，搏动增强，指压或冷敷患侧颞动脉可使头痛减轻。伴有血压过高者，可酌情服用短效而温和的降压药，并注意观察血压变化，以防血压下降过快过低，而影响脑部的供血供氧和脑功能的恢复。

【护理评估】

（1）评估内容。

评估内容包括疼痛部位、性质、程度、范围、诱因、持续时间等；有无伴随症状；有无规律；了解疼痛有无影响患者的作息时间、活动、情绪等。

（2）评估工具。

WHO 将疼痛分为四级（表 2-1）。

表 2-1 WHO 疼痛分级

WHO 分级	表现
0 级	无疼痛
1 级	安静平卧时不痛，翻身咳嗽时轻度疼痛，可耐受，不影响睡眠
2 级	安静时疼痛，翻身咳嗽加剧，影响睡眠，不能耐受，要求用镇痛药
3 级	静卧时疼痛剧烈，不能耐受，睡眠严重受干扰，需要用镇痛药

【护理问题】

（1）疼痛：与疾病有关。

（2）睡眠型态紊乱：与头痛有关。

（3）焦虑：与担心疾病预后有关。

【护理措施】

（1）正确评估。

① 根据患者实际情况（年龄、文化程度、理解力）采取适宜的评估方法，耐心听取患者的主诉，仔细检查头痛部位、持续时间、强度、分布区域等。

② 头痛是一种主观的感觉，是患者的自我认识、自身的体验，因此在对患者进行评估时一定要相信患者的主诉。

（2）体位。

抬高床头15°～30°，以利于颅内静脉回流，减轻脑水肿，预防头痛。

（3）日常生活护理。

生活要规律，避免头痛的诱发因素，如精神紧张、睡眠不足以及噪声和强光刺激。避免食用可能引起头痛的饮食物，如酒类、巧克力、大量咖啡因等。

（4）创造良好的治疗环境。

保持室内清洁、安静，温度适宜，空气清新，尽量减少人员流动，减少噪声，合理安排治疗时间，护士在执行护理操作时应尽可能以轻柔、熟练的动作来完成。嘱患者卧床休息，避免使患者血压和颅内压升高的刺激性因素，如用力排便，情绪激动。

（5）用药护理。

护士应掌握各种镇痛药物的属性、剂量、给药时间以及药物的副作用。患者务必遵医嘱按时、按量准确服用镇痛药物，禁止自行停药。对头痛剧烈和躁动不安者，根据医嘱合理使用镇痛药、脱水剂、镇静药、解除血管痉挛的药物。用药后，密切观察患者的意识、瞳孔、生命体征的变化、头痛缓解程度。

（6）降温。

应用冷敷的人工降温方法，使脑代谢下降，减少氧的需求及脑内代谢产物的蓄积，从而减轻脑水肿，降低颅内压。使用冰帽、冰袋等物理降温措施过程中，应注意对局部皮肤的保护，防止冻伤。

（7）分散注意力。

运用音乐分散患者对头痛的注意力，优美的旋律对减轻焦虑和抑郁、缓解疼痛、降低血压都有很好的效果。

（8）心理护理。

加强患者心理疏导，改善患者情绪状态，使患者积极配合治疗和护理。

（9）加强基础护理。

嘱患者保持口腔及皮肤的清洁卫生；注意病房空气流通、无异味。

第二节　呕吐

呕吐指胃内容物逆流出口腔的一种反射性动作，常伴恶心症状，多数患者先有恶心继而呕吐。多种原因均可导致恶心、呕吐，如颅内压增高、麻醉、放化疗、服用阿片类药物等。

【病因】

引起呕吐的因素有很多，常见原因如下：

（1）手术因素。

常见于麻醉反应，待麻醉作用消失后症状常可消失。

（2）疾病因素。

常见于颅内压增高、胃肠道梗阻、胃肠道刺激、便秘等。其中，颅内压增高引起的呕吐常在头痛剧烈时出现，呈喷射性，可伴恶心，与进食无直接联系，呕吐后头痛可有所缓解。

（3）治疗因素。

常见于服用如化疗药物、放疗药物、细胞毒性药物、阿片类药物、环丙沙星类抗生素，以及单独静脉使用复方氨基酸、脂肪乳剂等。

（4）代谢异常。

代谢异常，如高钙血症、低钠血症等。

（5）心理因素。

恐惧、焦虑等也可引发呕吐。

【临床表现】

颅内压增高引起呕吐的特点为喷射性，并常发生在头痛剧烈时；恶心引起呕吐冲动，会有胃内不适感。

【处理原则】

（1）积极处理原发病，做好生命体征及颅内压的监测。

（2）做好术前评估，预防术后恶心、呕吐的发生。

（3）呕吐时，做好安全防护，预防误吸发生。

（4）进行健康教育。实施教育前与患者充分交流,使用患者能理解的语言、文字，采用宣教手册、宣传栏介绍、视频等多种资料，以少量多次的方式，涵盖饮食指导、运动指导、放松疗法等多方面，将治疗过程中有关恶心呕吐治疗原则及护理要点的健康教育内容覆盖患者治疗的全过程。

（5）根据病因应用止吐药物。

（6）保证液体平衡，及时给予营养支持。

【护理评估】

（1）评估患者呕吐的原因，是否有过颅脑疾病。

（2）评估患者呕吐时的意识状态，是否为喷射性，有无头痛，瞳孔以及血压、心率、呼吸有无变化，是否有颅内压增高的早期表现。

（3）评估患者恶心呕吐发生时间,呕吐的频次,呕吐物的性质、量及颜色，以及有无其他伴随症状。

（4）评估患者相关辅助检查，是否发生电解质紊乱以及营养失调。

【护理问题】

（1）营养失调：低于机体需要量，与恶心呕吐丢失过多营养有关。

（2）活动无耐力：与频繁呕吐导致失水、电解质丢失有关。

（3）有误吸的危险：与恶心呕吐有关。

（4）有体液不足的危险:与呕吐、腹泻导致的体液丧失及摄入量不足有关。

（5）有感染的危险：与机体抵抗力下降有关。

【护理措施】

（1）失水征象的监测。

① 定时测量和记录生命体征直至稳定。血容量不足时可出现心率加快、呼吸急促、血压降低（特别是直立性低血压）。持续性呕吐致大量胃液丢失而发生代谢性碱中毒，患者呼吸变浅、慢。

② 准确测量和记录每天的出入水量、尿比重、体重。观察患者有无失水征象，依失水程度不同，患者可出现软弱无力、口渴、皮肤黏膜干燥和弹性减低、尿量减少、尿比重增高，并可有烦躁、神志不清以至昏迷等表现。

③ 动态观察实验室检查结果，如血清电解质、酸碱平衡状态。

（2）呕吐观察。

观察患者呕吐的特点，记录呕吐的次数，呕吐物的性质、量、颜色、气味。按医嘱应用止吐药及其他治疗，促使患者逐步恢复正常饮食和体力。

（3）积极补充水分和电解质。

给予口服补液时，患者应少量多次饮用，以免引起恶心呕吐。如口服补液未能达到所需补液量时，需静脉输液以恢复机体的液体平衡状态。剧烈呕吐不能进食或严重水电解质失衡时，则主要通过静脉输液给予纠正。

（4）饮食护理。

正确的评估是进行营养支持和干预的依据。为预防患者呕吐，在餐前可以吃一些饼干以及烤面包等柔软干燥的食物；为防止食物反流引起患者恶心，指导患者饭后不要过于频繁翻身。嘱咐患者勿进辛辣油腻食物，适宜清淡、易消化、高热量、高蛋白、富含维生素的食物。

（5）用药护理。

① 掌握适宜的用药时间，保证按时准确给药，有效预防和控制症状。

② 观察止呕药物的不良反应，如锥体外系症状主要见于长期或大剂量应用甲氧氯普胺注射液，特别是年轻人，主要表现为帕金森综合征。在用药过程中做好预防、观察及处理。

（6）生活及安全护理。

协助患者进行日常生活活动。患者呕吐时应帮助其坐起或侧卧，头偏向一侧，以免误吸；吐毕给予漱口，更换污染衣物被褥，开窗通风以去除异味，多人间病床之间应以隔帘遮挡，以免互相影响；尽量避免在嗅觉和视觉上让患者感到不适的东西；告知患者突然起身可能出现头晕、心悸等不适；指导患者坐起时动作缓慢，以免发生直立性低血压。

第三节 发热

发热是指机体在致热原作用下，使体温调节中枢的调定点上移而引起的调节性体温升高，超出正常范围。发热是手术后患者最常见的症状，可分为感染性发热和非感染性发热两大类。

【病因】

（1）非感染性发热。

非感染性发热由病原体以外各种物质引起，常见于外科手术术后热，由于手术创伤的反应，术后患者的体温可略升高 0.1～1 ℃，一般不超过 38 ℃，术后 1～2 d 内逐渐恢复正常。非感染性发热也见于中枢性高热，中枢性高热是下丘脑的体温调节中枢受损后，造成体温调节紊乱，同时常伴有意识障碍、尿崩及上消化道出血等症状，常引起体温明显升高，持续在 38 ℃ 以上且抗生素治疗无效。非感染性发热也可因受寒、代谢性或内分泌异常、低血压、肺不张或输血反应等引起。

（2）感染性发热。

感染性发热较多见，主要由病原体引起，术后 3～6 d 的发热或体温降至正常后再度发热，常因手术切口感染、颅内感染及肺部感染等引起。

① 切口感染：多在术后 3～5 d，临床表现为患者感到切口再次疼痛，局部有明显的红肿、压痛及脓性分泌物，头皮所属淋巴结肿大。

② 颅内感染：多在术后 3～4 d，临床表现为头痛、呕吐、发热、嗜睡，甚至出现谵妄和抽搐，脑膜刺激征阳性，腰穿脑脊液浑浊、白细胞增加。

③ 肺部感染：多在术后 1 周，临床表现为发热、痰多、血象增高，肺部出现干湿啰音，胸部 X 线检查有助于诊断。肺部感染如不能及时控制，可因高热导致或加重脑水肿，甚至发生脑疝。

【临床表现】

（1）体温上升期。

体温上升期主要表现为疲乏无力、皮肤苍白、干燥无汗、畏寒，甚至寒战。

（2）高热持续期。

高热持续期主要表现为面色潮红、皮肤灼热、口唇干燥、呼吸脉搏加快、头痛头晕、食欲下降、全身不适、软弱无力。

（3）退热期。

退热期主要表现为大量出汗、皮肤潮湿。体温骤退者易出现虚脱或休克现象。

【处理原则】

（1）术后观察伤口有无渗血、渗液、红肿热痛等，若有应及时更换伤口敷料，保持伤口敷料清洁干燥；避免挠抓伤口，待伤口痊愈后方可洗澡。

（2）保持引流管引流通畅，避免引流液逆流引起逆行感染。

（3）保持呼吸道通畅，定期翻身拍背，协助有效咳嗽排痰，防止呕吐物误吸引起窒息和呼吸道感染。

（4）遵医嘱合理地预防性使用抗生素。

（5）注意休息并加强营养，以增强抵抗力。

【护理评估】

（1）评估患者体温、脉搏、呼吸、血压，注意热型、病程及伴随的症状，观察皮肤有无出疹、出血点、麻疹、黄染等。

（2）评估患者意识状态。

（3）评估患者皮肤的温度、湿度及弹性。

【护理问题】

（1）体液不足的危险：与出汗有关。

（2）皮肤完整性受损的危险：与皮肤潮湿有关。

【护理措施】

（1）加强病情观察。

① 观察患者生命体征，定时测量体温。实施降温措施 30 min 后应测量体温，并做好记录和交班。一般每日测量 4 次，高热时应每 4 h 测量一次，待体

温恢复正常 3 d 后,改为每日 1~2 次。注意发热类型、程度及经过,及时注意呼吸、脉搏和血压变化。

② 观察患者是否出现寒战,淋巴结肿大,出血,肝、脾肿大,结膜充血,单纯疱疹,关节肿痛及意识障碍等伴随症状。

③ 观察发热的原因及诱因是否消除。

④ 观察治疗效果,比较治疗前后全身症状及实验室检查结果。

⑤ 观察饮水量、饮食摄取量、尿量及体重变化。

⑥ 观察四肢末梢循环情况,高热而四肢末梢厥冷、发绀等提示病情加重。

⑦ 观察是否出现抽搐,给予对症处理。

(2)选择合适的降温方法。

① 物理降温:有局部和全身冷疗两种方法。体温超过 39 ℃,选用局部冷疗,可采用冷毛巾、冰袋、化学制冷袋通过传导方式散热。头部置冰帽或冰枕的同时,于腋下、腹股沟等大血管处置冰袋;冰敷时,注意冰袋装入冰块量不超过 1/2,使之与局部接触良好,并用双层棉布套包裹冰袋后使用,每 30 min 左右更换一次部位,防止局部冻伤,注意观察有无皮肤变色、感觉麻木;持续冰敷者及时更换融化的冰块。体温超过 39.5 ℃,选用全身冷疗,可采用温水擦浴、乙醇擦浴方式,达到降温目的。

② 药物降温:根据药敏试验结果选用合适的抗生素,应注意药物的剂量,用药过程注意加强观察,防止过敏反应、造血系统损害。使用解热药时,注意用药适量,防止出汗过多、体温骤降、血压过低,尤其对年老体弱及心血管疾病者更应防止出现虚脱或休克现象。

(3)补充营养和维持水、电解质平衡。

给予高热量、高蛋白、高维生素、易消化的流质或半流质食物;注意食物的色、香、味,鼓励少量多餐;根据病情,患者应尽量多饮水,必要时予以静脉输液并补充电解质,以促进致病性微生物及其毒素的排出。

(4)提高患者舒适度。

① 高热时机体代谢增加而进食减少,尤其是体质虚弱者需绝对卧床休息,以减少机体消耗。低热者可酌情减少活动,适当休息。

② 口腔护理,防口腔感染。

③皮肤护理，退热期因大量出汗，应保持皮肤清洁、干燥。

（5）心理护理。

应经常探视患者，耐心解答各种问题，尽量满足患者的需要，给予精神安慰。

第四节　意识障碍

意识障碍是各种原因导致的脑功能紊乱，表现为患者对外界环境刺激缺乏反应，如意识清晰程度下降、意识范围改变，是中枢神经系统损害的客观标志。意识障碍的程度可以直接反映病情的轻重。

【病因】

任何原因导致大脑皮质、皮质下结构、脑干上行网状激活系统等部位损害或功能抑制时，即可引起意识障碍。造成意识障碍的主要原因有以下几点：

（1）中枢神经系统疾病。

①脑血管性疾病：如脑出血、脑梗死、蛛网膜下腔出血。

②感染性疾病：如脑膜炎、脑脓肿、脑炎。

③颅内肿瘤：如颅咽管瘤等。

（2）脑损伤。

如脑挫裂伤、脑震荡等。

（3）中毒。

如一氧化碳中毒，乙醇、药物中毒等。

（4）重要脏器系统疾病。

如肝性脑病、肺性脑病、休克、重症感染等。

（5）其他。

如糖尿病、高血压、癫痫、中暑、晕厥等。

【临床表现】

当脑干网状结构上的各激活系统被抑制或双侧大脑皮质发生广泛性损害时，即可引起意识障碍。临床根据意识水平（觉醒度）、意识内容、范围改变对意识障碍进行分类。

（1）以意识水平（觉醒度）受损为主的意识障碍。

分为嗜睡、昏睡、浅昏迷、中昏迷、深昏迷。

（2）以意识内容改变为主的意识障碍。

① 意识模糊：表现为注意力减退、情感反应淡漠、思维活动缺失、定向力障碍、活动减少、语言缺乏连贯性，对外界刺激可有反应但低于正常水平。

② 谵妄状态：是一种急性的高级功能障碍，患者对周围环境的认识及反应能力均有下降，表现为认知、注意力、定向力、记忆功能受损，思维推理迟钝，语言功能障碍，错觉、幻觉、睡眠觉醒周期紊乱等；亦表现为紧张、恐惧和兴奋不安，甚至出现冲动和攻击行为。

（3）特殊类型的意识障碍。

① 去皮质综合征：又称为去皮质僵直，是指双侧大脑皮质广泛损害而导致皮质功能丧失。患者表现为对外界刺激无反应，无自发性语言及运动，有无意识睁眼、闭眼或吞咽动作，瞳孔对光反射和角膜反射及睡眠觉醒周期存在。去皮质僵直时患者上肢呈屈曲状、下肢呈伸直姿势；去大脑强直时患者表现为头后仰，四肢强直伸直，上臂内旋，手指屈曲，常见于缺氧性脑病、脑炎、中毒和严重颅脑外伤。

② 无动性缄默症：又称睁眼昏迷、醒状昏迷，是由脑干上部或丘脑的网状激活系统受损，但大脑半球及传出通路无损所致。患者表现为眼球能注视周围，貌似清醒，但缄默、无自发语言、不能活动，四肢肌肉松弛、肌张力低，腱反射消失，对任何刺激无意识反应，有睡眠觉醒周期，大小便失禁，无锥体束征。

③ 植物状态：患者无意识，认知功能丧失，呼之不应，能自动睁眼或在刺激下睁眼，有无目的性的眼球跟踪运动，存在吮吸、咀嚼和吞咽等原始反射，有睡眠觉醒周期，大小便失禁。

【处理原则】

（1）保持呼吸道通畅，纠正低氧血症，必要时建立人工气道，并给予机械性辅助呼吸；定时吸痰，防止误吸。

（2）维持循环功能，纠正心力衰竭、休克，心搏骤停时应紧急进行心肺复苏。

（3）建立静脉通路，纠正酸碱平衡失调和电解质紊乱。

（4）纠正脑水肿与脑疝，准确及时应用脱水剂，根据病情完善术前准备。

（5）急性期降低脑代谢，控制体温，减少脑耗氧量，保护大脑。

（6）其他对症治疗，如抗癫痫，预防血管痉挛和再出血，控制高热，营养神经等。

【护理评估】

（1）评估引起患者精神障碍的疾病情况。

（2）评估患者意识障碍程度，按格拉斯哥昏迷评分表（GCS）对意识障碍的程度进行评估。

（3）评估意识障碍对患者的影响，患者的生命体征是否平稳，呼吸道是否通畅，四肢活动情况，压力性损伤风险及全身营养状况。

（4）评估社会支持，有无亲属及其有无能力照顾患者等。

【护理问题】

（1）自理能力缺陷：与精神障碍有关。

（2）有受伤的危险：与妄想、幻想、躁狂等有关。

（3）清理呼吸道无效：与意识障碍所致咳嗽、吞咽反射减弱或消失有关。

（4）有误吸的危险：与意识障碍所致咳嗽、吞咽反射减弱或消失有关。

【护理措施】

（1）严密观察患者意识、瞳孔、生命体征。

观察患者意识障碍的程度和演变过程，每半小时至一小时观察一次意识、瞳孔变化及脉搏、呼吸、血压等，4~6 h测量1次体温。若患者出现病情变化及时报告医生进行进一步治疗处理。

（2）保持患者呼吸道通畅，防止窒息。

① 意识障碍患者取侧卧位或平卧头侧位，利于口腔分泌物及呕吐物流出，以免误入呼吸道引起窒息，必要时及时吸痰。

② 开放气道，取下活动义齿，及时清除口鼻分泌物及气道分泌物，防止舌根后坠、窒息、误吸和肺部感染。舌根后坠患者使用口咽通气道或行气管插管。

③ 每2 h翻身拍背1次，使痰液易排出或吸出。

④ 深度昏迷患者应尽早行气管切开，必要时行机械通气并加强呼吸机应用的护理。

（3）饮食护理。

①给予高维生素、高热量饮食，补充足够的水分。

②意识障碍严重、不可经口进食者，遵医嘱鼻饲流质食物，及时补充营养物质和水分。

③鼻饲时摇高床头30°，鼻饲前按需吸痰，鼻饲中及进食后30 min保持低半卧位或半坐卧位，尽量避免给患者翻身、吸痰，防止食物反流，引起误吸。

④每次鼻饲前回抽胃液，观察患者胃残留量，胃液颜色、性质。若胃内残留量>100 mL提示有胃潴留，应延长鼻饲间隔时间。

（4）做好生活护理。

①保持口腔清洁。不能经口进食者每天口腔护理2~3次。

②皮肤护理。卧气垫床或按摩床，保持床单位整洁、干燥，减少对皮肤的机械性刺激；定时翻身、拍背，按摩骨突受压处；及时清理大小便，保持会阴部皮肤清洁干燥，防止压力性损伤、失禁性皮炎；使用热水袋时防止烫伤。

③安全护理。谵妄躁动者适当给予约束并告知患者家属或照顾者，加床挡保护，防止坠床、自伤或伤人。

④眼睑闭合不全的护理。患眼滴眼药水每天3次，每晚涂1次眼膏，并用眼罩遮盖，必要时可缝合眼睑。

（5）管道护理。

妥善固定各管道，做好管道标识，保持管道通畅；观察引流液颜色、性状、性质，及时准确做好记录。

（6）预防并发症。

①压力性损伤的预防：保持皮肤清洁干燥，勤翻身，局部减压，加强营养。

②肺部感染的预防：保持呼吸道通畅，定时翻身拍背促进痰液的排出，及时清除呼吸道分泌物；保持口腔清洁；防止误呛误吸；强化无菌操作观念，防止交叉感染；及时合理地应用抗生素。

③尿路感染的预防：插导尿管时严格遵守无菌操作原则；留置导尿管期间做好会阴护理，防止逆行感染；根据病情尽早拔除导尿管，缩短留置导尿管的时间。

④废用综合征的预防：肢体保持功能位，每日进行被动运动和肌肉按摩，

以防关节僵硬和肌肉挛缩。

⑤下肢深静脉血栓：长期卧床者注意被动运动、抬高肢体，给予气压治疗。

（7）康复护理。

病情允许情况下，早期进行康复训练，包括被动运动、主动运动、音乐疗法等。被动运动主要是保持肢体处于功能位，在各关节活动的范围内进入隔离室，必要时予以约束，协助改变体位；加强生活护理，保持床被平整，以免皮肤擦伤。不能强加约束，捆绑四肢，以免患者过度挣扎使颅内压进一步增高及加重能量消耗。护士勿单独与此类患者接触、交谈及进行护理服务，免遭患者伤害。做好患者的睡眠护理，夜间兴奋者应及时给予安眠处理，以免影响病区他人休息，必要时适当延长患者睡眠时间，有利于控制症状，安定情绪。慎重镇静，不可轻率给予镇静药，以防混淆病情观察，已明确因颅内压增高所致的躁动，可给予适量镇静药，但应密切观察病情变化。

第五节　吞咽障碍

吞咽是最复杂的躯体反射之一，正常人每天平均进行 600 余次有效的吞咽，这一复杂动作的完成需要多对脑神经的参与，包括三叉神经、舌咽神经、迷走神经、面神经、舌下神经。吞咽功能障碍是一种临床症状，表现为食物从口腔输送到胃的过程发生障碍。吞咽障碍可影响摄食及营养吸收，还可使食物误吸入气管而导致吸入性肺炎，严重者危及生命。

【病因】

口、咽、食管疾病，脑神经、延髓病变，假性延髓麻痹，锥体外系疾病，肌病等均可引起吞咽功能障碍。有相关器官解剖结构异常改变的，为器质性吞咽障碍；而由中枢神经系统或周围神经系统损伤、肌病等引起运动功能异常，无器官解剖结构改变的吞咽障碍，为功能性吞咽障碍。

【临床表现】

吞咽障碍的临床表现和并发症是多方面的，不仅可表现为明显的进食问题，也可表现为一些非特异性症状和体征。常见的临床表现有以下几个方面：

（1）咀嚼无力，食物从口角漏出，流涎，低头明显饮水呛咳。

（2）吞咽时或吞咽后咳嗽。

（3）进食时发生哽噎，有食物黏着于咽喉内的感觉，咽下困难，气道打开后引起误吸。

（4）吞咽后口腔食物残留。

（5）频发的清嗓动作，进食费力、进食量减少、进食时间延长。

（6）有口、鼻反流，进食后呕吐。

（7）发音困难或湿性嘶哑发音，音调过低。

（8）反复发热，肺部感染。

（9）自主咳嗽减弱，发生隐性误吸。

【处理原则】

（1）康复训练。

早期进行吞咽功能训练，可防止咽下肌群发生失用性萎缩，加强舌和咀嚼肌的运动，提高吞咽反射的灵活性，改善摄食和吞咽能力，减少吸入性肺炎、窒息、脱水和营养不良等并发症的发生。同时，可以增强患者自我生存的能力，提高其生活质量，减少社会、家庭的精神和经济负担。

（2）支持治疗。

吞咽障碍患者进食受限，必须采取替代措施保证营养的摄入。尤其在患者拔除胃管、经口进食初期，应提供营养食谱以保证患者的营养，记录出入量，保证进食的量，定期复查电解质、肝功能及血常规等。

（3）其他治疗。

针灸治疗及物理治疗。常用的物理治疗方法有经皮电疗法和经颅磁疗法及电刺激等。

【护理评估】

（1）评估患者一般情况。

① 基础疾病：了解引起患者吞咽障碍的疾病情况，主要由哪组后脑神经受损引起及其受损程度。

② 全身状态：注意患者有无发热、脱水、低营养，呼吸状态、体力、疾病稳定性等方面的问题。

③意识水平：用格拉斯哥昏迷评分（GCS）等来评价患者的意识状态，确认患者的意识水平是否可进行清醒进食，是否随着时间发生变化。

④高级脑功能：观察患者的语言功能、认知、行为、注意力、记忆力、情感及智力水平有无问题。

（2）吞咽功能评估。

①评估患者口咽喉部情况：口腔器官运动及感觉功能评估，包括唇、颊的运动，下颌运动，舌及软腭的运动等；咽功能评估，重点包括悬雍垂是否居中、两侧腭帆是否对称，咽反射、呕吐反射、咳嗽反射等；喉功能评估，包括平时与湿咽后音质、音量的变化，发音及控制，喉上抬等体征。

②吞咽功能评定：在床边可进行的测试有洼田饮水试验和标准吞咽功能评估（Standardized Swallowing Assessment Scale，SSA）。标准吞咽功能评估分为以下3个步骤：

A. 临床初步评价，判断患者：a.是否意识清楚并对言语刺激有反应；b.能否直立坐位，维持头部位置；有无呼吸困难；c.有无流涎；d.舌的活动范围是否对称；e.有无构音障碍、声音嘶哑、湿性发音；f.咽反射是否存在；g.自主咳嗽能力。评分8～23分。如上述指标均无异常，进行第二步的5 mL水吞咽试验。

B. 要求患者直立坐位吞咽5 mL水，观察有无如下情况：a.水漏出口外；b.缺乏吞咽动作；c.重复吞咽；d.吞咽时气促、咳嗽；e.吞咽后发音异常，如湿性发音、声音嘶哑等。评分5～11分，重复3次。若完成2次以上者，可进行第三步的60 mL水吞咽试验。

C. 观察患者吞咽60 mL水：a.是否能全部饮完；b.吞咽中或吞咽后有无咳嗽；c.吞咽中或吞咽后有无喘息；d.吞咽后有无发音异常，如湿性发音、声音嘶哑等；e.初步判断误咽是否存在。评分5～12分。

该量表总分18～46分，分数越高，说明吞咽功能越差。第一步评价有异常者为误吸风险Ⅰ级，第一步评价正常但第二步评价异常者为误吸风险Ⅱ级，第二步评价正常但第三步评价异常者为误吸风险Ⅲ级，第三步评价正常者为误吸风险Ⅳ级。

③评估患者心理及社会支持情况。

【护理诊断/护理问题】

（1）营养失调：低于机体需要，与吞咽障碍有关。

（2）潜在危险性肺吸入：与咳嗽反射减弱/消失有关。

（3）无效性应对：与吞咽功能改变有关。

【护理目标】

（1）患者有良好的营养支持，不出现或及时纠正营养不良的情况。

（2）患者根据吞咽情况恰当进食，不出现误吸的情况。

（3）患者积极进行康复训练，尽早恢复吞咽功能，恢复正常饮食；或者患者接受目前的状况并能有效应对。

【护理措施】

（1）指导患者进行康复训练。

吞咽障碍患者，如意识清楚，生命体征稳定，没有重度心肺合并症，呼吸平稳，痰不多，无发热，血压稳定，无恶心、呕吐、腹泻等；能听从张口提舌的提示，可进行康复训练（发病48 h后）。病情严重者，于病情稳定后开始康复训练（7～20 d后）。

①口腔周围肌肉的运动训练：包括闭唇、噘嘴和唇角上抬、张颌、闭颌、伸舌、舌尖及舌根抬高。

②寒冷刺激法：吞咽反射减弱或消失时，用冰冻的棉棒，轻轻刺激软腭、腭弓、舌根及咽后壁，可提高软腭和咽部的敏感度，使吞咽反射容易发生。

③屏气-发声运动：患者坐在椅子上，双手支撑椅面做推压运动，屏气；然后突然松手，大声用力发"a"音。此运动可以训练声门闭锁功能、强化软腭肌力，有助于除去残留在咽部的食物。

④咳嗽训练：患者反复咳嗽，清嗓子，促进喉部闭锁的效果。

⑤构音训练：患者张口发"a"音，并向两侧运动发"yi"音；然后再发"wu"音，或缩唇然后发"hu"音，像吹蜡烛、吹哨动作；进一步让患者发"你、我、他"简单音；再唱一段最熟悉的歌，鼓励患者大声唱，通过张闭口动作、声门开闭来促进口唇肌肉运动和声门的闭锁功能。

⑥呼吸训练：通过延长呼气吸气，控制呼吸能力。

⑦屏气吞咽：嘱患者按以下步骤进行吞咽训练，咀嚼—吸气—屏住呼吸—吞咽—咳嗽—吞咽。

⑧吸吮和喉头上举训练：训练患者的吸吮力量，让患者做空吞咽动作感受甲状软骨的上下运动。

（2）指导患者正确进食。

指导患者正确进食，促进患者及早恢复正常饮食，同时最大限度地防止患者发生误吸。

① 环境：保持环境清洁安静，不可与患者谈笑，使患者的注意力全部集中在进食上。

② 体位：患者进食时取坐位、半坐卧位或健侧卧位。坐位适用于生命体征稳定、坐起时无直立性低血压且可以维持坐位姿势的患者；半卧位适用于吞咽障碍有所改善但无法维持坐位的患者，这种体位要求进食时严格控制进食量；健侧卧位适用于病情特殊需要平卧的患者，如脊柱骨折等，可避免食物误吸入气管。

③ 食物：根据患者的吞咽障碍程度，选择适合的食物，食物形态可遵循由糊状、流质、半流质、固体软食到固体硬食的选择原则。同时，应兼顾食物的色香味及温度。

④ 进食：速度需慢，根据患者的情况循序渐进，开始时可一次 3~5 mL，确认患者全部吞下且口中无残留后再进食物，避免发生误吸。在进食规律上，应宣教少食多餐，每次以 30~40 mL 为宜，进食时把食物放在口腔最容易感觉食物的地方，如健侧颊部，以利于患者感知食物和顺利吞咽。

（3）营养支持。

因进食困难，机体所需营养和水分无法得到满足，患者易出现水电解质紊乱、消瘦等营养低下的表现。

① 保证吞咽障碍患者的营养摄入至关重要。对于吞咽功能障碍严重的患者，应及早进行管饲肠内营养支持，必要时辅以静脉肠外营养支持，保证患者水及营养物质的摄入。

② 加强患者的康复锻炼，尽早恢复吞咽功能，逐渐过渡到正常饮食。

③ 记录出入液量，监测各项营养指标，如体重、皮下脂肪、血生化指标等。

（4）心理护理。

不能经口进食的管饲者易产生抑郁、社交隔离等精神心理症状。因此，对于此类患者应重点关注以下几点：

① 对于特殊部位的手术患者，如后颅肿瘤的患者，应在术前做好宣教工作，说明发生吞咽障碍的可能性，让患者有心理准备。

②加强多学科沟通合作，向患者说明吞咽功能恢复的可能性及需要付出的努力。

③鼓励患者积极主动掌握正确的康复训练方法，并最大限度地争取家属的参与，共同努力，给予患者最大的心理支持。

④定期评估患者的吞咽功能，让患者看到康复训练的成果，鼓励患者长期坚持。

第六节 运动障碍

运动有随意运动和不随意运动两类。随意运动是有意识的，能随自己的意志进行的运动，又称自主运动。不随意运动指内脏运动神经和血管运动神经所支配的心肌、平滑肌的运动，是不经意识、不受自己意志控制的运动，如帕金森病患者肢体不受思维意识控制，自然摆动，而通过思维控制运动时，又不能自主性运动。神经外科常见运动障碍一般是随意运动障碍，是一种随意运动兴奋、抑制或不能由意志控制的现象。

【病因】

中枢神经系统病变：脑部肿瘤侵袭、手术、外伤、出血等累及运动神经系统，神经中枢对运动神经元丧失有效控制，肌肉自主收缩困难，从而影响肌肉力量的产生和运动，如长期卧床、肌无力、肌痉挛或者肌肉活动过度等情况，致使肌肉出现适应性、结构及功能上系列的改变。

【临床表现】

随意运动的增多表现为不自主运动及精神运动性兴奋；随意运动的抑制有精神运动性抑制及瘫痪；运动的不协调即为共济失调。神经外科随意运动障碍以瘫痪和共济失调最为常见。

（1）瘫痪。

从大脑皮质运动区到骨骼肌整个上下运动神经元任何部位的损害均可引起瘫痪。肌力完全消失者为完全性瘫痪。肌力减退者，即保留一定程度的运动功能者为不完全瘫痪。按照瘫痪的部位可区分为单瘫、偏瘫、截瘫、四肢瘫。单瘫是一侧面部、一个肢体的运动障碍；偏瘫是指左半身或右半身的运动障碍；截瘫是指下半身或双下肢的瘫痪；而两侧上下肢的瘫痪为四肢瘫。

（2）共济失调。

运动的协调是通过小脑前庭系统、深感觉、锥体外系统等共同协作的结果。因此，以上结构的损害会导致运动的协调障碍。小脑蚓部病变引起躯干平衡障碍，小脑半球损害引起患侧肢体协同运动障碍、辨距不良、动幅过度和意向性震颤。感觉性共济失调患者不能辨别肢体的位置和运动的方向，从而无法正确执行自主运动；前庭性共济失调以平衡障碍为主。一般大脑性（如额叶性）共济失调的程度不如小脑性共济失调那样严重。

【处理原则】

以去除原发病、康复治疗为原则，一般要在治疗时期和恢复时期做康复训练，多活动，也可以配合针灸疗法治疗。

【护理评估】

（1）评估患者一般情况。

① 基础疾病：了解引起运动障碍的疾病情况。

② 全身状态：注意患者有无发热、脱水、低营养状态、低效性呼吸等方面的问题。

③ 意识水平：评价患者的意识状态，确认患者的意识水平是否可配合检查及治疗。

④ 高级脑功能：观察患者的认知、行为、注意力、记忆力、情感及智力水平有无问题。

（2）评估运动障碍情况。

根据患者的临床表现及体格检查评估患者的运动障碍类型及程度。

① 徒手肌力测定：常用的是 Lovett 分级法。评定时，患者需意识清醒；遵循无伤害原则，施力于被测肌肉的末端。

② 四肢肌张力检查：检查患者静息状态下肌肉的紧张度，有无增高或减弱。

③ 不随意运动：观察患者肢体有无震颤、抽搐或摸空状。

④ 共济运动。

（3）评估患者心理及社会支持情况。

【护理问题】

（1）躯体活动障碍：与瘫痪有关。

（2）有跌倒的危险：与平衡障碍有关。

（3）自理能力缺陷：与瘫痪有关。

【护理措施】

（1）心理支持。

给患者提供有关疾病、治疗及预后的可靠信息；鼓励患者正确对待疾病，消除忧郁、恐惧心理或悲观情绪，摆脱对他人的依赖心理；关心、尊重患者，鼓励患者表达自己的感受；避免任何刺激和伤害患者自尊的言行，不要流露出厌烦情绪；正确对待康复训练过程中患者所出现的诸如注意力不集中、缺乏主动性、情感活动难以自制等现象；向患者及家属说明康复是一个长期的过程，必须做好长期艰苦训练的思想准备，贵在坚持，不懈努力，鼓励患者克服困难，增强自我照顾的能力与信心。

（2）生活护理。

指导和协助患者洗漱、进食、如厕、穿脱衣服及保持个人卫生，帮助患者翻身和保持床单位整洁，满足患者基本生活需要；指导患者学会配合和使用便器，要注意动作轻柔，勿拖拉和用力过猛。

（3）安全护理。

对于偏瘫或共济失调的患者,在鼓励患者早期活动的同时需警惕跌倒的发生,确保安全。床铺要有护栏，走廊、厕所要装扶手；地面要保持平整、防湿、防滑，去除门槛；呼叫器应置于床头，患者随手可及处；患者的鞋最好是防滑软橡胶底鞋；患者在行走时不要在其身旁擦过或在其面前穿过，同时避免突然呼唤患者，以免分散其注意力；行走不稳或步态不稳者，选用三角手杖等合适的辅助工具，并有人陪伴，防止受伤。

① 发作时的护理。

A. 抽搐发作时，应迅速解开衣扣，头下垫软垫。专人守护，必要时加用床栏，防止坠床。

B. 抽搐肢体，不能用暴力施压，以免造成骨折。

C. 氧并保持呼吸道的通畅，防止吸入性肺炎的发生。

D. 禁用任何物品塞入口腔。

E. 抽搐时，减少对患者任何刺激，动作轻柔并保持病房安静，避免强光刺激。

F. 密切观察抽搐的发作时间、持续时间、间歇时间、发作频率、发作时意识是否丧失等。

G. 密切观察患者的生命体征，同时应特别注意其神志和瞳孔的变化，并及时记录。

H. 抽搐后，让患者安静休息，保持室内光线柔和，减少刺激。

I. 做好患者的心理护理，以免情绪紧张诱发抽搐再次发作。

J. 在患者清醒前，禁止饮食。

② 间歇期的护理。

A. 拉起床栏或护架，保证患者的安全。

B. 观察药物的疗效及不良反应，定时监测德巴金血药浓度，以调整药物剂量。

第三章

颅脑创伤性疾病常见症状及护理

第一节 头皮损伤

一、头皮血肿

头皮血肿是一种闭合性头皮损伤，多由钝器伤所致，常与其表面的头皮挫伤相伴发生，亦可是深部颅骨骨折的间接征象。按血肿出现于头皮的层次，头皮血肿分为皮下血肿、帽状腱膜下血肿和骨膜下血肿三种。

【病因】

（1）外力因素。

头部受钝器撞击，或因意外等情况，头部撞击到坚硬物体，出现血肿。

（2）胎儿凝血功能异常。

新生儿因遗传或在母体内发育不良等因素，导致凝血功能发育不完善。

（3）生产受伤。

新生儿出生时头部遭到产道挤压，导致头皮血管破裂；新生儿出生时医生使用产钳，由于操作不当，使新生儿的头皮受伤。

【临床表现】

（1）皮下血肿。

皮下血肿位于表层头皮与帽状腱膜之间，出血聚积在皮下浅筋膜内，因与皮肤连接紧密，故皮下血肿一般体积小、张力高、边界清楚、压痛明显，有时四周硬隆起，中心有凹陷，易误认为是凹陷性骨折。

（2）帽状腱膜下血肿。

帽状腱膜下血肿范围宽广，严重时血肿边界与帽状腱膜附着缘一致，前至眉弓，后至枕外粗隆与上项线，两侧达颞弓部，如同将一顶帽子戴在患者头上。血肿张力低，波动明显，疼痛较轻，有贫血外貌。婴幼儿巨大帽状腱膜下血肿，可引起失血性休克。

（3）骨膜下血肿。

骨膜下血肿位于骨膜与颅骨外板之间。血肿多局限于某一颅骨范围内，以骨缝为界，不向四周扩散。出血来源多为颅骨线性骨折处板障静脉损伤及骨膜剥离后骨面出血，多见于有产伤的婴儿或颅骨线性骨折者。

【辅助检查】

头部CT、X线、血常规。

【治疗原则】

（1）皮下血肿：早期可以冷敷，以减少出血和疼痛；24～48 h后可热敷或使用活血化瘀、消炎止痛的气雾剂，促进血肿吸收。

（2）帽状腱膜下血肿：较小的血肿早期可以冷敷，加压包扎；24～48 h后可热敷，一般在1~2周内可自行吸收；若血肿较大，应在无菌操作下行一次或几次血肿穿刺抽吸及局部加压包扎，或使用18号静脉留置针穿刺引流。

（3）骨膜下血肿：早期处理以冷敷为主，严禁加压包扎，以防血液从骨缝流入颅内，形成硬脑膜外血肿。

【护理评估】

（1）评估患者病史，了解受伤原因、时间、部位及程度，结合CT检查结果综合评估病情。

（2）评估患者生命体征、意识、瞳孔、肢体活动、头痛等的程度。

（3）评估患者头部皮肤是否完整，伤口有无活动性出血，创面有无污染。

（4）评估患者及家属的心理及社会支持状态。

【护理诊断】

（1）疼痛：与受伤部位有关。

（2）舒适状态的改变：与头痛有关。

（3）知识缺乏：与患者对疾病不了解、担心预后有关。

（4）潜在并发症：出血性休克与受伤部位有关。

【护理目标】

（1）患者疼痛较前减轻。

（2）患者舒适状态得到改善。

（3）患者了解相关疾病知识及预后情况。

（4）患者无出血性休克发生。

【护理措施】

（1）疼痛。

①鼓励患者说出疼痛的感受，给予心理安慰、精神支持。

②各种护理操作动作轻柔，集中时间进行诊疗。

③进行心理护理，教会患者放松技巧。

④必要时使用止痛药。

（2）舒适状态的改变。

①提供安静、舒适、光线适宜的环境，避免环境刺激，加重头痛。

②进行护理操作时，动作应尽量轻柔，以免加重病人疼痛。

③尽量减少探视人员，保证患者充足的休息。

④遵医嘱使用止痛剂。

（3）知识缺乏。

①向患者家属讲解相关护理计划及病情变化信息，取得理解和配合。

②进行每项操作时，都最大程度取得患者及家属的理解与配合。

③进行个体化、动态化的讲解，考虑每个患者的特殊因素。

④对于不愿配合的患者及家属，先了解其心理原因，必要时通过主管医生进行沟通。

（4）潜在并发症——出血性休克。

①密切观察患者生命体征、意识、瞳孔，若患者合并颅骨骨折，应警惕并发颅内血肿的可能。

②密切观察婴幼儿帽状腱膜下血肿患者的休克征象，做好相关护理。

【健康教育】

（1）指导患者勿挠抓伤口，待伤口愈合后方可洗头。

（2）形象受损可暂戴帽修饰。

（3）行心理指导，减轻患者的焦虑与恐惧。

【护理评价】

经治疗与护理，患者是否：① 疼痛减轻；② 舒适状态得到改善；③ 了解相关疾病知识；④ 无再出血发生。

二、头皮撕脱伤

头皮撕脱伤多因发辫受机械力牵扯卷入转动的机器中或高速度的钝器切线打击头部所致。大片头皮自帽状腱膜下撕脱，甚至整个头皮连同额肌、颞肌或骨膜一并撕脱。

【病因】

斜向或切线方向的暴力作用。

【临床表现】

撕裂的头皮往往是舌状或瓣状，常有一蒂部与头部相连，头皮撕裂伤一般不伴有颅骨和脑损伤，偶尔可伴有颅骨骨折或颅内出血。失血较多患者，有时可达到休克程度。

【辅助检查】

（1）CT 及 MRI。

（2）血常规：关注失血的情况。

（3）生化：监测水、电解质变化。

【治疗原则】

止血、镇痛、抗休克。根据患者就诊时间的早迟、撕脱头皮的存活条件、颅骨是否暴露以及有无感染迹象采用不同的手术方法，以达到修复创面、恢复和重建头皮血运的目的，从而最大限度提高头皮存活率。

【护理评估】

（1）评估患者全身症状，包括意识、瞳孔、生命体征、面色、尿量等。头皮撕裂伤者失血较多，头皮撕脱伤者会大量失血，这些都可导致失血性休克，应尽早防范休克的发生。

（2）评估头皮局部表现，头皮损伤的部位、出血量、水肿范围、深浅度情况以及损伤的面积。同时，还需考察伤口初步处理情况。头皮复杂裂伤常有毛发、布屑或泥沙等异物嵌入，易致感染。评估辅助检查结果：X线、CT或MRI检查可判断外伤后是否存在颅骨、脑组织的损伤；凝血象检查可判断患者是否存在凝血功能障碍；血常规检查可判断患者是否存在贫血或失血性休克；血生化检查可判断患者是否出现水、电解质紊乱。

【护理诊断】

（1）疼痛：与头皮损伤有关。

（2）焦虑、恐惧：与患者对疾病不了解、担心预后有关。

（3）自我形象紊乱：与头皮撕脱伤后头发缺失有关。

（4）潜在并发症：感染、出血性休克。

【护理目标】

（1）患者疼痛减轻，舒适感增强。

（2）患者心态平稳，能够配合治疗护理工作。

（3）自我形象紊乱降到最低。

（4）患者处理得当，不因护理不当而发生感染。

【护理措施】

（1）疼痛。

①保持病室环境的宁静，以减少患者的刺激来源，使患者情绪稳定而增加患者休息的时间。

②搬运患者头部时，要轻扶轻放；请勿用力摇动病床，以免造成头部疼痛。

③遵医嘱合理使用镇痛药，但不应使用吗啡类镇痛药，以免掩盖病情。

（2）焦虑、恐惧。

①心理指导：伤后对患者容貌影响较大，直接影响到患者家庭生活及社会交往，易造成其心理伤害，多表现为焦虑、抑郁、悲观或情绪多变。因此，护士应做好患者的心理指导。

②饮食指导：提供高蛋白、高维生素的易咀嚼食品，避免牵拉伤口，促进患者头皮伤口的愈合。

（3）自我形象紊乱。

① 认真倾听患者的主诉，耐心解释患者提出的问题。正面疏导，列举成功案例，指导患者装饰自己，保持较好的自我形象。

② 沟通过程中平等对待，不戴"有色眼镜"，避免患者产生抵触情绪。

（4）潜在并发症。

① 伤口护理：观察头皮的颜色、温度和毛细血管充盈反应；保护植皮不受压、不滑动，利于皮瓣成活；提供无刺激、少纤维的食品。

② 减少患者过度咀嚼而牵拉伤口，倾听患者有无不适主诉，严密观察感染征象。

【健康教育】

（1）营养指导。

提供高蛋白、高维生素的易咀嚼食品，避免牵拉伤口；避免食用刺激性食物（如辣椒、芥末、胡椒等），避免吸烟、饮酒等生活习惯。

（2）运动指导。

劳逸结合，适当进行体育锻炼，避免重体力劳动，在身体许可的条件下恢复生活、工作，提高生活质量。

（3）情绪指导。

保持情绪稳定，避免焦虑、恐惧等不良情绪；头皮撕脱伤严重影响患者容貌，可前往整形外科进行下一阶段治疗。

（4）伤口指导。

避免敷料脱落、污染、潮湿，不可抓、挠伤口。出院后可用双侧掌根部或鱼际肌同时按摩头皮，由前向后，由上向下，动作要轻柔，压力由轻到重逐渐增加，以促进局部血液循环，利于头皮生长。

【护理评价】

经治疗与护理，患者是否：① 疼痛减轻；② 焦虑、恐惧减轻；③ 能接受自我形象紊乱；④ 未发生感染及出血性休克。

三、头皮裂伤

头皮裂伤是由钝器打击头部造成的，此类损伤往往都有不规则伤口，且创缘都很薄，伴有挫伤。

【病因】

头皮裂伤多为直接暴力损伤所致。

【临床表现】

头皮裂伤后容易引起感染，但头皮血液循环十分丰富，尽管头皮发生裂伤，但只要能够及时进行彻底清创，感染现象就不易发生。

（1）头皮单纯裂伤。

头皮单纯裂伤常因锐器的刺伤或切割伤，裂口较平直，创缘整齐无缺损，伤口的深浅多随致伤因素而异。除少数锐器直接穿戳或劈砍进入颅内，造成开放性颅脑损伤者外，大多数单纯裂伤仅限于头皮，有时可深达骨膜，但颅骨常完整无损，也不伴有脑损伤。

（2）头皮复杂裂伤。

头皮复杂裂伤常为钝器所伤或因头部碰撞所致，裂口多不规则，创缘有挫伤痕迹，创内裂口间尚有纤维相连，没有完全断离。伤口的形态常能反映致伤物的大小和形状。这类创伤往往伴有颅骨骨折或脑损伤，严重时亦可引起粉碎性凹陷骨折或孔洞性骨折穿入颅内，故常有毛发、布屑或泥沙等异物嵌入，而引起感染。

【辅助检查】

CT、血常规、脑脊液培养等检查。

【治疗原则】

（1）头皮单纯裂伤：处理的原则是尽早施行清创缝合，即使伤后超过 24 h，只要没有明显的感染征象，仍可进行彻底清创并实施一期缝合，同时应给予抗生素及破伤风抗毒素（TAT）注射。伤后 2~3 d 也可实施一期清创缝合或部分缝合加引流。术后抗菌治疗并预防性肌肉注射破伤风抗毒素（TAT）（皮试阴性后）。

（2）头皮复杂裂伤：处理的原则是应及早施行清创缝合，并常规用抗生素治疗与护理及 TAT 注射。

【护理评估】

评估患者的受伤机制（非外伤患者评估既往病史）。暴力的强度不同对头皮及脑组织造成不同程度的影响。当暴力作用于头部时，头皮作为表面屏障首先对抗外力，暴力强度较小仅引起头皮损伤，颅骨和脑组织则可以无损伤或损伤较轻微；暴力超过了头皮表面屏障阈，则头皮、颅骨和脑组织将同时受损。

【护理诊断】

（1）疼痛：与头皮损伤有关。

（2）焦虑：与疼痛、担心预后有关。

（3）疾病相关知识的缺乏。

（4）潜在并发症：感染、休克与头皮开放性损伤有关。

【护理目标】

（1）患者疼痛较前减轻。

（2）患者焦虑减轻。

（3）患者了解相关疾病知识。

（4）患者无感染、休克发生。

【护理措施】

（1）疼痛。

① 保持病室环境的宁静，以减少患者的刺激来源，使患者情绪稳定而增加患者休息的时间。

② 搬运患者头部时，要轻扶轻放；请勿用力摇动病床，以免造成头部疼痛。

③ 遵医嘱合理使用镇痛药，但不应使用吗啡类镇痛药，以免掩盖病情。

（2）焦虑。

① 认真倾听患者的主诉，耐心解释患者提出的问题；正面疏导，列举成功案例。

② 沟通过程中平等对待，避免患者产生抵触情绪。

（3）知识缺乏。

① 向患者家属讲解相关护理计划及病情变化信息，取得理解和配合。

② 进行每项操作时，都最大程度取得患者及家属的理解与配合，并向患者及家属讲解疾病相关知识。

（4）潜在并发症（感染、休克）。

① 预防感染：严密观察患者伤口及敷料情况，患者体温变化，伤口局部有无红、肿、热、痛；倾听患者不适主诉，遵医嘱及时准确给予抗菌药物和注射破伤风抗毒素血清（TAT），预防伤口及颅内感染。

② 防止休克：严密监测患者生命体征及出入量变化，特别是对于出血较多及疼痛剧烈的患者，可遵医嘱给予镇痛药，缓解疼痛；遵医嘱及时给予对症

治疗及补液，防止休克的发生。

③伤口护理：护士应注意观察伤口及敷料有无渗血渗液，保持伤口敷料清洁干燥，倾听患者有无不适主诉，严密观察感染征象。

④饮食指导：提供高蛋白、高维生素的食品，促进患者头皮伤口的愈合。

【健康教育】

（1）休息与运动。

嘱咐患者注意休息，避免过度劳累，对于损伤较轻者，勿剧烈活动；病情较重者，应卧床休息。

（2）饮食指导。

进食高蛋白质、高热量、高维生素、易消化饮食，少食多餐；多吃水果、蔬菜；忌暴饮暴食，忌烟、酒，禁浓茶、咖啡及其他辛辣刺激性食物。

（3）用药指导。

遵医嘱继续服用止血药、镇痛药物，应用抗生素预防感染。

（4）心理指导。

加强与患者沟通，协助患者保持良好的自我形象。

（5）康复指导。

避免抓挠伤口，伤口愈合后方可洗头。形象受损者可暂戴帽子、假发等修饰，必要时可行整容、美容术。

（6）就医指导。

按时到医院复诊，如原有症状加重、头痛剧烈、频繁呕吐者应及时就诊。

【护理评价】

经治疗与护理，患者是否：①疼痛减轻；②焦虑、减轻；③了解疾病相关知识；④发生感染、休克。

第二节 颅骨骨折

颅骨是类似球形的骨壳，容纳和保护颅腔内的组织器官。颅骨骨折是指受聚力作用致颅骨结构改变，在闭合性颅脑损伤中，颅骨骨折占30%~40%。按骨折部位，可分为颅盖骨折和颅底骨折。

一、颅盖骨折

颅盖由扁骨组成，由骨缝将额骨、顶骨以及枕骨连接成穹隆形结构，具有一定弹性、扰压缩和扰牵张能力。颅盖骨可分为外板、板障、内板三层。成人外板厚，耐受张力大，弧度较小，内板薄而脆弱，有时颅骨发生折裂时外板完整而内板骨折。颅盖骨骨折的主要形式有线性骨折、凹陷性骨折和粉碎性骨折。

【病因】

颅骨骨折的发生多为暴力作用于头颅所产生的反作用力的结果，当颅骨变形的作用力超出其承受力时即产生骨折。此外，还有儿童生长性颅骨骨折，即婴幼儿时期颅骨线性骨折后，由于多种原因骨折不愈合，骨折区不断扩大，形成颅骨缺损所致，但较为少见。

【临床表现】

（1）线性骨折。

线性骨折几乎均为颅骨全层骨折，骨折线多为单一，也可为多发，表面常出现头皮挫伤和头皮血肿。形状呈线条状，也有的呈放射状，触诊有时可发现颅骨骨折线，局部有压痛与肿胀。

（2）凹陷性骨折。

绝大多数凹陷骨折为颅骨全层凹陷骨折，个别情况下亦有内板单独向颅内凹陷者。头部触诊可及局部凹陷，多伴有头皮损伤，若骨折片伤及脑重要功能区，可能出现癫痫、失语、偏瘫、偏盲等神经系统定位病症。

（3）粉碎性骨折。

头颅 X 片显示受伤处颅骨有多条骨折线，呈纵横交错状，并分裂为数块。多同时合并头皮裂伤及局部脑挫裂伤，触诊时可有骨擦音和骨片浮沉感。

【辅助检查】

头颅 X 线、CT、MRI 等检查。

【治疗原则】

（1）线性骨折：本身不需特殊治疗，应着重处理骨折可能引起的硬膜外血肿、脑脊液漏。

（2）凹陷性骨折：凹陷程度轻、陷入深度小于 1 cm 又无临床症状者不需手术治疗；凹陷 1 cm 以上或出现压迫症状者，行骨折片复位术；有颅内高压者应对症处理。

（3）粉碎性骨折：行骨片摘除，必要时于 3~6 个月后行颅骨成形术。

【护理评估】

（1）健康史。

健康史一般评估包括：吸烟史、饮酒史、既往史、家族史；询问病史，了解受伤的原因、时间、着力部位及程度，有无糖尿病、高血压等病史。

（2）专科评估。

专科评估包括意识、瞳孔、肌力、肌张力、生命体征等，了解意识变化情况及时间，观察头痛、呕吐的严重程度。评估头部皮肤是否完整，伤口有无活动性出血，创面有无污染，有无合并伤及多发伤。

（3）心理社会状况。

了解患者及家属的心理反应，对功能恢复的疑虑，家属对患者的支持能力及程度。

【护理诊断】

（1）舒适度的改变：与伤口疼痛有关。

（2）焦虑、知识缺乏：与患者对疾病不了解，担心预后有关。

（3）潜在并发症：癫痫与颅骨骨折致脑损伤有关；颅内高压与颅骨骨折继发颅内出血或脑水肿有关。

（4）有受伤的危险：与脑损伤引起癫痫、意识障碍、视力障碍等有关。

（5）焦虑、恐惧：与患者对骨折的恐惧、担心预后有关。

【护理目标】

（1）患者未发生癫痫、颅内压过高等相关并发症，或并发症发生后能得到及时治疗与处理。

（2）患者的安全得到保障，未发生受伤。

（3）患者能掌握相关疾病知识以及相关注意事项。

（4）患者焦虑、恐惧程度减轻，配合治疗及护理。

【护理措施】

（1）术前护理。

①病情观察：

A. 严密观察患者生命体征，及时发现病情变化。

B. 有癫痫发作的患者应注意观察其发作前的先兆、持续时间及发作类型。

C. 早期发现继发性颅内出血和颅内高压，及时进行手术治疗。

②安全管理。

A. 对于癫痫和躁动不安的患者，给予专人护理。

B. 在癫痫发作时应注意保护患者。

C. 烦躁患者床旁加床挡，在取得家属同意后，适当约束防止患者受伤，注意观察约束肢体的肢端循环。

③心理护理。

A. 解释手术的必要性、手术方式及注意事项。

B. 鼓励患者表达自我感受，教会患者自我放松的方法。

C. 针对个体情况进行针对性的心理护理。

④饮食护理。

A. 急诊手术者应立即禁饮禁食。

B. 择期手术者术前8 h禁食禁饮。

⑤行术前准备。

A. 交叉合血试验、备皮、更换清洁病员服。

B. 准备好术前用药、病历及CT、MRI检查片以便带入手术室。

（2）术后护理。

①疼痛的护理措施。

A. 鼓励患者说出疼痛的感受，给予心理安慰、精神支持。

B. 各种护理操作动作轻柔，集中时间进行诊疗。

C. 进行心理护理，教会患者放松技巧。

D. 必要时使用止痛药。

②颅内高压的护理措施。

A. 密切观察患者的瞳孔、意识、生命体征，是否有头痛及呕吐等颅内压增高的症状。

B. 抬高床头 15°~30°，以利于颅内静脉回流。

C. 患者头痛时应观察其头痛的性质、部位，慎用止痛药，遵医嘱给予 20%

甘露醇快速静脉输入，或静脉推入利尿剂，如呋塞米等，观察用药后颅内压缓解情况。

D. 患者呕吐时，注意其呕吐物的性质、颜色及量，遵医嘱给予止吐药。患者呕吐时头偏向一侧，防止呕吐物堵塞呼吸道引起窒息，保持呼吸道通畅。

③焦虑、知识缺乏的护理措施。

A. 向患者家属讲解疾病的病理生理机制及手术相关内容、预后情况等。

B. 鼓励家属与同种疾病恢复期的家属建立沟通，以良好的预后事例鼓励患者战胜疾病。

C. 协助家属制订康复计划。

D. 多倾听家属的心声，积极与主管医生沟通。

④潜在并发症——癫痫的护理措施。

A. 严密观察患者有无癫痫发作，记录癫痫的发作时间、程度。

B. 遵医嘱使用抗癫痫药物，不自行减量减药。

C. 备好开口器、牙垫，防止患者因癫痫发作致舌被咬伤。

D. 发生癫痫时，保持气道通畅，积极进行抢救治疗。

【健康教育】

（1）颅骨骨折后达到骨性愈合需要一定的时间，对于线性骨折一般小儿需要1年，成人需要2~5年。应告知患者注意保护头部，避免再次受伤。

（2）进食高蛋白、高热量、高维生素、易消化的食物，忌辛辣刺激饮食，忌烟酒。

（3）注意休息，避免过度用脑，勿挠抓伤口，自我监测体温，勿去人多的公共场所，以防伤口感染，待伤口痊愈后方可洗头。

（4）对有颅骨缺损的患者应指导其保护头部，避免尖锐物品碰伤头部，3~6个月后可行颅骨修补术。

（5）颅脑外伤后发生癫痫极为常见，外伤后2年内，发生最多，须遵医嘱服用抗癫痫药物，切勿漏服。

（6）出院3个月后门诊复查、随访。

【护理评价】

经治疗与护理，患者是否：①颅内高压减轻，水肿减轻；②疼痛较前减轻；③焦虑减轻；④无癫痫发生及有效预防癫痫。

二、颅底骨折

颅底骨折多为线性骨折，多因强烈的间接暴力作用于颅底所致。骨折线常通向鼻副窦或岩骨乳突气房，分别与鼻腔和外耳道相通。而颅底部的硬脑膜与颅骨贴附紧密，当颅底骨折时易撕裂硬脑膜，产生脑脊液漏而成为开放性骨折。颅底骨折依其发生的部位，可分为颅前窝骨折、颅中窝骨折、颅后窝骨折。

【病因】

颅骨骨折的发生多为暴力作用于头颅所产生的反作用力的结果，当颅骨变形的作用力超出其承受力时，即产生骨折。此外，还有儿童生长性颅骨骨折（Growing skull fracture，GSF），即婴幼儿时期颅骨线性骨折后，由于多种原因骨折不愈合，骨折区不断扩大，形成颅骨缺损所致，但较为少见。

【临床表现】

（1）颅前窝骨折。

因累及鼻副窦可有脑脊液鼻漏，伤后眼睑可出现迟发性瘀斑，称为"熊猫眼征"，同时也可能累及嗅神经、视神经和动眼神经。

（2）颅中窝骨折。

因颅中窝底脑膜撕裂伴鼓膜穿孔，可有脑脊液耳漏，耳后乳突区可逐渐出现迟发性瘀斑，同时可伤及面神经、听神经。由于并发一定程度的脑损伤，可出现相应的病症。

（3）颅后窝骨折。

一般无脑脊液漏，少见伤及神经，常有枕部直接受力的外伤史，枕部头皮可有挫裂伤，枕骨深部骨折，临床常见枕颈后软组织显著肿胀和迟发性乳突部与咽后壁瘀斑。

【辅助检查】

头颅 X 线检查、CT 检查、MRI 检查。

【治疗原则】

颅底骨折本身不需特殊处理，治疗的重点应针对骨折引起的脑脊液漏、大量鼻出血、颅内高压和颈椎骨折等并发症和后遗症。出现脑脊液漏时即属于开放性损伤，应使用抗菌药物预防感染。大部分脑脊液漏可在伤后 1~2 周自愈，若 4 周以上仍未愈合，可行硬脑膜修补术。

（1）颅前窝骨折的治疗原则。

本身无需特殊处理，以防止感染为主。若发生脑脊液漏，应按开放性损伤处理，不可堵塞，适当取头高位并予抗感染治疗。经处理后，鼻漏多可在2周内自行封闭愈合，对经久不愈长期漏液长达4周以上，或反复引发脑膜炎及大量溢液的患者，则应实施手术。

（2）颅中窝骨折的治疗原则。

处理同上。若伴海绵窦动静脉瘘，早期可采用 Matas 试验，即于颈部压迫患侧颈总动脉，每日4~6次，每次15~30 min，对部分瘘孔较小者有一定效果。但对为时较久、症状有所加重或迟发的动静脉瘘，则应及早手术治疗。

（3）颅后窝骨折的治疗原则。

急性期主要是针对枕骨大孔区及高位颈椎的骨折或脱位。若有呼吸功能紊乱或颈脊髓受压时，应及早行气管切开，颅骨牵引，必要时做辅助呼吸或人工呼吸，甚至施行颅后窝及颈椎板减压术。

【护理评估】

（1）健康史。

健康史一般评估包括：吸烟史、饮酒史、既往史、家族史；询问病史，了解受伤的原因、时间、着力部位及程度，有无糖尿病、高血压等病史。

（2）专科评估。

专科评估包括意识、瞳孔、肌力、肌张力、生命体征等，了解意识变化情况及时间，观察头痛、呕吐的严重程度。评估头部皮肤是否完整，伤口有无活动性出血，创面有无污染，有无合并伤及多发伤，有无脑脊液漏。

（3）心理社会状况。

了解患者及家属的心理反应，对功能恢复的疑虑，家属对患者的支持能力及程度。

【护理诊断】

（1）潜在并发症：癫痫与颅骨骨折致脑损伤有关；颅内低压与颅骨骨折致脑脊液漏过多有关；颅内高压与颅骨骨折继发颅内出血或脑水肿有关；感染与颅骨骨折致颅底开放性损伤有关。

（2）有受伤的危险：与脑损伤引起癫痫、意识障碍、视力障碍等有关。

（3）缺乏疾病相关知识。

（4）焦虑、恐惧：与患者对骨折的恐惧、担心预后有关。

【护理目标】

（1）患者未发生癫痫、颅内压过高/过低、出血、感染等相关并发症，或并发症发生后能得到及时治疗与处理。

（2）患者的安全得到保障，未发生受伤。

（3）患者能掌握相关疾病知识以及相关注意事项。

（4）患者焦虑、恐惧程度减轻，配合治疗及护理。

【护理措施】

（1）术前护理。

①病情观察。

A. 严密观察患者的生命体征，及时发现病情变化。

B. 有癫痫发作的患者应注意观察发作前的先兆、持续时间及发作类型。

C. 早期发现继发性颅内出血和颅内高压，及时进行手术治疗。

D. 早期发现继发颅神经损害，及时处理。

②安全管理。

A. 对于癫痫和躁动不安的患者，给予专人护理。

B. 在癫痫发作时应注意保护患者。

C. 烦躁患者床旁加床挡，在取得家属同意后，适当约束，防止患者受伤，注意观察约束肢体的肢端循环。

③颅底骨折合并脑脊液漏患者的护理。

A. 绝对卧床休息，脑脊液鼻漏者应采取半坐卧位，脑脊液耳漏者应采取侧卧位，避免漏出的脑脊液回流入颅内引起逆行性颅内感染，且有利于脑脊液漏口愈合。

B. 按无菌伤口处理，头部垫无菌小巾或无菌棉垫，并随时更换。

C. 禁止鼻饲、鼻内滴液和鼻腔吸痰等操作，以免引起颅内感染。鼻漏未停止，不能从鼻腔插各种管道。颅底骨折患者禁止做腰穿，已有颅内感染者例外。

D. 保持耳、鼻的局部清洁，每日用双氧水或盐水棉球清洁局部。

E. 注意观察有无颅内感染。一要密切观察体温变化，若体温在38℃以上持续不降且有脑膜刺激征（头痛、呕吐、颈项强直）的患者，应及时通知医生处理。二要注意观察漏出液的颜色、性状、量等。正常脑脊液应无色、无味、透明，否则视为异常。遇到此类情况应立即报告医生，同时以无菌试管直接接取滴出液送检；在患者床旁备无菌盘，盘内放置无菌干棉球，在鼻前庭或外耳道处放一干棉球，脑脊液浸透后及时更换，最后根据浸湿棉球数估算每日漏出液的量。

F. 遵医嘱予抗生素预防感染。

④ 心理护理。

A. 做好心理护理，稳定患者情绪。有颅神经损伤导致视力、听力、嗅觉损害以及面部周围性瘫痪者，护理人员要关心、体贴患者，加强生活护理和健康指导。

B. 解释手术的必要性、手术方式及注意事项；鼓励患者表达自我感受，教会患者自我放松的方法；针对个体情况进行针对性的心理护理。

⑤ 饮食护理。

A. 急诊手术者应立即禁饮禁食。

B. 择期手术者术前 8 h 禁食禁饮。

⑥ 行术前准备。

A. 交叉合血试验、备皮、更换清洁病员服。

B. 准备好术前用药、病历及 CT、MRI 检查片以便带入手术室。

（2）术后护理。

① 潜在并发症——癫痫的护理措施。

A. 严密观察患者有无癫痫发作，记录癫痫发作时间、程度。

B. 遵医嘱使用抗癫痫药物，不自行减量减药。

C. 备好开口器、牙垫，防止患者因癫痫发作致舌被咬伤。

D. 发生癫痫时，保持气道通畅，积极进行抢救治疗。

② 潜在并发症——颅内低压的护理措施。

A. 采取平卧或头低足高位。

B. 鼓励患者多饮水，静脉补充平衡液或 5%葡萄糖溶液 3500～4000 mL/d。

C. 脑脊液漏经久不愈者，应予手术修补。

③ 潜在并发症——颅内高压的护理措施。

A. 密切观察病人的瞳孔、意识变化，有无头痛、呕吐、视盘水肿"三主征"，有无库欣反应（脉搏减慢、呼吸减慢、血压增高）出现。

B. 抬高床头 15°～30°，以利于颅内静脉回流。

C. 观察患者头痛时头痛的性质、部位，慎用止痛药，遵医嘱给予 20%甘露醇快速静脉输入，或静脉推入利尿剂，如呋塞米等，观察用药后颅内压缓解情况。

D. 注意患者呕吐时呕吐物的性质、颜色及量，遵医嘱给予止吐药。病人呕吐时头偏向一侧，防止呕吐物堵塞呼吸道引起窒息，保持呼吸道通畅。

E. 必要时进行头颅 CT 检查。

④潜在并发症——感染的护理措施。

A. 患者采取半卧位，尽量采取患侧卧位，借重力作用使脑组织移至颅底硬脑膜撕裂处，促进局部粘连而封闭漏口，待脑脊液漏停止 3~5 d 后可改平卧位。如果脑脊液外漏多，应取平卧位，头稍抬高，以防颅内压过低。

B. 保持脑脊液漏口处局部清洁，按无菌伤口处理，头部垫无菌巾或无菌棉垫，每天清洁 2 次，消毒外耳道、鼻腔和口腔，注意棉球不可过湿以免液体逆流入颅。告知患者和家属勿挖鼻、抠耳，堵塞鼻腔。

C. 预防颅内逆行感染。有脑脊液鼻漏者，不可经鼻腔进行护理操作，严禁放置鼻胃管和从鼻腔吸痰，禁止耳、鼻滴药、冲洗和堵塞，禁止做腰椎穿刺。

D. 避免颅内压骤升。嘱患者勿用力屏气排便、咳嗽、打喷嚏或擤鼻涕等，以免颅内压骤然升降导致气颅或脑脊液逆流。

E. 观察有无颅内感染迹象，如头痛、发热等。

F. 观察漏出脑脊液的颜色、性状及量等。正常的脑脊液无色透明，应与血液相区别。出现脑脊液耳、鼻漏时禁止填塞，在鼻前庭或外耳道口松松地放置干棉球，随湿随换，记录 24 h 浸湿的棉球数，以估计脑脊液外漏量。

G. 遵医嘱合理使用抗菌药物。

⑤焦虑、知识缺乏的护理措施。

A. 向患者家属讲解疾病的病理生理机制及手术相关内容、预后情况等。

B. 鼓励家属与同种疾病恢复期的家属建立沟通，以良好的预后事例鼓励患者战胜疾病。

C. 协助家属制订康复计划。

D. 多倾听家属的心声，积极与主管医生沟通。

【健康教育】

（1）颅骨骨折后达到骨性愈合需要一定的时间，线性骨折一般小儿需要 1 年，成人需要 2~5 年。应告知患者注意保护头部，避免再次受伤。

（2）应进食高蛋白、高热量、高维生素、易消化的食物，忌辛辣刺激饮食，忌烟酒。

（3）嘱咐患者禁止手掏、堵塞鼻腔和耳道，尽量减少用力咳嗽、打喷嚏等动作，防止发生颅内感染和积气。

（4）对有颅骨缺损的病人应指导其保护头部，避免尖锐物品碰伤头部，3~6个月后可行颅骨修补术。

（5）颅脑外伤后发生癫痫极为常见，外伤后2年内，发生最多，须遵医嘱服用抗癫痫药物，切勿漏服。

（6）合并脑神经损伤的指导。

① 视神经损伤。

A. 卧床休息，勿下地单独活动。

B. 生活上细心照顾患者，予眼罩保护角膜。

C. 定期到医院检查视力、视野情况。

D. 家属平时用玩具、水果等训练患者，促进视力、视野改善。

E. 嘱患者勿用手揉眼、按压眼球。

F. 尽量不看书、不写字，使双眼得到充分休息。

② 面神经损伤。

A. 颜面神经麻痹时，患侧眼睛无法闭合或闭合不全，日间应戴太阳镜或眼罩保护，夜间睡觉时可用干净湿纱布覆盖。

B. 不能用手揉擦、接触眼睛；眼睛感觉干燥时，可用眼药水。

C. 进食要避免误吸，进食后注意清除口腔内食物，做好口腔护理。

③ 嗅神经损伤。

A. 保持生活、工作环境的空气新鲜、流通，远离有刺激性的化学气体。

B. 保持口腔清洁；禁烟酒及一切辛辣、辛热食物。

④ 听神经损伤。

进行有目的、有计划的听觉功能训练。

（7）出院3个月后门诊复查、随访。

【护理评价】

经治疗与护理，患者是否：① 颅内高压减轻，水肿减轻；② 颅内低压得到纠正；③ 未出现感染、出血；④ 无癫痫发生及有效预防癫痫；⑤ 颅神经损伤得到一定恢复；⑥ 焦虑减轻。

第三节 脑损伤

一、脑震荡

脑震荡是指头部遭受外力打击后，即刻发生短暂的脑神经功能障碍。其病理改变无明显变化，发生机制仍有许多争论。

【病因】

关于脑震荡的发生机制，尚有争议。一般认为其引起的意识障碍主要是脑干网状结构受损的结果。这种损害与颅脑损伤时脑脊液的冲击（脑脊液经脑室系统骤然移动）、外力打击瞬间产生的颅内压力变化、脑血管功能紊乱、脑干的机械性牵拉或扭曲等因素有一定关系。

传统观念认为，脑震荡仅是中枢神经系统暂时的功能障碍，并无可见的器质性损害。但近年来研究发现，受力部位的神经元线粒体、轴突肿胀，间质水肿；同时，脑脊液中乙酰胆碱和钾离子浓度升高，影响轴突传导或脑组织代谢的酶系统紊乱。临床资料也证实，有半数脑震荡患者的脑干听觉诱发电位（BAEP）检查提示有器质性损害。有学者提出，脑震荡有可能是一种最轻的弥漫性轴索损伤。

【临床表现】

（1）意识障碍。

程度较轻而时间短暂，可以短至数秒钟或数分钟，但不超过半小时。

（2）近事遗忘。

清醒后对受伤当时情况及受伤经过不能回忆，但对受伤前的事情能清楚地回忆。

（3）其他症状。

常有头痛、头晕、恶心、厌食、呕吐、耳鸣、失眠、畏光、注意力不集中和反应迟钝等症状。

（4）神经系统检查。

神经系统检查无阳性体征。

【辅助检查】

（1）脑脊液检查。

腰椎穿刺颅内压正常，部分患者可出现颅内压降低。脑脊液无色透明，不含血，白细胞数正常。生化检查亦多在正常范围，有的可查出乙酰胆碱含量大增，胆碱酯酶活性降低，钾离子浓度升高。

（2）颅骨 X 线检查。

无骨折发现。

（3）颅脑 CT 扫描。

颅骨及颅内无明显异常改变。

（4）脑电图检查。

伤后数月脑电图多属正常。

（5）脑血流检查。

伤后早期可有脑血流量减少。

【治疗原则】

伤后在一定时间内可在急诊室观察，密切注意意识、瞳孔、肢体活动和生命体征的变化，若一旦发现颅内继发性病变或其他并发症，进行及时诊治。脑震荡急性期患者应注意卧床休息，避免外界不良刺激，减少脑力活动，适当给予镇静及改善自主神经功能药物等治疗，并注意患者的心理调节和治疗。多数患者在 2 周内恢复正常，预后良好。

【护理评估】

（1）健康史。

健康史一般评估包括：吸烟史、饮酒史、既往史、家族史，有无糖尿病、高血压等病史；重点询问患者有无外伤史，了解受伤原因、时间、部位及程度，发病到就诊的时间等。

（2）专科评估。

专科评估包括意识、瞳孔、肌力、肌张力、生命体征等，重点评估有无明显的进行性颅内压增高及脑疝症状，观察头痛、呕吐的严重程度。

（3）心理社会状况。

了解患者及家属的心理反应，家属对患者的支持能力及程度。

【护理诊断】

（1）脑组织灌注异常：与脑组织受压及颅内高压有关。

（2）疼痛：与外伤有关。

（3）焦虑、知识缺乏：与患者对疾病不了解，担心预后有关。

（4）潜在并发症：癫痫与中枢神经损伤、大脑皮质异常放电有关。

【护理目标】

（1）患者颅内高压减轻，水肿减轻。

（2）患者疼痛较前减轻。

（3）患者焦虑减轻。

（4）患者无癫痫发生及有效预防癫痫。

【护理措施】

（1）脑组织灌注异常的护理措施。

① 严密监测患者的生命体征、意识、瞳孔、肢体活动、头痛等情况。

② 抬高床头 15°~30°休息。

③ 予以氧气吸入，增加脑组织供氧，减轻脑组织水肿。

（2）疼痛的护理措施。

① 鼓励患者说出疼痛的感受，给予心理安慰、精神支持。

② 各种护理操作动作轻柔，集中时间进行诊疗。

③ 进行心理护理，教会患者放松技巧。

④ 必要时使用止痛药。

（3）焦虑、知识缺乏的护理措施。

① 向患者家属讲解疾病的病理生理机制、预后情况等。

② 鼓励家属与同种疾病恢复期的家属建立沟通，以良好的预后事例鼓励患者战胜疾病。

③ 协助家属制订康复计划。

④ 多倾听家属的心声，积极与主管医生沟通。

（4）潜在并发症——癫痫的护理措施。

① 严密观察有无癫痫发作，记录癫痫发作时间、程度。

② 遵医嘱使用抗癫痫药物，不自行减量减药。

③备好开口器、牙垫,防止病员因癫痫发作致舌被咬伤。

④发生癫痫时,保持气道通畅,积极进行抢救治疗。

【健康教育】

(1)休息和避免过度活动。

脑震荡后,大脑需要充分休息和恢复。患者需要避免进行剧烈运动、参加激烈的体育活动或从事需要专注和注意力的任务。

(2)避免刺激性物质。

咖啡因和酒精等刺激性物质可能影响大脑功能和康复过程。

(3)规律休息。

保持规律的睡眠和作息习惯非常重要。患者应尽量保证充足的睡眠,并避免熬夜或不规律的作息。

(4)饮食健康。

建议患者摄入富含蛋白质、维生素和矿物质的食物,如鱼类、坚果、蔬菜和水果等。

(5)避免过度刺激。

噪声、强光和过度使用电子设备等,可能加重脑震荡症状。

(6)积极康复。

遵循医生的康复计划,有助于脑功能的康复和恢复。

(7)心理支持。

寻求合适的心理支持和咨询,可以帮助患者更好地应对病情并恢复健康。

【护理评价】

经治疗与护理,患者是否:①颅内高压减轻,水肿减轻;②疼痛较前减轻;③焦虑减轻;④无癫痫发生及有效预防癫痫。

二、脑挫裂伤

脑挫裂伤为脑组织有肉眼可见的器质性损害,表现为在脑表面或深层发生散在或点状出血,甚至有脑组织的碎裂,也易导致蛛网膜下腔出血或颅内出血。广泛的脑挫裂伤可以累及大脑半球、间脑及脑干,引起弥散性脑损伤。局限的脑挫裂伤主要见于着力部位的撞击性挫伤、着力点相对部位的对冲性挫伤、中间部位的撞击性挫伤三种情况。由于脑组织损伤或刺激，可以伴发局限性抽搐或癫痫大发作。

【病因】

脑挫裂伤常由于暴力打击引发,脑实质内的挫裂伤常因脑组织变形和剪应力损伤引发起，好发于建筑工人以及警察等人群。本病无传播途径，诱发因素为头部外伤、颅骨骨折、颅底骨折。

【临床表现】

（1）意识障碍。

意识障碍是脑挫裂伤最突出的症状之一，伤后可立即发生，持续时间长短不一，有数分钟、数小时、数日、数月乃至发展为迁延性昏迷，与脑损伤轻重程度相关。

（2）头痛、恶心、呕吐。

头痛、恶心、呕吐也是脑挫裂伤最常见的症状。疼痛可局限于某一部位（多为着力部位），亦可为全头性疼痛，呈间歇性或持续性，伤后1~2周内最明显，以后逐渐减轻，可能与蛛网膜下腔出血、颅内压增高或脑血管运动功能障碍相关。伤后早期的恶心、呕吐可能是受伤时第四脑室底的呕吐中枢受到脑脊液冲击、蛛网膜下腔出血对脑膜的刺激或前庭系统受刺激等原因引起，较晚发生的呕吐可能是颅内压逐渐增高造成的。

（3）生命体征。

轻度和中度脑挫裂伤患者的血压、脉搏、呼吸多无明显改变。严重脑挫裂伤者，由于脑组织出血和水肿引起颅内压增高，可出现血压上升、脉搏变慢、呼吸深慢，危重者出现病理呼吸。

（4）局灶症状和体征。

伤后立即出现与脑挫裂伤部位相应的神经功能障碍或体征,如运动区损伤出现对侧肢体瘫痪，语言中枢损伤出现失语等，但额叶和额叶前端损伤后，可无明显神经功能障碍。

【辅助检查】

（1）腰椎穿刺。

腰椎穿刺能够测定颅内压的血性脑脊液。不过对有明显颅内高压（>15 mmHg）

的患者，应禁忌腰穿检查，以免促发脑疝。

（2）影像学检查。

① X 线：通过 X 线平片了解骨折情况，并定位骨折部位。

② CT：通过 CT 了解脑挫裂伤的范围、程度，有无出血，还可了解脑室受压程度，以及是否有中线结构移位等。

③ MRI：一般不用于急诊脑挫裂伤的诊断，但对轻微脑挫裂伤病灶的显示优于 CT。

【治疗原则】

脑挫裂伤主要以药物治疗为主，必要时需进行手术治疗，以改善呼吸道、脑部症状和高热，维持机体内外环境的机理平衡及预防发生各种并发症。

【护理评估】

（1）健康史。

健康史一般评估包括：吸烟史、饮酒史、既往史、家族史，有无糖尿病、高血压等病史；重点询问患者有无外伤史，了解受伤原因、时间、部位及程度，发病到就诊的时间等。

（2）专科评估。

专科评估包括意识、瞳孔、肌力、肌张力、生命体征等，重点评估有无明显的进行性颅内压增高及脑疝症状，观察头痛、呕吐的严重程度。

（3）心理社会状况。

了解患者及家属的心理反应，家属对患者的支持能力及程度。

【护理诊断】

（1）脑组织灌注异常：与脑组织受压及颅内高压有关。

（2）疼痛：与外伤有关。

（3）焦虑、知识缺乏：与患者对疾病不了解，担心预后有关。

（4）潜在并发症：再出血与脑组织萎缩，脑内间隙增大有关；癫痫与中枢神经损伤、大脑皮质异常放电有关。

【护理目标】

（1）患者颅内高压减轻，水肿减轻。

（2）患者疼痛较前减轻。

（3）患者焦虑减轻。

(4)患者无再出血发生。

(5)患者无癫痫发生及有效预防癫痫。

【护理措施】

(1)脑组织灌注异常的护理措施。

① 严密监测患者的生命体征、意识、瞳孔、肢体活动、头痛等情况。

② 抬高床头 15°~30°休息。

③ 予以氧气吸入,增加脑组织供氧,减轻脑组织水肿。

(2)疼痛的护理措施。

① 鼓励患者说出疼痛的感受,给予心理安慰、精神支持。

② 各种护理操作动作轻柔,集中时间进行诊疗。

③ 进行心理护理,教会患者放松技巧。

④ 必要时使用止痛药。

(3)焦虑、知识缺乏的护理措施。

① 向患者家属讲解疾病的病理生理机制、预后情况等。

② 鼓励家属与同种疾病恢复期的家属建立沟通,以良好的预后事例鼓励患者战胜疾病。

③ 协助家属制定康复计划。

④ 多倾听家属的心声,积极与主管医生沟通。

(4)潜在并发症——再出血的护理措施。

① 采取头高足低位。

② 采取侧卧位。

③ 密切观察患者的生命体征、意识、瞳孔、有无呕吐等。

④ 不适用强力脱水剂,必要时使用低渗液体。

(5)潜在并发症——癫痫的护理措施。

① 严密观察患者有无癫痫发作,记录癫痫发作时间、程度。

② 遵医嘱使用抗癫痫药物,不自行减量减药。

③ 备好开口器、牙垫,防止患者因癫痫发作致舌被咬伤。

④ 发生癫痫时,保持气道通畅,积极进行抢救治疗。

【健康教育】

(1)鼓励轻型患者尽早自理生活和恢复活动,注意劳逸结合。瘫痪肢体处于功能位，瘫痪肢体各关节被动屈伸运动，以患者不劳累为宜（或每日 3~4 次，每次半小时），健侧肢体主动运动。

（2）脑挫裂伤可留有不同程度的后遗症，对有自觉症状（如头痛、头晕、耳鸣、记忆力减退、注意力分散等）的患者，给予恰当的解释和宽慰，鼓励患者保持乐观情绪，主动参与社交活动，树立康复信心。

（3）颅骨缺失的患者要注意保护缺损部位，尽量少去公共场所，外出戴安全帽，在手术后 6 个月做颅骨成形术。

（4）有癫痫发作者不能单独外出、攀高、游泳、骑车，指导其按医嘱长期定时服用抗癫痫药，随身携带疾病卡（注明姓名、诊所、地址、联系电话等），教给家属癫痫发作时的紧急处理方法。

（5）康复训练。脑损伤后遗症导致的语言、运动或智力障碍在伤后 1~2 年内有部分康复的可能，应提高患者信心，进行废损功能训练。如原有症状加重、头痛、头晕、呕吐、抽搐、手术切口发炎、积液等应及时就诊。3~6 个月后门诊影像学复查。

【护理评价】

经治疗与护理，患者是否：①颅内高压减轻，水肿减轻；②疼痛较前减轻；③焦虑减轻；④无再出血发生；⑤无癫痫发生及有效预防癫痫。

三、颅内血肿

颅内血肿（intracranial hematomas）是原发性颅脑损伤的一种，它是指颅内出血在某一部位积聚，达到一定的体积，形成局限性的占位病变，引起相应的症状。病情往往进行性发展，若处理不及时，可引起颅内继发性改变，如脑移位、脑水肿、脑缺血、持续的颅内压增高和脑疝，而致严重后果。

颅内血肿按血肿所在的解剖部位可分为硬膜外血肿和硬膜内血肿。硬膜外血肿位于硬膜外和颅骨的间隙中；硬膜内血肿又可分为硬膜下血肿和脑内血肿，前者位于硬膜下间隙，后者位于脑实质内。硬膜外血肿和硬膜内血肿不仅仅部位不同，在发生机制、病理生理机制、发展过程、治疗原则上都有不同。两者可同时发生。硬膜内血肿可单发亦可多发。

按血肿症状出现的时间可分为急性血肿、亚急性血肿、慢性血肿。急性血肿，症状在伤后 3 d 内出现；亚急性血肿，症状在伤后 4 d 至 3 周内出现；慢性血肿，症状在伤后 3 周以上出现。

【病因】

颅内血肿的主要病因是外伤所致，一般患者都有明确的头部受伤史，如车祸、摔伤、重击伤等。除此之外，高血压患者血管因为发生动脉粥样硬化，脆性高，情绪激动或轻微外力可出现血管破裂造成颅内血肿。

少数患者并无骨折，其血肿可能是头部受到暴力后，造成硬脑膜与颅骨分离，硬脑膜表面的小血管被撕裂，均可导致硬膜外血肿。

硬膜下血肿大多由于对冲性脑挫裂伤导致脑皮质血管破裂引起。脑内血肿常由于枕部着力时的额、颞对冲性脑挫裂伤引起的脑皮质血管或脑深部血管破裂。

【临床表现】

（1）意识障碍。

意识障碍的特点为昏迷—清醒—再昏迷，即中间清醒。

（2）颅内压增高。

颅内压增高的表现为头痛、呕吐、烦躁不安、库欣反应（脉搏减慢、呼吸减慢、血压增高）等。

（3）神经系统症状。

血肿不断增大引起颞叶沟回疝时，患者不仅意识障碍加深，生命体征紊乱，同时出现患侧瞳孔散大、对侧肢体偏瘫等典型症状。

硬膜下血肿是出血积聚在硬膜下腔，这种出血通常由脑挫裂伤导致的皮质血管破裂引起。症状类似硬膜外血肿，脑实质损伤较重，原发性昏迷时间长，中间清醒期不明显。颅内压增高与脑疝征象多在 1~3 d 内加重，病情发展急重，确诊后尽早手术。CT 显示颅骨内板与脑组织表面之间有高密度、等密度或混合密度的新月形或半月形影。

脑内血肿是头部外伤后在脑实质内形成的血肿，多发生在脑挫裂伤较重的部位。临床表现为进行性意识障碍加重，如血肿累及功能区，可出现偏瘫、失语、癫痫等局灶症状。

【辅助检查】

（1）颅骨 X 线平片检查。

颅骨 X 线平片确定有无骨折及其类型，判断可能出现的损伤情况，利于进一步的检查和治疗。

（2）头颅 CT 扫描。

头颅 CT 扫描是诊断颅脑损伤最理想的检查方法，能准确判断损伤的类型及血肿的大小、数量和位置。CT 显示脑内圆形或不规则高密度影，周围有低密度水肿带。

（3）头颅 MRI 扫描。

头颅 MRI 扫描一般较少用于急性颅脑损伤的诊断，对于亚急性、慢性血肿和脑水肿的显示，MRI 常优于 CT。

【治疗原则】

颅内血肿的治疗方法主要包括手术治疗和保守治疗，对于符合手术治疗指征的应积极进行手术治疗，防止出现脑疝，争取达到最好的疗效。同时，要密切关注病情，加强对已产生的昏迷、高热等病症的护理和对症治疗，预防并发症，以避免对脑组织和机体的进一步危害。

【护理评估】

（1）健康史。

健康史一般评估包括：吸烟史、饮酒史、既往史、家族史，有无糖尿病、高血压等病史；重点询问有无外伤史，了解受伤原因、时间、部位及程度，发病到就诊的时间等。

（2）专科评估。

专科评估包括意识、瞳孔、肌力、肌张力、生命体征等，重点评估有无明显的进行性颅内压增高及脑疝症状，观察头痛、呕吐的严重程度。

（3）心理社会状况。

了解患者及家属的心理反应，家属对患者的支持能力及程度。

【护理诊断】

（1）脑组织灌注异常：与脑组织受压及颅内高压有关。

（2）意识障碍：与颅脑损伤有关。

（3）清理呼吸道低效（无效）：与意识障碍或肺挫裂伤有关。

（4）潜在并发症：电解质紊乱与禁饮禁食和使用脱水剂有关；感染与留置各种管道和长期卧床有关。

（5）舒适状态的改变：与脑肿胀、颅内压增高、头痛、伤口疼痛、管道安置、活动无耐力有关。

（6）有误吸的风险：与意识改变、频繁呕吐有关。

（7）有皮肤完整性受损的风险：与患者长期卧床、被动卧床、肢体偏瘫等有关。

（8）焦虑、知识缺乏：与患者对疾病不了解、担心预后有关。

（9）有深静脉血栓的风险：与患者卧床、下肢静脉回流障碍有关。

【护理目标】

（1）患者颅内高压减轻，水肿减轻。

（2）患者住院期间未发生脑疝。

（3）患者自主咳痰，呼吸道通畅。

（4）患者电解质正常。

（5）患者体温正常，无感染表现。

（6）安慰患者，消除其紧张情绪，鼓励患者树立战胜疾病的信心。

（7）患者呼吸通畅。

（8）患者无压力性损伤发生。

（9）减轻患者及家属的焦虑。

（10）患者未发生静脉血栓。

【护理措施】

（1）术前护理。

① 做好术前准备，备皮，禁食水。

② 心理护理：安慰患者，消除其紧张恐惧心理，鼓励患者树立战胜疾病的信心。

③ 密切观察患者的意识、瞳孔、生命体征的变化，听取其不适主诉。

④ 保持大便通畅，便秘时遵医嘱定期给予缓泻药物，并嘱患者排便时勿用力过猛。

（2）术后护理。

① 脑组织灌注异常的护理措施。

A. 严密监测患者生命体征、意识、瞳孔、肢体活动、头痛等情况。

B. 保持室内安静，抬高床头 15°~30°，不要压迫、扭转颈静脉。

C. 予以氧气吸入，增加脑组织供氧，减轻脑组织水肿。

② 意识障碍的护理措施。

A. 绝对卧床休息，抬高床头 15°~30°，利于静脉回流，减轻脑组织肿胀。

B. 严密观察患者的生命体征、意识、瞳孔变化，1~2 h/次，遵医嘱监测并记录；掌握脑疝的前兆，如头痛、呕吐、血压高、脉搏慢、呼吸慢、一侧瞳孔散大、肢体活动障碍或意识加深等。

C. 遵医嘱使用脱水剂，观察脱水效果，准确记录出入量。

D. 避免护理不当造成颅内压增高。

E. 对有手术指征的患者做好术前准备。

③ 清理呼吸道低效（无效）的护理措施。

A. 鼓励和指导患者咳嗽、咳痰。

B. 保持病室清洁，维持室温 18~22 ℃，湿度 50%~60%，避免空气干燥。

C. 密切观察患者的呼吸、面色、意识、瞳孔变化，监测体温 4 h/次。

D. 保持呼吸道通畅，防止脑缺氧。

E. 管喂时抬高床头，进食 1 h 内尽量不搬动患者。

④ 潜在并发症——电解质紊乱的护理措施。

A. 观察患者的意识变化，注意监测血生化结果。

B. 给予补钠、补钾，纠正电解质紊乱。

C. 遵医嘱使用脱水剂，观察脱水效果，准确记录出入量。

D. 进行饮食指导。

⑤ 潜在并发症——感染的护理措施。

A. 观察引流液颜色、性质、量。

B. 严格把握拔管指征，每日评估，尽早拔管。

C. 监测体温 4 h/次，遵医嘱使用抗生素。

D. 妥善固定各类管道，防止返流引起感染。

E. 保持伤口敷料清洁干燥，观察伤口处皮肤情况。

⑥ 舒适状态改变的护理措施。

A. 提供舒适安静的环境，耐心听取患者的主诉，向患者解释疾病的发生、转归。

B. 遵医嘱给予甘露醇及止痛药，给药半小时后无缓解应再次通知医生。

C. 指导患者放松，尽量减少探视人员。

D. 认真观察患者头痛的性质、持续时间、发作次数、程度及伴随症状等，做好记录，报告医生。

⑦ 有误吸风险的护理措施。

A. 呕吐时将头偏向一侧，及时清除口鼻分泌物。

B. 管喂时应抬高床头。

C. 密切观察患者有无呛咳、吞咽困难的表现。

D. 积极联合康复科对患者进食进行评估。床旁备吸痰器；定时巡视病房。

⑧ 有皮肤完整性受损风险的护理措施。

A. 加强翻身，必要时 1 h/次；保持衣服清洁，床单平整，干净无渣屑。

B. 每日清洁皮肤 2 次，及时更换潮湿的衣服及被单。

C. 动态评估患者压力性损伤风险，告知患者家属压力性损伤的危害。

D. 让患者卧气垫床，指导家属正确使用减压装置，指导患者家属正确使用便盆等。

⑨ 焦虑、知识缺乏的护理措施。

A. 向患者家属讲解疾病的病理生理机制、预后情况等。

B. 鼓励家属与同种疾病恢复期的家属建立沟通，以良好的预后事例鼓励患者战胜疾病。

C. 协助家属制定康复计划。

D. 多倾听家属的心声，积极与主管医生沟通。

⑩ 有深静脉血栓风险的护理措施。

A. 动态评估患者的出血风险，及时筛查高危患者，做好预防指导。

B. 鼓励患者穿戴弹力袜。与医生沟通采取积极的物理预防措施，如气压治疗等。

C. 每日观察患者肢体有无肿胀、红肿，询问患者有无疼痛等。有异常及时做好记录；做好四肢血管彩超检查。

D. 高危患者床头做好悬挂标识，提醒家属重视。

【健康教育】

（1）指导偏瘫、失语者进行肢体、语言功能锻炼。

（2）进行开颅去骨瓣减压者，术后要注意局部保护，外出要戴帽，尽量少去公共场所，以防发生意外，如需颅骨修补术，需在术后 3~6 个月进行。

（3）饮食以高蛋白、高维生素、低脂肪、易消化的食物为宜，保持大便通畅，防止颅内压增高。

（4）注意劳逸结合，保持心情舒畅。

（5）遵医嘱服药，不得擅自停药；如有不适及时就诊。

【护理评价】

经治疗与护理，患者是否：① 颅内高压减轻，水肿减轻；② 住院期间未发生脑疝；③ 焦虑减轻；④ 自主咳痰，呼吸道通畅；⑤ 电解质正常；⑥ 体温正常，无感染表现；⑦ 消除紧张情绪，树立战胜疾病的信心；⑧ 呼吸通畅；⑨ 无压力性损伤发生；⑩ 未发生静脉血栓。

第四节　开放性脑损伤

致伤物造成头皮（黏膜）、颅骨、硬脑膜同时破裂，脑脊液流出，脑组织与外界相通的创伤统称为开放性颅脑损伤。按照致伤物不同分为非火器性和火器性开放性脑损伤。以上两种损伤，严重者都可发生失血性休克、颅内感染。

【病因】

（1）非火器性开放性脑损伤。

非火器性开放性脑损伤的致伤物分为以下两类：

① 锐器：如刀、斧、钉、锥、针等。锐器前端尖锐锋利，容易切过或穿透头皮、颅骨和脑膜，进入脑组织。形成的伤道较整齐光滑，损伤主要限于局部，对周围影响很小。

② 钝器：如铁棍、石块、树枝等。钝器的致伤机制可因致伤物的种类不同而不同，铁棍、树枝等穿入颅内，脑损伤情况类似锐器伤；而石块等击中头部造成的开放伤，其损伤机制则类似闭合性颅脑损伤中的加速伤。

（2）火器性开放性脑损伤。

颅脑火器伤的损伤情况与致伤物的性状、速度、大小密切相关。根据损伤发生形式分为头皮软组织伤、颅脑非穿透伤（头皮损伤、颅骨骨折，但硬脑膜保持完整）、颅脑穿透伤。其中，穿透伤又分为以下三种：

① 非贯通伤：致伤物由颅骨或颜面部射入，停留于颅腔内。一般在入口或

伤道近端有许多碎骨片，致伤物位于伤道最远端。有时致伤物穿过颅腔，冲击对侧的颅骨内板后弹回，折转一段距离，停留在脑内，称反跳伤。脑组织的损伤多较严重。

②贯通伤：致伤物贯通颅腔，有入口和出口，入口脑组织内有许多碎骨片，出口骨缺损较大。由于伤道长，脑的重要结构和脑室常被累及，损伤严重。

③切线伤：致伤物与颅骨和脑呈切线性擦过，脑内无致伤物。颅骨和脑组织呈沟槽状损伤，常有许多碎骨片散在浅部脑组织中。

【临床表现】

（1）头部伤口。

非火器性开放性脑损伤，伤口往往掺杂大量异物，如头发、布片、泥沙和碎骨片等，有脑脊液和脑组织从伤口溢出，或脑组织由硬脑膜和颅骨缺损处向外膨出。火器性开放性脑损伤可见由弹片或弹头所致的伤道。

（2）意识障碍。

与闭合性脑损伤相似，患者伤后可出现意识障碍。但意识障碍程度与致伤原因相关，如锐器所致的非火器性开放性脑损伤以及低速致伤物造成的火器性开放性脑损伤，造成的损伤较局限，故伤后多无或较少发生意识障碍；钝器所致的非火器性开放性脑损伤以及高速致伤物导致的火器性开放性脑损伤，容易造成脑的弥散性损害，所以多数患者伤后立即出现意识障碍。

（3）生命体征变化。

损伤若伤及脑干或下丘脑等重要结构时，生命体征可有明显改变，甚至迅速出现中枢性呼吸、循环衰竭。若伤后出现呼吸深慢、脉缓有力、血压升高，是颅内压增高的表现，提示有颅内血肿或严重脑水肿。另外，头部开放性损伤较大时，可能出现休克征象。

（4）瞳孔变化及局灶症状。

伤后发生脑疝，可出现瞳孔改变；若伤及皮质功能区或其邻近部位时，局灶症状和体征明显，如瘫痪、感觉障碍、失语、偏盲等。外伤性癫痫发生率较高。

（5）颅内感染症状。

致伤物穿入颅腔，往往将头皮、头发、布片和颅骨等碎片带入脑组织内，如清创延迟或清创不彻底，容易发生化脓性脑膜炎、脑炎或脑脓肿。表现为头痛、恶心、呕吐、体温升高、心率快、颈项强直、血象升高等。

【辅助检查】

（1）X线检查。

一般进行颅骨正位和侧位X线检查，必要时加做切线位检查。通过X线检查可以了解颅骨骨折的类型和范围，颅内是否有骨碎片。如有致伤物嵌于颅腔内，可根据其进入的深度和位置，推测可能损伤的结构。

（2）CT检查。

CT检查可清晰显示颅骨破损、脑组织损伤及血肿。

（3）MRI检查。

MRI检查对脑组织损伤的敏感性更高，尤其是对脑干及小脑区域的损伤。

【治疗原则】

急性期主要处理颅内压升高，预防继发性脑损伤、防止脑感染等并发症，必要时进行手术治疗，如颅骨修复、血肿清除、脑组织损伤修复等。

（1）现场急救。

积极抢救，保证患者生命安全，注意以下几个方面：

① 保持呼吸道通畅。

② 积极抗休克，维持循环稳定。

③ 妥善保护伤口或膨出的脑组织。

（2）尽早清创。

① 开放性颅脑损伤应争取在 6~8 h 内进行清创术；在无明显污染并应用抗生素的前提下，早期清创的时限可延长至 72 h。

② 术前应认真分析颅骨 X 线和 CT 检查结果，仔细检查伤口，彻底清除头发、碎骨片等异物，吸出血肿和破碎的脑组织，彻底止血。

③ 硬脑膜应严密缝合，如有困难，可取自体帽状腱膜或颞肌筋膜修补。

（3）预防感染。

术后应采用抗生素及 TAT 预防感染。

【护理评估】

（1）健康史。

健康史一般评估包括：吸烟史、饮酒史、既往史、家族史；重点询问有无外伤史，受伤的原因，有无糖尿病、高血压等病史，损伤的部位，发病到就诊的时间等。

（2）专科评估。

① 评估患者意识状态及神经功能。

② 观察患者有无脑脊液漏、感染迹象，如发热、头痛等。

③ 监测患者的生命体征，特别是体温变化。

④ 询问患者有无头晕、恶心、呕吐等不适症状。

（3）心理社会状况。

了解患者及家属的心理反应，对功能恢复的疑虑，家属对患者的支持能力及程度。

【护理诊断】

（1）脑组织灌注异常：与脑组织受压及颅内高压等有关。

（2）疼痛：与外伤、伤口及头部损伤有关。

（3）有感染的风险：与颅骨破裂暴露于外部环境有关。

（4）焦虑、知识缺乏：与患者对疾病不了解、担心预后有关。

（5）潜在并发症：脑疝、休克、癫痫。

【护理目标】

（1）维持脑组织良好灌注，预防肢体功能障碍、偏瘫、语言功能障碍等并发症。

（2）预防感染，避免脑脓肿、脑膜炎的发生。

（3）控制疼痛，提高患者的生活质量。

【护理措施】

（1）急救护理。

① 现场急救：首先抢救心搏骤停、窒息、开放性气胸、大出血等危及病人生命的伤情。有明显大出血者应补充血容量；无外出血表现而有休克征象者，应查明有无头部以外部位损伤，如合并腹腔内脏破裂等。

② 保持呼吸道通畅：及时清除口、鼻、气管内的血液、呕吐物或分泌物，必要时行气管插管，以确保呼吸道通畅。禁用吗啡镇痛，以防抑制呼吸。

③ 保护伤口：有脑组织从伤口膨出时，外露的脑组织周围用消毒纱布卷保护，再用纱布架空包扎，避免脑组织受压。对插入颅腔的致伤物不可贸然晃动或拔出，以免引起颅内大出血。遵医嘱使用抗生素和TAT。

（2）病情观察。

密切观察患者的生命体征、意识状态及瞳孔变化,及时发现和处理并发症。如患者的意识障碍进行性加重,出现喷射性呕吐、瞳孔散大,应警惕脑疝可能。

(3)手术前后护理。

① 术前护理。

A. 止血及补充血容量:创伤部位出血过多易造成失血性休克,应迅速控制出血,补充血容量。

B. 病情观察:严密观察患者的意识状态、生命体征、瞳孔、神经系统病症等,结合其他临床表现评估颅内血肿或脑水肿的进展情况。

C. 完善术前准备:除按闭合性脑挫裂伤病人护理外,还应做好紧急手术准备。

② 术后护理。

A. 术后送神经重症监护病房(NCU)严密监护。

B. 保持呼吸道通畅。

C. 继续实施降低颅内压的措施。

D. 做好创口和引流管的护理,注意有无颅内再出血和感染迹象。

E. 加强基础护理。

【健康教育】

(1)饮食与康复指导。

加强营养,进食高热量、高蛋白、富含纤维素、维生素的饮食,发热时多饮水。神经功能缺损者应继续坚持功能锻炼,进行辅助治疗(如高压氧、针灸、理疗、按摩等)。避免搔抓伤口,可用75%乙醇或络合碘消毒伤口周围,待伤口痊愈后方可洗头。

(2)复诊指导。

患者出院3~6个月后门诊复查,如出现原有症状加重、头痛、呕吐、抽搐、不明原因发热、手术部位发红、积液、渗液等应及时就诊。一般术后半年可行颅骨修补术。

【护理评价】

(1)患者的颅内压是否得到控制,神经功能是否有所恢复。

(2)患者的伤口恢复情况,有无感染发生。

(3)患者疼痛控制是否有效,患者生活质量是否提高。

第四章

脑血管疾病常见症状及护理

第一节 颅内动脉瘤

颅内动脉瘤为颅内动脉壁瘤样异常突起,是造成蛛网膜下腔出血的首位病因,在脑血管意外中,仅次于脑血栓和高血压出血。该病好发于40~60岁的人群,约2%的动脉瘤在幼时发病,颅内动脉瘤大多发生颅底动脉环(Willis环)上,前循环多见。

【病因】

动脉瘤发病原因尚不十分清楚。通常认为存在先天性的易发因素,同时后天性因素也起作用。管壁中层缺少弹力纤维、平滑肌较少、管壁的中层有裂隙、胚胎血管的残留、先天动脉发育异常或缺陷(如内弹力板及中层发育不良)都是动脉瘤形成的重要因素。先天动脉发育不良不仅可发展成囊性动脉瘤,也可演变成梭形动脉瘤。动脉壁在上述先天因素、动脉硬化、感染或外伤等基础上,加上血流的冲击是动脉瘤形成的原因。

【动脉瘤分类】

(1)根据形态可分为囊状动脉瘤、梭形动脉瘤、夹层动脉瘤。

(2)根据大小,直径≤0.5cm为小型动脉瘤;0.5cm<直径<1.5cm为一般动

脉瘤；1.5cm≤直径<2.5cm 为大型动脉瘤；直径≥2.5cm 为巨型动脉瘤。

（3）根据部位可分为前交通动脉瘤（最常见）、后交通动脉瘤、大脑中动脉分叉部动脉瘤、基底动脉顶端动脉瘤等。

【临床表现】

颅内动脉瘤的临床表现分为出血症状、局灶症状、缺血症状、癫痫和脑积水等五组症状。

（1）出血症状。

无症状未破的动脉瘤出血的概率为 1%~2%，有症状未破的动脉瘤出血的概率约为 6%。小而未破的动脉瘤无症状，出血倾向与动脉瘤的直径、大小、类型有关。直径 4 mm 以下的动脉瘤蒂和壁均较厚，不易出血。90%的出血发生在动脉瘤直径大于 4 mm 的病例，巨型动脉瘤内容易在腔内形成血栓，瘤壁增厚，出血倾向反而下降。

多数动脉瘤破口会被凝血封闭而出血停止，病情逐渐稳定。未治的破裂动脉瘤中，24 h 内再出血的概率是 4%；第一个月里再出血的概率是每天 1%~2%；3 个月后，每年再出血的概率是 2%；死于再出血者约占本病的 1/3，多发生在 6 周内，也可发生在数月甚至数十年后。

（2）局灶症状。

大于 7 mm 的巨型动脉瘤可出现局灶症状。动眼神经最常受累，其次为展神经和视神经，偶尔也有滑车神经、三叉神经和面神经受累。动眼神经麻痹常见于颈内动脉-后交通动脉瘤和大脑后动脉瘤，患者首先出现提睑无力，几小时到几天达到完全不能提睑的地步，表现为单侧眼睑下垂、瞳孔散大，内收、上、下视不能，直接、间接光反应消失。海绵窦段和床突上动脉瘤可出现视力、视野障碍和三叉神经痛。

大脑中动脉瘤出血形成颞叶血肿，或因脑血管痉挛、脑梗死，患者可出现偏瘫和语言功能障碍。前交通动脉瘤破裂一般无特殊定位症状，但如果累及下丘脑或边缘系统则可出现精神症状、高热、尿崩等情况。

（3）缺血症状。

迟发性缺血性障碍（DID）又称症状性脑血管痉挛，发生率为 35%，致死率为 10%~15%。脑血管造影或经颅多普勒（TCD）显示有脑血管痉挛者不一定有临床症状，只有伴有脑血管侧支循环不良、局部脑血流量测定（rCBF）每分钟<18~20 mL/100g 时才引起 DID。DID 多表现为以下几方面：

①前驱症状：蛛网膜下腔出血经过治疗或休息好转后，又出现或进行性加重，外周血白细胞数持续升高、持续发热。

②意识由清醒转为嗜睡或昏迷。

③局灶神经体征出现。

上述症状多发展缓慢，经过数小时或数日到达高峰，持续 1~2 周后逐渐缓解。

（4）癫痫。

癫痫因蛛网膜下腔出血或脑软化引起，有的患者可发生抽搐，多为大发作。

（5）脑积水。

动脉瘤破裂出血后，因血凝块阻塞室间孔或中脑导水管，引起急性脑积水，导致意识障碍；合并急性脑积水者占15%，如有症状应进行脑室引流术。由于基底池粘连也会引起慢性脑积水，需行侧脑室-腹腔分流术，但可能仅对部分病例有效。

【辅助检查】

血管影像检查包括无创检查和有创检查，无创检查包括计算机断层扫描血管造影（CTA）和磁共振血管造影（MRA）。目前，CTA 和增强 MRA 几乎可以和血管造影媲美。动脉瘤性蛛网膜下腔出血程度的评估通常采用 Fisher 分级，分级越高，脑血管痉挛的发生率越高。目前，诊断动脉瘤的金标准是数字减影脑血管造影（DSA），能够明确动脉瘤位置、大小、形态、数目、是否存在血管痉挛，以及确定最终手术方案。若首次造影阴性，应在 3~4 周后重复造影。

表 4-1 头部 CTA 表现的 Fisher 分级

分级	表现
Ⅰ级	蛛网膜下腔未见血液
Ⅱ级	纵裂、脑岛、脑池等各扫描层面有薄层血液，厚度<1 mm，或血液弥漫分布于蛛网膜下隙
Ⅲ级	蛛网膜下隙有局限血凝块，或垂直各层面血块厚度≥1 mm
Ⅳ级	脑内或脑室内有血块，无或有弥漫性蛛网膜下腔出血

【治疗原则】

（1）颅内动脉瘤破裂出血后的非外科治疗。

① 防止再出血须绝对卧床，包括大小便均在床上，保持大小便通畅，必要时予以缓泻剂。清淡易消化饮食。使患者保持安静，避免情绪激动。维持目标血压平稳，在动脉瘤处理前，控制血压是预防和减少动脉瘤再次出血的重要措施之一，但血压降得过低会造成脑灌注不足而引起损害。遵医嘱镇痛、镇静等。

② 降低颅内压。蛛网膜下腔出血后，如有颅内压增高，可以用甘露醇脱水治疗。

③ 脑室引流出血后急性期，在脑表面及脑内可有大量积血使颅内压增高，有的患者因小的血肿或血凝块阻塞室间孔或中脑导水管，引起急性脑积水而出现意识障碍，需做紧急的脑室引流。

④ 防治脑血管痉挛。迟发性血管痉挛是导致患者死残的原因之一，最新理念表明，微小血管痉挛在出血的早期就已经存在，出血后 3~4 d 开始出现症状，7~10 d 达到高峰，10~14 d 开始消退。目前，脑血管痉挛的治疗主要围绕三个方面进行，即早期使用钙离子拮抗药；清除血性脑脊液；适当地提升血压。

（2）针对动脉瘤的治疗。

① 保守治疗对于比较小的动脉瘤，或者年龄较大而未破裂的动脉瘤患者，可以定期观察随访，根据随访结果采取不同策略，对于没有变化的动脉瘤可以持续观察。

② 手术治疗包括开颅手术和血管内介入治疗，手术的目的就是防止动脉瘤出血或者再出血，同时解除对周围神经结构压迫等占位效应。

A. 开颅手术：包括几种术式，根据病变不同采取不同术式。a. 动脉瘤颈夹闭或结扎术：是最常用的开颅方式，手术目的在于阻断动脉瘤的血液供应，重建正常血管。b. 动脉瘤孤立术：把载瘤动脉在瘤的远端及近端同时夹闭，使动脉瘤孤立于血液循环之外。对于血管代偿不好的患者，可以同时采用搭桥结合动脉瘤孤立术。c. 动脉瘤包裹术：采用不同的材料加固动脉瘤壁，虽瘤腔内仍充血，但可减少破裂的机会，目前临床应用的有筋膜和棉丝等。

B. 血管内介入治疗：随着介入技术和材料学的发展，在经济发达的地区，超过半数的动脉瘤治疗采取这样的方式。血管内介入治疗的目的是在瘤囊内填塞栓塞材料，防止血液进入，同时应用一些辅助措施，尽可能地对血管塑形，重建血管壁结构。根据不同的方式，分为单纯瘤内栓塞、支架辅助栓塞、球囊辅助栓塞、血流导向装置、覆膜支架等。

【护理评估】

（1）健康史。

健康史一般评估包括：宗教信仰、文化程度、婚姻、民族、吸烟史、饮酒史、既往史、家族史；重点询问有无糖尿病、高血压等病史，发病前有无运动、情绪激动、排便、咳嗽、头部创伤、性交或分娩等明显的诱因。

（2）专科评估。

专科评估包括意识、瞳孔、肌力、肌张力、生命体征等，观察头痛、呕吐的严重程度。对于手术后的病人，重点观察血压，评估有无脑血管痉挛、脑积水等其他并发症。

（3）心理社会状况。

了解患者及家属的心理反应，包括对功能恢复的疑虑，家属对患者的支持能力及程度。

【护理诊断】

（1）脑组织灌注异常：与脑组织受压及颅内高压等有关。

（2）舒适度改变：与蛛网膜下腔出血刺激有关。

（3）焦虑、知识缺乏：与患者对疾病不了解、担心预后有关。

（4）潜在并发症：再出血、颅内压增高、脑疝、脑梗死。

【护理目标】

（1）患者颅内高压减轻，水肿减轻。

（2）患者疼痛较前减轻。

（3）患者焦虑减轻。

（4）患者无并发症发生。

【护理措施】

（1）术前护理。

① 预防出血或再次出血。

A. 卧床休息。抬高床头 15°~30°，以利于颅内静脉回流；减少不必要的活动；保持病房安静、尽量减少外界不良因素的刺激，稳定患者情绪，保证充足的睡眠，预防再出血。

B. 控制颅内压。颅内压波动可诱发再出血，因此要注意以下两个方面：a. 预防颅内压骤降，颅内压骤降时会加大颅内血管壁内外压力差，诱发动脉瘤破裂，应维持颅内压在 100 mmHg 左右；应用脱水剂时，控制速度，不能加压输入；进行脑脊液引流者，引流速度要慢；脑室引流者，引流瓶（袋）位置不能太低。b. 避免颅内压增高的诱因，如便秘、咳嗽、癫痫发作等。

C. 控制血压。动脉瘤破裂可因血压波动引起，应避免血压骤升骤降的因素。由于动脉瘤出血后多伴有动脉痉挛，如血压下降过多可能引起脑供血不足，通常使血压下降 10% 即可。故须密切观察病情，注意血压的变化，避免血压偏低造成脑缺血。

② 术前准备。

除按术前常规准备外，介入栓塞治疗者还应双侧腹股沟区备皮。动脉瘤位于 Willis 环前部的患者，应在术前进行颈动脉压迫试验及练习，以建立侧支循环。实施颈动脉压迫试验，可用特制的颈动脉压迫装置或手指按压患侧颈总动脉，直到同侧颞浅动脉搏动消失。开始每次压迫 5 min，以后逐渐延长压迫时间，直至持续压迫 20~30 min 患者仍能耐受，不出现头晕、眼黑、对侧肢体无力和发麻等表现时，方可实施手术。

（2）术后护理。

① 体位。

待患者意识清醒后抬高床头 15°~30°，以利于颅内静脉回流。介入栓塞治疗术后穿刺点加压包扎，患者卧床休息 24 h，术侧髋关节制动 6 h。为颅后窝手术患者翻身时，应扶持其头部，使头颈部成一直线，防止头颈部过度扭曲或震动。

② 病情观察。

密切监测生命体征，其中血压的监测尤为重要。注意观察患者的意识、瞳孔、神经功能状态、肢体活动、伤口及引流液等变化，观察有无颅内压增高或再出血迹象。介入手术患者应观察穿刺部位有无血肿，触摸穿刺侧足背动脉搏动及皮温是否正常。

③ 一般护理。

A. 保持呼吸道通畅，给氧。

B. 饮食：术后当日禁食，评估无吞咽功能障碍后，次日给予流质或半流质饮食，昏迷患者经鼻饲提供营养，根据患者情况给予高蛋白、高维生素、低脂肪、易消化饮食。

C. 用药护理：遵医嘱使用扩血管药物、脱水药、激素药、抗癫痫药物等，注意观察药物并发症。输液时，注意有无输液外渗。

D. 保持大便通畅，必要时给予缓泻剂。

E. 做好基础护理，加强皮肤护理，定时翻身，避免发生压力性损伤；鼓励患者在床上进行肢体功能锻炼，尽早下床活动，预防深静脉血栓的发生。

F. 疼痛护理：严密观察患者的生命体征、神志、瞳孔变化；观察患者疼痛时的表现，有无恶心、呕吐，有无强迫体位，如果有异常立即报告医生。提供安静的休养环境，病情允许时可抬高床头15°~30°；减少外界刺激，分散患者注意力，如听音乐、深呼吸等；预防感冒，戒烟，以减少呼吸道分泌物；减少咳嗽，减轻疼痛；鼓励患者多吃新鲜水果、蔬菜、多饮水，避免用力排便增加疼痛；耐心倾听患者的感受，并给予安慰，解释疼痛原因，与患者共同确认引发或增强疼痛的因素，与患者及家属一起制订减轻疼痛的措施。低颅压时嘱咐患者卧床休息；腰椎穿刺术后嘱患者去枕平卧4~6 h。进行翻身等护理操作时，动作轻柔，避免碰撞患者，使疼痛增加；对患者选择的正确镇痛方法给予支持，遵医嘱按时给予药物治疗，记录镇痛效果。

④ 并发症的护理。

A. 脑血管痉挛。a. 原因：动脉瘤栓塞治疗或手术刺激脑血管，易诱发脑血管痉挛。b. 表现：过性神经功能障碍，如头痛、短暂的意识障碍、肢体瘫痪和失语症等。c. 护理：早期发现及时处理，可避免脑缺血、缺氧造成不可逆的神经功能障碍；临床上使用钙离子拮抗剂（如尼莫地平）可以改善微循环；用药期间观察患者有无胸闷、面色潮红、血压下降、心率减慢等不良反应。

B. 脑梗死。a. 原因：由术后血栓形成或血栓栓塞引起。b. 表现：患者出现一侧肢体无力、偏瘫、失语甚至意识障碍等。c. 护理：嘱患者绝对卧床休息，予以扩血管、扩容、溶栓治疗。

C. 穿刺点局部血肿：常发生于介入栓塞治疗术后6 h内。a. 原因：可能因动脉硬化、血管弹性差、术中肝素过量、凝血机制障碍，或术后穿刺侧肢体活动频繁、局部压迫力度不够所致。b. 护理：介入栓塞治疗术后穿刺点加压包扎，患者卧床休息 24 h，术侧髋关节制动 6 h。

【健康教育】

（1）合理饮食，多食蔬菜、水果，保持大便通畅。

（2）指导患者注意休息，合理锻炼，循序渐进，以不感到劳累为原则。

（3）遵医嘱定时监测血压、血糖等，按时、按量服用降压、抗癫痫药物。

（4）定期复查，复查时带好住院期间的所有影像学检查结果，如 CT、MRA 及本次住院开具的出院总结等，动脉瘤术后应定期复查；患者如出现头痛、呕吐、发热、意识障碍、语言肢体活动障碍等应及时就近诊治。

【护理评价】

经治疗与护理，患者是否：① 颅内高压减轻，水肿减轻；② 疼痛较前减轻；③ 焦虑减轻；④ 无并发症发生。

第二节 颅内动静脉畸形

颅内动静脉畸形是一种脑血管发育异常的先天性疾病，是由于颅内动脉和静脉之间缺乏毛细血管床而经瘘管直接连接或者交织缠绕在一起而形成的脑血管病变。因颅内血流异常，患者常有"脑盗血"现象，临床上可引发颅内出血、癫痫、头痛以及一系列脑神经功能障碍。多在 40 岁以前发病，男性稍多于女性。

【病因】

颅内动静脉畸形的病因尚不十分明确，目前普遍认为颅内动静脉畸形是胚胎期血管生成的调控机制发生障碍所致。除先天性因素外，后天性的特殊情况也可能引发病理性脑血管生成机制，成为颅内动静脉畸形的病因。

【临床表现】

（1）出血。

出血是比较常见的临床表现，30%～65%的颅内动静脉畸形的首发症状是出血，多发生于年龄较小者，可表现为蛛网膜下腔出血、脑（室）内出血或硬脑膜下出血。发病较突然，往往在患者进行体力活动或有情绪波动时发病，出现剧烈头痛、呕吐，有时甚至意识丧失，颈项强直，Kernig 征阳性。单支动脉供血、体积小、部位深，以及颅后窝的颅内动静脉畸形容易急性破裂出血。妇女妊娠期颅内动静脉畸形出血的危险高。

（2）癫痫。

癫痫可见于 40%~50% 的患者，其中约半数为首发症状，多见于较大的、有大量"脑盗血"的颅内动静脉畸形患者，以部分性发作为主，可呈继发性全身扩散型。额、颞部动静脉畸形的青年患者多以抽搐为首发症状，可在颅内出血时发生，也可单独出现。癫痫大发作与局灶性癫痫发生率几乎相等，精神运动性发作和小发作较少出现。

（3）头痛。

60% 以上的患者有长期头痛史，为局部或全头痛，呈间断性或迁移性，可能与供血动脉、引流静脉及静脉窦扩张有关，或与小量出血、脑积水及颅内压增高有关；常局限于一侧，类似偏头痛，头痛的部位与病变的位置无明显关系。脑静脉畸形出血时，头痛的性质即有改变，变得比原有的头痛更为剧烈，且多伴有呕吐。

（4）进行性神经功能障碍。

进行性神经功能障碍的主要表现为运动性或感觉性障碍（见于 40% 的患者，其中 10% 为首发症状）。引起神经功能障碍的主要原因有以下几个方面：

① "脑盗血"引起的短暂脑缺血发作，常见于较大的颅内动静脉畸形患者，多于患者活动（如跑步、驾车等）时发作，历时短暂，但随着发作次数增多，神经功能障碍历时越来越长，瘫痪程度亦趋于严重。

② 由于脑水肿或脑萎缩所致的神经功能障碍，见于较大的颅内动静脉畸形。特别当病变有部分血栓形成时，这种瘫痪常长期存在，且随着时间进行性加重，临床上有时可疑为颅内肿瘤。

③ 由于出血所引起的脑损害或压迫，多出现于一次出血之后，当出血逐渐吸收，瘫痪可逐步减轻甚至完全恢复正常。

（5）智力减退。

智力减退见于巨大型颅内动静脉畸形，由于"脑盗血"的程度严重，进而引发脑的弥漫性缺血及脑发育障碍。有时因癫痫的频繁发作,患者受到癫痫样放电及对抗药物的双重抑制的影响,亦可使智力衰退。轻度的智力衰退在脑动静脉畸形切除后常可逆转,但较重的智力衰退则不能逆转。少数病例以痴呆为首发症状就诊。

(6)颅内杂音。

颅内杂音见于较大、较表浅的颅内动静脉畸形。

(7)眼球突出。

眼球突出见于某些病例,特别是颞叶前端动静脉畸形有较大引流静脉导入海绵窦时。

此外,颅内动静脉畸形的临床表现还包括三叉神经痛、颅内压增高、精神症状,婴儿和儿童可因颅内血管短路出现心力衰竭等。

【辅助检查】

(1)头部CT。

颅内动静脉畸形在平扫 CT 时表现为等密度或稍高密度区;加强扫描颅内动静脉畸形可以明显强化,表现为不规则的混杂高密度区,大脑半球中线结构无移位,无明显的占位效应。出血急性期,CT 可以确定出血部位及程度。

(2)CT 血管造影(CTA)。

CTA 操作简便、快速、创伤性小,在颅内动静脉畸形的诊断方面,特别是在急性颅内出血诊断中有一定的应用价值。

(3)脑血管造影(DSA)。

DSA 是确诊颅内动静脉畸形的"金标准",它可以确定畸形血管团的位置、大小、范围、供血动脉、引流静脉、血流速度、是否合并动脉瘤或静脉瘤和盗血现象。颅内动静脉畸形的 DSA 是最具特征性的诊断依据。在动脉期摄片中可见到一堆不规则地扭曲着的血管团,有一根或数根粗大而显影较深的供血动脉,引流静脉早期出现于动脉期摄片上,扭曲扩张,导入颅内静脉窦。病变远侧的脑动脉充盈不良或不充盈。

(4)头部 MRI。

断层影像中,磁共振成像为颅内动静脉畸形诊断与治疗所需的重要检查手段。其能够更清晰地显示复杂畸形血管团与毗邻神经血管结构关系,这是脑血管造影图像所不具备的特征。

（5）经颅多普勒超声检查。

根据病变性质不同，血流速度可以加快或减慢。

（6）脑电图检查。

有癫痫发作的患者在病变区及其周围可出现慢波或棘波。癫痫患者术中脑电图监测，切除癫痫病灶，可减少术后抽搐发作。

【治疗原则】

颅内动静脉畸形的主要危害为出血和"盗血"，均可引起严重的后果，最合理的治疗是手术安全切除。对低级别的动静脉畸形，只要患者有决心便可考虑全切术；但级别较高的动静脉畸形因病变范围过于广泛或部位险要，故必须权衡手术利弊、慎重对待。抽搐或轻度的局灶性神经功能障碍均不是手术指征，病变反复出血才为手术指征。

（1）非手术治疗。

①适用于3级以上的动静脉畸形、未出血的其他患者，以及因故暂不适合手术的患者。

②内容包括调节日常生活（如避免情绪激动、禁烟酒、疏通大便、改善睡眠、降低血压、卧床4～6周）、控制癫痫、对症治疗和防止再出血。

（2）手术治疗。

①动静脉畸形全切除术为首选治疗方案，术前应明确主要的供血动脉和引流静脉的数目、部位、来源、大小和对侧参与供血的情况；术前腰穿置管以便术中控制颅压；手术切口足够大以便显露主要的供血动脉；必要时术中临时阻断供血动脉并静滴脑保护药；充分利用动静脉畸形周围的脑软化灶和胶质增生带；切断遵循先动脉、再小静脉、最后是大的主要引流静脉的顺序；每切断一根血管后必须用双极电凝牢固焊封，步步为营。

②供血动脉结扎术适用于3～4级和4级以上、不能手术切除又常有出血的患者，或作为巨大动静脉畸形切除术中的前驱性手术；结扎后出血量可明显减小，但仍有其他脑动脉再供血而导致出血的可能。

（3）介入治疗。

人工栓塞术和血管内手术（包括脱离球囊导管、电解可脱弹簧圈等）适用于不能手术切除者，以及巨大动静脉畸形切除前的准备。

（4）放射及放射外科治疗。

①适应证：手术切除困难或风险较大者，患者年龄较大或伴有其他系统疾病而难以耐受手术者，手术未成功或术后有较大残留者，以及拒绝手术者。

②放疗方法：立体定向回旋加速器氦离子放射外科、立体定向回旋加速器Bragg峰质子束（光子）放射外科、立体定向回旋加速器中子束放射外科和立体定向聚焦伽马射线放射外科（伽玛刀）治疗。

③治疗效果：放射治疗可减少出血的风险并维持患者的正常生活，可作为病变在脑深部和不能手术者的选择。

④并发症：出血、短暂的脑放射反应（脑水肿、放射性脑炎、脑功能障碍）、永久性脑功能障碍和放射性脑坏死等。

【护理评估】

（1）评估病史。颅内动静脉畸形所产生的症状主要是出血症状和与畸形及血肿压迫部位有关的症状，了解患者症状出现的时间及原因，发病初期有无持续、反复发作的头痛，是否出现癫痫及运动、语言、听力、感觉等神经系统功能障碍的表现。

（2）评估患者的生命体征、意识、瞳孔、肢体活动，有无肢体偏瘫、失语、幻视、幻嗅等特定部位功能损伤表现，是否出现震颤、不自主运动、肢体笨拙等基底核损害的症状，以及共济失调、听力减退、呼吸障碍等脑桥及延髓病变的表现。

（3）了解实验室及特殊检查结果，如CT、CTA、DSA等。

（4）评估患者及家属对疾病的认识、心理状态，以及社会支持程度。

【护理诊断】

（1）脑组织灌注异常：与颅内高压等有关。

（2）疼痛：与畸形血管团压迫脑组织、手术切口有关。

（3）清理呼吸道低效（无效）：与意识障碍或长期卧床、肺部感染、无力咳痰有关。

（4）焦虑、知识缺乏：与患者缺乏颅内动静脉畸形相关知识有关。

（5）潜在并发症：癫痫发作、再出血、伤口感染、尿路感染、深静脉血栓。

【护理目标】

（1）患者颅内高压减轻，水肿减轻。

（2）患者疼痛较前减轻。

（3）患者自主咳痰，呼吸道通畅。

（4）患者焦虑减轻。

（5）患者无癫痫、再出血发生及有效预防癫痫。

（6）患者无伤口感染、尿路感染、深静脉血栓发生。

【护理措施】

（1）术前护理。

保持病房安静，患者卧床休息，避免各种不良刺激，保持情绪稳定。患者意识水平是反映病情轻重的重要指标，严密观察患者意识、瞳孔及生命体征的变化，注意有无癫痫发作、肢体功能障碍及失语等症状，必要时复查头部 CT，以便掌握病情变化，及时发现出血和再出血的体征，如脉搏慢而有力、瞳孔不等或散大、呼吸由快变慢、血压升高等，因此要加强巡视，保证患者安全。

（2）术后护理。

① 脑组织灌注异常的护理措施。

A. 保持病房安静，减少探视，避免患者情绪激动。

B. 遵医嘱密切观察患者病情变化、生命体征，将血压严格控制在医嘱范围内。

C. 嘱患者避免剧烈咳嗽，防止颅内压增高。

② 疼痛的护理措施。

A. 保持病房安静，利于患者休息。

B. 更换体位时动作幅度不可过大。

C. 评估患者疼痛程度，必要时遵医嘱给予止痛剂。

D. 听音乐，转移注意力。

③ 清理呼吸道低效（无效）护理措施。

A. 加强呼吸道管理，保持呼吸道通畅。

B. 及时清理呼吸道分泌物，床头抬高 15°~30°，并将头偏向一侧。

C. 加强翻身拍背，促进患者咳嗽排痰。

④ 焦虑、知识缺乏的护理措施。

A. 向患者家属讲解疾病的病理生理机制及手术相关、预后情况等。

B. 鼓励家属与同种疾病恢复期的家属建立沟通，以良好的预后事例鼓励患者战胜疾病。

C. 协助家属制定康复计划。

D. 多倾听家属的心声，积极与主管医生沟通。

⑤潜在并发症——癫痫发作、再出血的护理措施。

A. 观察癫痫发作的前驱症状，观察并记录发作的类型、发作频率与发作起始和持续时间。

B. 观察发作停止后，患者意识的完全恢复时间，有无头痛、疲乏及行为异常。

C. 密切观察血压及颅内压变化情况，遵医嘱控制血压和颅内压，预防颅内出血及再出血。

⑥潜在并发症——伤口感染、尿路感染、深静脉血栓的护理措施。

A. 严密观察伤口情况，注意观察患者体温情况。

B. 加强营养，增强抵抗力，促进伤口愈合。

C. 遵循无菌技术，注意会阴护理，每天饮水量≥2000 mL。

D. 抬高下肢20~30℃，穿戴弹力袜，行气压治疗。

【健康教育】

（1）向患者及家属讲解颅内动静脉畸形的相关知识，介绍成功的案例，以消除患者的恐惧、紧张情绪，增强战胜疾病的信心。鼓励患者早日并坚持进行康复训练，保持乐观的情绪和心态的平静，不可因某种事情而烦恼。无功能障碍或轻度功能障碍的患者，尽量从事一些力所能及的工作，不要强化患者角色。

（2）规律生活，避免用力、激动、暴饮暴食和酗酒，以防蛛网膜下腔出血或脑出血。遵医嘱按时按量服药，如抗癫痫药物，不可擅自停药、改药，以免加重病情。

（3）若再次出现头痛、呕吐、神经功能障碍、伤口愈合不佳等情况，应及时就诊。

（4）指导偏瘫、失语者继续进行肢体、语言康复锻炼。

（5）每3~6个月复查1次。

【护理评价】

经治疗与护理，病人是否：①颅内高压减轻，水肿减轻；②疼痛较前减轻；③自主咳痰，呼吸道通畅；④焦虑减轻；⑤无癫痫、再出血发生及有效预防癫痫；⑥无伤口感染、尿路感染、深静脉血栓发生。

第三节 颈动脉狭窄

颈动脉狭窄是指颈动脉血管内腔管径缩小，好发于颈总动脉分叉处。动脉粥样硬化是导致中老年患者颈动脉狭窄最常见的病因。颈动脉粥样硬化是一组颈动脉发生粥样硬化改变的非炎性变化，主要病变特征是颈动脉内膜下脂质沉积，并伴有平滑肌细胞和纤维基质成分的增殖，逐步发展形成动脉粥样硬化性斑块。

【病因】

通常情况下，颈动脉狭窄被认为是老年疾病，高龄是最重要的独立危险因素，男性发病率高于女性，常合并其他外周血管硬化。其他独立危险因素还有高血压、糖尿病、冠心病、高脂血症、吸烟、久坐（缺乏锻炼）等。

【临床表现】

颈动脉狭窄可以完全无症状，于体检或检查无意中发现，也可以表现为脑组织灌注不足所导致的脑缺血症状。

患者既往6个月内无颈动脉狭窄所导致的一过性黑蒙、短暂性脑缺血发作（TIA）、脑卒中及其他相关的神经系统症状，或只有头晕或轻度头痛等临床表现可为无症状性颈动脉狭窄。而患者既往6个月内有一过性黑蒙、TIA、狭窄侧轻度或非致残性脑卒中症状中的一种或多种症状发作称为有症状性颈动脉狭窄。

【辅助检查】

（1）彩色双功能超声。

作为无创检测手段，通过多普勒血流测定和B超实时成像检测颈动脉的狭窄程度和形态学特征，具有安全、简便和费用低等特点。

（2）数字减影血管造影（DSA）。

DSA是诊断颈动脉狭窄的"金标准"，但随着CTA和MRA技术的进步，它已不作为首选检查方法，但它在判定狭窄的部位、范围、程度上仍有一定优势。缺点是有创操作，术中有斑块和（或）血栓脱落、动脉痉挛等风险。

（3）CT血管造影和磁共振血管造影（MRA）。

借助特殊的计算机软件对目标血管进行三维重建和成像，提供颈动脉狭窄病变的解剖学和形态学信息，亦可通过颅内脑动脉系统显像了解颅内血管和脑实质病变，在临床上可部分替代DSA检查。

【治疗原则】

治疗颈动脉狭窄的原则是重建血流通道，恢复正常血流，包括药物治疗和手术治疗等，手术治疗首选颈动脉剥脱术。

（1）药物治疗。

基本方法是长期服用抗血小板药（如常规服用阿司匹林或新的强效抗血小板药物氯吡格雷），适用于狭窄程度不超过50%的无症状患者，对于有症状狭窄超过50%以及无症状狭窄超过70%的患者一般建议进一步治疗。

（2）颈动脉剥脱术。

颈动脉剥脱术的基本方法是颈动脉内膜切除，解除动脉狭窄和粥样硬化斑块，恢复大脑血供，消除脑梗死栓子来源。该手术可以完全切除增生内膜和硬化斑块且不需要终身服用抗血小板及抗凝药物。但是剥脱术也有它的局限性，例如，该手术需要全麻不适合年龄较大并发症较多的患者，也不适合不喜欢颈部留有伤口疤痕以及斑块位置较高的患者。

（3）颈动脉支架。

在狭窄的颈动脉里应用球囊扩张再安置支架的方法。该方法具有创伤小、操作简单、起效快、恢复快、患者几乎无痛苦、疗效确切、可重复操作等优点，目前广泛应用于治疗颈动脉狭窄。术后需要长期口服抗血小板聚集药物。

【护理评估】

（1）评估患者的病史，包括家族史、既往史、用药史等，了解患者的年龄、跌倒史、自理能力，进行跌倒危险因素的评估。

（2）评估患者的生命体征、意识、瞳孔、肢体活动，有无肢体乏力等短暂脑缺血的表现，加强巡视，提高防护，正确使用床挡等护具。

（3）评估患者及家属对疾病的认识、心理状态及社会支持状态。

【护理诊断】

（1）脑组织灌注异常：与长期缺血区域自动调节功能未恢复有关。

（2）疼痛：与活动牵拉颈部伤口有关。

（3）有窒息的风险：与术区血肿有关。

（4）便秘：与患者饮食习惯和术后卧床有关。

（5）睡眠形态紊乱：与术后安置各种管道及伤口疼痛有关。

（6）潜在并发症：皮下血肿、脑梗死、神经损伤、脑高灌注综合征、伤口感染、尿路感染、深静脉血栓。

【护理目标】

（1）患者不出现头痛、脑出血或及时发现脑出血征象；患者不出现脑梗死或及时发现异常，及时处理。

（2）患者疼痛较前减轻。

（3）患者不出现窒息现象或及时发现异常并及时处理。

（4）患者便秘症状得到缓解。

（5）患者睡眠质量改善。

（6）患者没有发生并发症。

【护理措施】

（1）术前护理。

①心理护理：医务人员要与患者多沟通交流，告知疾病的一些相关知识，耐心讲解手术的意义、手术过程等，减轻患者的担忧，使患者积极主动地配合手术。

②遵医嘱每日测量血压4～6次，观察并记录基础血压的变动情况，作为术后控制血压的数据基础，指导患者遵医嘱服用抗高血压药控制血压。

③遵医嘱予以抗血小板药物，并监测血液黏稠度、出凝血时间，能有效地预防术后脑血栓的发生。

④指导患者注意保暖，避免感冒；进行深呼吸锻炼，改善呼吸功能；练习床上大小便。

⑤加强营养，给予低脂、低胆固醇饮食，多吃水果、蔬菜等高纤维素食物，提高机体免疫力，保持大小便通畅。

⑥告知患者戒烟，烟碱和尼古丁可引起血管痉挛，加重脑缺血的症状，戒烟可降低脑卒中发生的危险。

⑦ 完善各项检查，包括血液检查、尿常规、粪常规、胸部 X 线片、心电图、彩超、CTA、经颅多普勒超声（TCD）定位等。

（2）术后护理。

① 脑组织灌注异常的护理措施。

A. 保持病房安静，减少探视，避免患者情绪激动。

B. 遵医嘱密切观察患者的病情变化、生命体征，将血压严格控制在医嘱范围内。

C. 嘱患者避免剧烈咳嗽，防止颅内压增高。

② 疼痛的护理措施。

A. 保持病房安静，利于患者休息。

B. 术后早期颈部制动，更换体位时动作幅度不可过大。

C. 评估患者疼痛程度，必要时遵医嘱给予止痛剂。

D. 听音乐，转移注意力。

③ 有窒息风险的护理措施。

A. 观察伤口敷料情况，若发现血液污染应及时提醒医生给予更换。

B. 密切观察伤口周围情况，若发现声音嘶哑及咳嗽困难、呼吸困难、气道受压情况应立即报告医生，必要时配合医生进行插管，及时协助患者排痰，同时湿化气道。

C. 嘱患者减少颈部活动，避免用力咳嗽、打喷嚏及用力排便，对于大便干燥者及时给予开塞露等对症处理，以免增加颈部压力诱发伤口出血。

④ 便秘的护理措施。

A. 询问患者的排便情况和排便习惯。

B. 指导患者进食清淡易消化、粗纤维、低盐、低脂饮食；指导患者腹部按摩，促进肠道蠕动；遵医嘱给予开塞露。

⑤ 睡眠形态紊乱的护理措施。

A. 创造安静舒适的环境，协助患者采取舒适的睡眠体位。

B. 保持规律的饮食起居，情绪稳定，关注患者疼痛程度，必要时给予药物治疗。

⑥ 潜在并发症——皮下血肿、脑梗死、神经损伤、脑高灌注综合征的护理措施。

A. 严密观察切开情况，严密观察呼吸及血氧情况，术后床旁备气管切开包；保持颈部中立位，活动幅度不宜过大，以免造成伤口牵拉出血。

B. 有效监测并遵医嘱严格控制血压；严密观察患者意识、生命体征及肢体活动。

C. 严密观察患者有无神经损伤症状（声音嘶哑、饮水呛咳）出现，指导患者术后说话及饮水，如发现神经损伤症状及时告知医生，及时处理。

⑦ 潜在并发症——伤口感染、尿路感染、深静脉血栓的护理措施。

A. 严密观察伤口情况，注意观察患者体温情况。

B. 加强营养，增强抵抗力，促进伤口愈合。

C. 遵循无菌技术，注意会阴护理，每天饮水量≥2000 mL。

D. 抬高下肢20~30℃，穿戴弹力袜，行气压治疗。

【健康教育】

（1）监测血压，将其严格控制在合理范围内。

（2）饮食以高蛋白、低盐、低胆固醇、低脂肪、易消化食物为主，少食多餐，不要食用过酸、过辣等刺激性食物和油腻性食物。

（3）指导患者遵医嘱用药，告知患者服用抗血小板药、抗凝药、降脂药、抗高血压药的重要性，养成按时按量用药的习惯，增强依从性，避免随意加量、减量、停药现象的发生，并且鼓励患者家属参与患者的用药监督。

（4）保持起居规律，睡眠充足，情绪稳定。

（5）坚持戒烟，避免剧烈运动，禁饮浓茶或咖啡等刺激性饮料。

（6）告诫患者出院后定时复查凝血功能以便调整药物剂量；指导患者自我检查；有无皮肤出血点或瘀斑、牙龈出血、血便和血尿等出血倾向；术后2~3个月复查颈部血管多普勒彩超。

（7）告诫患者若出现任何异常症状，如伤口红肿痛、头晕头痛、原有症状加重等，及时去医院就诊。

【护理评价】

经治疗与护理，患者是否：① 无头痛、脑出血、脑梗死发生；② 疼痛较前减轻；③ 无窒息现象发生；④ 便秘症状得到缓解；⑤ 睡眠质量改善；⑥ 没有发生并发症。

第四节 高血压脑出血

高血压脑出血是高血压病伴发的脑小动脉病变在血压骤升时破裂所致。其原发于脑实质，为非外伤性自发性出血，出血也可扩展至脑或蛛网膜下腔。

【病因】

高血压脑出血是脑内小动脉在长期高血压刺激下发生慢性病变的基础上破裂所致。由颅内大动脉直接发出的直径为 100～200 μm 的穿通血管，包括豆纹动脉、丘脑穿通动脉以及基底动脉的脑干穿通支等。这些微小动脉的慢性病变主要包括脑小动脉硬化、脑血管脂肪透明样变性以及粟粒状动脉瘤等。粟粒状动脉瘤又称微动脉瘤，主要指脑内小动脉某些局部呈纺锤样扩张，好发于基底核、丘脑、脑干等部位，是高血压脑出血的可能原因。

【临床表现】

脑出血患者多长期伴有高血压史，少部分为隐匿性高血压。导致出血的诱因包括血压突然升高，如剧烈运动、情绪波动、用力咳嗽排便等，也有休息、睡眠等安静状态下发病。部分患者可在发病前数小时或数天前有先兆，如头晕、头痛、恶心、呕吐、精神恍惚、视物模糊。高血压脑出血起病突然，进展迅速。多数是突然发作剧烈头痛、呕吐，很快出现意识障碍和神经功能缺失。出血量少的患者可清醒，但多数有意识障碍，轻者嗜睡，重者迅速昏迷。少部分以癫痫发作或大小便失禁为首发症状。脑血肿可出现对侧偏瘫和偏身感觉障碍，优势半球出血可出现失语。如病程进展快，发生脑疝，可出现肌张力增高，病理征阳性等。眼底可能有视网膜出血或视盘水肿。部分患者可发生急性消化道出血，呕吐咖啡色胃内容物。出血部位不同，其临床特点各异。

（1）基底核出血。

基底核是脑出血的最常见部位，约占所有脑出血半数以上。出血尤以壳核为最好发部位，因为血肿主要位于内囊外侧，故称外侧型，出血来源多为豆纹动脉外侧组。出血常始于壳核后半部分，可向不同方向扩散，累及放射冠，或占据岛叶，甚至扩至颞叶皮质下。相对的位于内囊内侧（丘脑）的血肿，则称内侧型，主要临床表现除了头痛、呕吐、意识障碍等一般症状外，因内囊受压或被破坏而表现为对侧肢体偏瘫、偏身感觉障碍和同向偏盲，即所谓"三偏"征象。出血如果破入脑室，可使病情迅速加重，血液对脑干丘脑的刺激以及血块引起急性脑积水可令患者出现不同程度的意识障碍，甚至迅速昏迷。此外，还可能有双眼向病灶侧凝视，优势半球出血可有失语表现。

（2）丘脑出血。

丘脑出血占脑出血的10%~15%。丘脑出血的源动脉为供应丘脑的穿动脉，主要为供应丘脑外侧核的丘脑膝状体动脉和供应丘脑内侧核的后丘脑穿动脉。临床表现视血肿大小和范围不同而有不同。当血肿较小且局限在丘脑本身时，可出现嗜睡及表情淡漠、对侧偏身感觉障碍；如病变累及脑干背侧可出现双眼向上凝视、瞳孔大小不等；累及内囊则可有不同程度的"三偏"；下丘脑出血会出现高热、昏迷、脉搏加快、血压升高以及内环境紊乱等反应。

（3）脑干出血。

脑桥是脑干出血的常见部位，占脑出血总数的10%以上。出血源动脉为基底动脉发出的供应脑干的穿支。临床表现为起病急骤，突发剧烈头痛、呕吐，可以立即出现意识障碍，甚至迅速陷入深昏迷。针尖样瞳孔通常是脑桥出血的特征性表现，常伴有四肢瘫以及核性面瘫，双侧锥体束征阳性。脑桥出血还常伴有中枢性高热和呼吸节律紊乱。如出血量较大，累及全脑干甚至丘脑，或出血破入脑室系统，预后极差。

（4）小脑出血。

小脑出血约占脑出血的10%，多位于一侧小脑的半球齿状核及其附近。出血源动脉主要为小脑上动脉和小脑下前动脉及小脑下后动脉分支。主要表现为突发剧烈呕吐、枕部头痛、眩晕，以及因共济失调而摔倒。查体可能有颈项强直、眼球震颤以及构音不清。如出血量较大致第四脑室受压，或者血肿破入脑室引起梗阻性脑积水，可致颅内压迅速增高，甚至发生急性枕骨大孔疝，出现生命体征紊乱，严重者可迅速死亡。

（5）脑叶出血。

脑白质和脑皮质下出血，约占所有脑出血的10%。额、颞、顶、枕叶均可发生。出血源动脉多为脑皮质和软脑膜中发生淀粉样变性的小动脉。不同脑叶出血表现：额叶，可出现高级神经活动障碍、精神异常、抽搐发作、对侧偏瘫，优势半球出血有失语；颞叶，可出现部分性偏盲、癫痫发作以及感觉性失语；顶叶，可出现偏身感觉障碍、失语、失用；枕叶，可出现出血对侧视野同向偏盲。

（6）脑室出血。

脑实质内出血破入脑室所致。临床表现为脑膜刺激症状和脑脊液循环阻塞引发高颅压症状，以及出血部位脑组织损伤或受压引起神经功能障碍。

（7）多发性出血。

脑内多部位同时发生出血者较少，但有时脑出血可在对称部位发生，即所谓镜像现象。其临床表现除了高颅压进展更快外，还出现双侧损害表现。

【辅助检查】

（1）实验室检查。

实验室检查可发现血白细胞增高、尿蛋白增高、血尿素氮增高及电解质紊乱。

（2）头部CT。

头部CT是快速诊断脑出血的最有效检查，能够显示血肿大小、形态、出血部位和范围，了解周围脑组织受压情况、脑水肿严重程度、是否合并脑积水等。随时视病情变化重复检查，动态观察出血变化。而对于继发性高血压脑出血和缺血性脑卒中，MRI较CT检查有优势。如果怀疑血管结构异常，可行CTA或MRA检查，必要时可行全脑血管造影检查。

急性期脑出血在CT影像上表现为质地均匀的高密度肿块。随着时间推移，血肿溶解吸收，从周边开始密度逐渐降低，直至形成低密度的软化灶。血肿吸收速度取决于血肿大小、出血部位和患者年龄。脑室内出血吸收速度快于脑实质内出血吸收速度，前者多在2~3周内能完全吸收，而较大的脑实质内血肿通常在6~7周后方可彻底消散。

MRI中血肿信号强弱受血肿内红细胞铁离子影响。诊断急性期脑出血MRI信号缺乏特征性，检查时间长，价值不如CT。出血后期、脑干和小脑少量出血，MRI有其优越性。

【治疗原则】

（1）外科治疗。

对高血压脑出血的外科治疗尚有争议，应根据患者全身情况，血肿部位、大小及病情的演变等进行具体分析。

①手术适应证：对患者的全身情况、年龄、意识状态、血肿量、出血部位、是否合并脑积水等进行综合评估。意识清醒的少量出血患者不需手术；而深度昏迷、双瞳散大甚至生命体征不稳定者，手术效果不佳。脑叶和基底核出血，可行开颅手术清除血肿；丘脑出血的手术治疗应更慎重，破入脑室者可行脑室钻孔引流；脑干出血多以内科治疗为主；对小脑出血应比较积极，如血肿超过10 mL或压迫第四脑室形成脑积水者，应尽早手术。

②手术时机：手术指征明确应尽早手术。出血后6 h内，甚至更早手术，在血肿周围脑组织出现不可逆损害之前清除血肿，有望更好地挽救神经功能。

③手术方法：

A. 根据血肿部位设计手术入路，开颅直视下清除血肿，充分减压（必要时去骨瓣）。

B. 神经内镜辅助清除脑内血肿，是在立体定向引导下，将内镜导入血肿腔，通过反复冲洗抽吸清除血肿。可有效止血，并对可疑组织进行活检。

C. 对于情况紧急或不能耐受全麻手术者，可以钻孔引流血肿的液性成分。局部使用尿激酶或链激酶等溶栓剂促进血肿溶解以利引流。此法减压不彻底。

D. 脑室出血或颅后窝出血引发梗阻性脑积水者可行脑室穿刺引流。

【护理评估】

（1）评估患者病史，了解患者是否有高血压、糖尿病，询问患者起病前有无情绪激动、过度兴奋、劳累、用力排便等情况。

（2）评估患者的生命体征、意识、瞳孔、肢体活动，有无头痛、呕吐、失语、咳嗽无力、吞咽困难、饮水呛咳等神经受损表现。

（3）了解实验室及特殊检查结果，如血糖、血脂、CT等。

（4）评估患者及家属对疾病的认识、心理状态及社会支持状态。

【护理诊断】

（1）脑组织灌注异常：与脑组织受压及颅内高压等有关。

（2）意识障碍：与脑水肿、脑组织结构上的损害及脑缺氧、颅内压升高致脑血循环障碍有关。

（3）清理呼吸道低效（无效）：与意识障碍或长期卧床、肺部感染无力咳痰有关。

（4）有颅内压增高、脑疝的风险：与脑水肿、脑缺氧及护理不当有关。

（5）自理能力缺陷：与意识障碍、偏瘫活动受限有关。

（6）躯体移动障碍：与意识障碍、偏瘫活动受限、疼痛不愿活动有关。

（7）营养失调低于机体需要量：与意识障碍、不能进食、缺乏营养知识、高代谢有关。

（8）缺乏诊断性检查、治疗、护理知识：与患者从未接受过相关知识教育有关。

（9）有深静脉血栓的风险：与患者卧床，下肢静脉回流障碍有关。

（10）有管道意外滑脱风险：与患者躁动，术后安置管道有关。

（11）有跌倒坠床的风险：与意识障碍有关。

（12）有沟通障碍的风险：与失语、理解有关。

（13）有误吸的风险：与意识改变、频繁呕吐有关。

【护理目标】

（1）患者颅内高压减轻，水肿减轻。

（2）及时发现患者的病情变化。

（3）患者自主咳痰，呼吸道通畅。

（4）患者脑水肿减轻，无脑疝发生。

（5）提高患者的自理能力。

（6）患者能维持良好的营养状态，表现为摄入足够的热量、出入量平衡、体重增加或降低很少。

（7）患者及家属能讲述预防颅内再出血的自护方法，能配合诊断性检查、治疗、护理的实施。

（8）患者未发生静脉血栓。

（9）患者管道通畅，无意外拔管。

（10）患者无跌倒坠床的情况发生。

（11）患者能表达基本需要。

（12）患者未发生误吸。

【护理措施】

（1）术前护理。

① 密切观察病情：遵医嘱上心电监护仪，监测患者的意识、瞳孔、生命体

征、血氧饱和度、肢体活动等情况，注意有无颅内高压的表现，及时发现病情变化，报告医生并及时处理。

②体位：嘱患者绝对卧床休息，抬高床头30°，保持头、颈、躯干呈一直线，不扭曲和压迫颈静脉，有利于增加颅内静脉回流，降低颅内压，减轻脑水肿。应尽量避免右侧卧位，患肢摆放功能位，合理利用足下垂防治专用枕防止足下垂的发生。颅内压增高呕吐时，采取侧卧位或平卧头偏向一侧，防止误吸。

③吸氧：遵医嘱予以吸氧，增加血氧含量，减轻头部的水肿。

④饮食：给予高蛋白、高维生素、低脂、低盐的清淡食物，选择软饭、半流质或糊状、冻状的黏稠食物；需手术时遵医嘱禁食。

⑤心理护理：安慰患者，使用点头、手势、写字板或护患沟通图耐心地与患者进行沟通，获得患者的信任，创造良好的护患关系；鼓励家属关心患者，满足患者的需求；向患者进行个性化、有针对性的健康宣教，消除患者的紧张、焦虑、恐惧感，保持情绪稳定，增加患者的安全感。

⑥用药护理：老龄患者，应严格控制输液速度，避免急性肺水肿的发生；记录24 h出入水量，保证出入水量平衡；按时准确执行各项医嘱；应用抗高血压药时，使用输液泵或静脉注射泵，严密观察血压的变化，并根据血压情况及时调控抗高血压药的速度，避免血压波动过大及低血压的发生。

⑦症状护理：肢体运动障碍的患者，每2 h应翻身、拍背1次；使用气垫床，防止压力性损伤及肺部感染的发生；鼓励清醒患者主动做肢体运动，患者意识较差或肌力下降时，进行肢体被动活动，以恢复肢体的运动功能，保证患者的生活质量。

⑧安全及基础护理：保持床单位平整、干燥，保持皮肤清洁和干燥；及时修剪指（趾）甲；口腔护理每日2次以上，呕吐时及时清洁患者的口腔、面部及污染的衣服和床单；使用脱水利尿药物时严密观察尿量，行会阴冲洗2次/d，使用床挡，避免坠床的发生。

（2）术后护理。

①脑组织灌注异常的护理措施：严密监测患者的生命体征、意识、瞳孔、肢体活动、头痛等情况。术前抬高床头15°~30°，术后留置管道期间采取平卧或头低脚高位促进脑组织复张。进行吹气球锻炼，促进脑组织复张。予以氧气

吸入，增加脑组织供氧，减轻水肿。

② 意识障碍的护理措施：严密观察患者的生命体征、意识、瞳孔变化，每 1~2 h 观察 1 次，遵医嘱监测并记录。保持患者舒适体位，予以翻身叩背，每 1~2 h 进行 1 次。吸氧，保持呼吸道通畅。预防继发性损伤，防止并发症。做好生活护理。

③ 清理呼吸道低效（无效）的护理措施：鼓励和指导患者咳嗽、咳痰。保持病室清洁，维持室温 18~22°，湿度 50%~60%，避免空气干燥。密切观察患者的呼吸、面色、意识、瞳孔变化，每 4 h 监测体温 1 次。保持呼吸道通畅，防止脑缺氧。及时吸痰，清除分泌物、呕吐物，痰液黏稠时给予氧气湿化、雾化、滴药、排痰仪治疗，必要时气管切开等。管喂时抬高床头，进食 1 h 内尽量不搬动患者。

④ 有颅内压增高、脑疝风险的护理措施：护理操作规范。急性期患者绝对卧床休息，抬高床头 15°~30°，利于静脉回流，减轻脑组织肿胀。严密观察生命体征、意识、瞳孔变化，每 1~2 h 观察 1 次，遵医嘱监测并记录；掌握脑疝的前兆，如头痛、呕吐、血压高、脉搏慢、呼吸慢、一侧瞳孔散大、肢体活动障碍或意识加深等；对有手术指征的患者做好术前准备。吸氧，改善脑水肿，保持呼吸道通畅。遵医嘱使用脱水剂，并观察脱水效果，准确记录出入量。避免护理不当造成颅内压增高。

⑤ 自理能力缺陷的护理措施：照顾患者的饮食、起居、洗漱、大小便等，按时递送食品、洗漱水、大小便器，并随时倾倒、冲洗、消毒备用。将日常用物放在患者易拿到的地方。根据病情确定患者活动的范围、时间及活动量，并制订锻炼计划。鼓励患者自愿参加自我护理。鼓励患者进食高蛋白、高热量饮食，必要时给予肠道外高营养，加强支持疗法，以促进康复。将对讲机放在床头，患者需帮助时随时呼叫，并立即向其提供帮助。

⑥ 躯体移动障碍的护理措施：起床后协助患者梳头、扣纽扣等。休息前帮患者脱衣，关好门窗，防止着凉。鼓励患者自理，只在必需时给予帮助，但要提供必要的辅助工具，如指导患者使用拐杖。

⑦ 营养失调的护理措施：每周监测体重 1 次，以了解营养状况。制定饮食计划，指导家属提供营养丰富且易消化的可口食物。教给患者实施减轻或预防恶心、呕吐的措施。患者恶心、呕吐最严重期间，在餐后可给予止吐药，增

117

加止吐药的疗效。进餐时让患者采用半卧位或坐位，以利吞咽，并在饭后保持此姿势 30 min，以防误吸。对于发热者做好降温护理，遵医嘱补液。

⑧ 知识缺乏的护理措施：向患者及家属讲解诊断性检查、治疗的知识。向患者及家属宣教颅内再出血的预防知识。做好出院指导。

⑨ 深静脉血栓风险的护理措施：动态评估患者的出血风险，及时筛查高危患者并做好预防指导。鼓励患者穿戴弹力袜。与医生沟通采取积极的物理预防措施，如气压治疗等。每日观察患者肢体有无肿胀、红肿，询问患者主诉有无疼痛等。有异常及时做好记录。做好四肢血管彩超检查。高危患者床头做好悬挂标识，提醒家属重视。

⑩ 管道意外滑脱风险的护理措施：动态进行高危导管风险评估；告知患者家属管道自我护理方法。重要管道应加强巡视及交接班。躁动患者进行保护性约束；管道进行二次加强固定。每日评估管道留置的必要性，与主管医生积极沟通，尽早拔管。

⑪ 跌倒坠床风险的护理措施：动态评估患者的跌倒风险。高危患者悬挂标识，提醒家属重视。告知家属防跌倒坠床的注意事项，叮嘱家属留陪守护。将患者物品放于病床旁方便取用的地方。正确使用床挡保护。患者下床活动不穿拖鞋，裤脚不宜太长。夜间使用床头照明灯。

⑫ 沟通障碍风险的护理措施：保持病室安静，鼓励患者，不要急躁。安排熟悉患者情况，能够与其有效沟通的护士，提供连续性护理，以减少无效交流的次数。观察患者沟通障碍的相关因素，确认可以使用的交流方式。借助卡片、笔、本子、手势、图片，提供简单而满意的双向交流方式。尽量提问一些简单的句子，让患者用"是""否"或点头、摇头来回答。评价患者能够表达的基本语言及其听、写、读、理解、表达能力。

⑬ 误吸风险的护理措施：呕吐时予以头偏向一侧，及时清除口鼻分泌物。管喂鼻饲应抬高床头。密切观察患者有无呛咳、吞咽困难的表现。积极联合康复科对患者进食进行评估；床旁备吸痰器；定时巡视病房。

【健康教育】

（1）合理饮食。

以低脂肪、低热量、低盐饮食为主，保证高蛋白、高纤维素的摄入，饮食清淡，多食蔬菜水果，限制腌制类食物，不宜药补。

（2）休息与活动。

鼓励患者尽可能自理日常生活和做些力所能及的活动，注意劳逸结合；教会患者或家属进行肢体活动与体能锻炼，制订康复计划；要求患者每天由易到难按计划完成康复计划，家属鼓励、协助按时完成。

（3）用药指导。

遵医嘱按时按量服药，特别是抗高血压药，不要随意停药或减量，要定期测量血压，根据血压及医嘱及时调整药物及剂量。

（4）头部伤口。

观察伤口情况，若恢复良好，一般拆线一周后可以洗头。

（5）心理指导。

委婉地告诉患者，通过药物治疗、理疗及锻炼，瘫痪肢体有可能改善；鼓励患者正视现实，树立生活信心。

（6）复诊指导。

将主管医生的门诊时间、科室电话告知患者及家属，复诊前电话联系、预约挂号。3~6个月后携影像学资料及病历来院复诊。如有症状出现或加重，如头痛、呕吐、抽搐、手术部位流液流脓等，应及时来院就诊。

【护理评价】

经治疗与护理，患者是否：①颅内高压减轻或水肿减轻，无脑疝发生；②自主咳痰，呼吸道通畅；③自理能力提高；④能维持良好的营养状态；⑤能讲述预防再出血的自护方法；⑥未发生静脉血栓；⑦管道通畅，无意外拔管；⑧无跌倒坠床发生；⑨能表达基本需要；⑩未发生误吸。

第五节　烟雾病

烟雾病是一种病因不明的，以双侧颈内动脉末端及大脑前动脉、大脑中动脉起始部慢性进行性狭窄或闭塞为特征，并继发颅底异常血管网形成的一种脑血管疾病。由于这种颅底异常血管网在脑血管造影图像上形似"烟雾"，故称为"烟雾病"。

【病因】

烟雾病是一种罕见的进行性脑血管疾病，由大脑基底部的动脉阻塞引起，位于基底神经节。"烟雾"这个名字在日语里的意思是"喷出的烟雾"，它描述了乱作一团的小血管因阻塞而形成的混乱外观。烟雾病最早是在20世纪60年代在日本发现的，后来在其他国家也陆续发现。1969年日本学者Suzuki及Takaku将该病称之为"烟雾病"。

【临床表现】

（1）短暂性脑缺血发作型（TIA型）。

TIA型最多见，约占全部特发性烟雾病的70%。其临床特点是反复发生一过性瘫痪或力弱，多为偏瘫，亦可为左右交替性偏瘫或双偏瘫；发作后运动功能完全恢复；病程多为良性，有自发缓解或发作完全停止的倾向。极少数病例伴有半身惊厥发作、头痛或偏头痛。罕见一过性感觉障碍、不自主运动或智力障碍。

（2）梗死型。

急性脑卒中，导致持续性瘫痪、失语、视觉障碍和智力障碍。

（3）癫痫型。

频繁的癫痫发作、部分性发作或癫痫持续状态，伴脑电图癫痫样放电。

（4）出血型。

蛛网膜下腔出血或脑实质出血，成人患者出现本型的概率大于儿童患者。

以上临床分型的后三型合称为"非TIA型"，病程复杂多变，预后较差，多表现为混合型，如癫痫型加梗死型、癫痫型加TIA型等。如为单纯癫痫发作，预后不一定很差。无论何种类型，4岁以前起病者预后较差。此外，临床症状及其严重程度取决于侧支循环的代偿效果，如果能够维持足够的脑血流灌注，则可能不出现临床症状，或只有短暂的TIA型发作，或头痛；如果不能保持脑血流灌注，则症状严重，引起广泛脑损伤。

【辅助检查】

（1）数字减影血管造影（DSA）。

DSA是诊断烟雾病的"金标准"。通过造影可以选择性地观察颈内动脉、椎动脉、颈外动脉，可以清楚地看到颈内动脉的闭塞程度和代偿血管的起源。DSA也是术前评估必不可少的检查。烟雾病的典型造影表现为双侧颈内动脉末端、大脑前动脉、大脑中动脉狭窄或闭塞,且有烟雾样血管出现,约25%的烟雾病者出现大脑后动脉近端狭窄或闭塞。

(2)计算机断层扫描(CT)。

CT可显示脑出血、脑梗死和脑萎缩。在脑卒中发作或出血急性期应首选CT检查。脑缺血造成的低密度区常局限于皮质或皮质下,倾向多发和双侧,烟雾病患儿的大脑后动脉供血区域多见。约40%缺血症状的烟雾病患者CT检查正常。

CTA是烟雾病DSA外最常见的脑血管评估手段。和DSA相比,CTA的检查费用低、可行性和实用性更高。目前64排及以上CTA可以清楚地显示颈内动脉闭塞或狭窄,对烟雾病血管也可以良好地显示,对于可疑烟雾病患者首先选择CTA检查。同时,CTA也是血管重建术后复查的常规检查,可评价旁路血管的通畅程度。

(3)磁共振成像。

磁共振弥散加权成像(DWI)可早期(<1 h)诊断脑梗死;磁共振T1加权像能明确基底节区及丘脑部位扩张的烟雾样血管;磁共振T2加权像可明确大脑Willis环闭塞血管部位及扩张的烟雾样血管,并能观察到15%~44%成人患者的无症状性微出血,微出血可能是烟雾病出血性脑卒中的重要预测因素。

磁共振血管造影(MRA)是重要的无创性诊断手段。对儿童患者,MRI及MRA检查若符合以下标准,也可诊断为烟雾病:颈内动脉末端、大脑前动脉及中动脉起始段狭窄或闭塞;基底节区异常血管网形成;双侧受累。

(4)脑电图。

脑电图在成人中无特异性;在少儿患者休息时可见高电压慢波,主要在枕叶和额叶。过度换气可产生一种单相慢波,过度换气20~60 s后恢复正常。一半以上病例在慢波之后出现一个二相的慢波(这种特征性的表现被称为"重组波"),该二相慢波还可能与前一个慢波相延续,且比早期的慢波更不规则、更慢,通常在10 min内恢复正常。Kodama等发现烟雾病特征性脑电图改变,并称为"慢波再现现象",认为其可作为诊断指标。

【治疗原则】

(1)非手术治疗。

对烟雾病目前尚无确切有效的药物,但对于处在慢性期的患者或烟雾综合征患者，针对卒中危险因素或合并疾病的某些药物治疗可能是有益的，如血管扩张剂、抗血小板聚集药物及抗凝药等，但需要警惕药物的不良作用。建议对基础疾病或合并疾病进行积极的药物治疗，对卒中的危险因素进行有效的控制和管理。

（2）手术治疗。

颅内外血管重建手术是烟雾病和烟雾综合征的主要治疗方法。对于该病，不论是出血型或缺血型，目前较一致的观点是一旦确诊应尽早手术，但应避开脑梗死或颅内出血的急性期，一般为1～3个月。

（3）联合手术。

联合手术是直接和间接血管重建手术的组合。

【护理评估】

（1）评估患者的病史，包括家族史、既往史、用药史等；了解患者的饮食、营养摄入的情况。

（2）评估患者的生命体征、意识、瞳孔、肢体活动，有无头痛、呕吐、失语、咳嗽无力、吞咽困难、饮水呛咳等神经受损表现。

（3）评估患者及家属对疾病的认识、心理状态及社会支持状态。

（4）了解实验室及特殊检查结果，注意识别患者出现的脑出血、脑梗死等并发症。

【护理诊断】

（1）脑组织灌注异常：与脑组织受压及颅内高压等有关。

（2）疼痛：与手术切口疼痛有关。

（3）焦虑、知识缺乏：与病患者对疾病不了解，担心预后有关。

（4）潜在并发症：与再出血、脑组织萎缩、脑内腔隙增大有关；脑梗死与卧床、行动受限诱发缺血性症状的发作有关。

【护理目标】

（1）患者颅内高压减轻，水肿减轻。

（2）患者疼痛较前减轻。

（3）患者焦虑减轻。

（4）患者无再出血发生。

（5）患者无脑梗死及缺血性症状的发生。

【护理措施】

（1）术前护理。

① 做好术前准备，备皮，禁食水。

② 心理护理。安慰患者，消除其紧张恐惧心理，鼓励患者树立战胜疾病的信心。

③ 建立良好的沟通方式。患者语言沟通障碍，情绪容易激动，情绪刺激可以影响局部脑血流量。激动时，通气增加，引起脑血管收缩，脑血流量减少，因此给患者以关心、理解和安慰，使之产生亲近感和信任感，告诉患者手术对功能恢复有帮助，使其对手术有信心。

④ 密切观察患者的意识、瞳孔、生命体征的变化；注意观察患者有无大小便失禁及肢体功能障碍等变化，注意有无消化道出血的症状。

（2）术后护理。

① 脑组织灌注异常的护理措施：严密监测患者生命体征、意识、瞳孔、肢体活动、头痛等情况。术后留置管道期间采取平卧或头低脚高位促进脑组织复张。进行吹气球锻炼，促进脑组织复张。予以氧气吸入，增加脑组织供氧，减轻脑组织水肿。

② 疼痛的护理措施：鼓励患者说出疼痛的感受，给予心理安慰、精神支持。各种护理操作动作轻柔，集中时间进行诊疗。进行心理护理，教会患者放松技巧。必要时使用止痛药。

③ 焦虑、知识缺乏的护理措施：向患者家属讲解疾病的病理生理机制及手术相关、预后等情况。鼓励家属与同种疾病恢复期的家属建立沟通，以良好的预后事例鼓励患者战胜疾病。协助家属制定康复计划。多倾听家属的心声，积极与主管医生沟通。

④ 潜在并发症——再出血的护理措施：采取头低脚高位、患侧卧位。密切观察生命体征、意识、瞳孔、有无呕吐等现象。不使用强力脱水剂，必要时使用低渗液体。

⑤ 潜在并发症——脑梗死的护理措施：密切观察生命体征、意识、瞳孔、肢体活动及感觉的变化。加强健康宣教，消除患者紧张、恐惧的心理，树立战胜疾病的信心。防止低灌注状态下引起的脑梗死。严格探视，创造安静、舒适的病房环境。

【健康教育】

（1）饮食上多食蔬菜、水果，高蛋白、富含维生素和纤维素的易消化食物，保持大便通畅。

（2）适度的体育锻炼，保证充足的睡眠，积极地进行康复训练和治疗，降低致残率。

（3）遵医嘱服用药物，不要随意减药或停药，使用抗凝药期间观察有无出血倾向。

（4）术后6~8个月避免手术侧耳屏前方的皮肤受压，避免压迫该处向颅内供血的颞浅动脉。

（5）定期门诊随访，3个月或半年复查。如有头痛、头晕等不适，随时就诊。

【护理评价】

经治疗与护理，患者是否：①颅内高压减轻，水肿减轻；②疼痛较前减轻；③焦虑减轻；④无再出血发生；⑤脑梗死及缺血性症状的发生。

第五章

颅内肿瘤疾病常见症状及护理

第一节 神经胶质瘤

胶质瘤系发生于神经外胚层的肿瘤，占颅内肿瘤的 44.6%。国外报道该病发生率占颅内肿瘤的 22.2%～50.1%，国内报道为 18.2%～39.1%。以男性多见，发病高峰年龄为 30~40 岁。胶质瘤的特点包括：①生长方式：多数肿瘤呈浸润性生长，无明显边界，有些小脑星形细胞瘤、室管膜瘤或乳头状瘤等呈膨胀性生长，具有较完整的包膜。②生长部位及好发年龄：脑内任何部位均可生长，但不同类型的肿瘤多有一定的好发年龄和生长部位的规律性，髓母细胞瘤常发生于小孩，且多在小脑蚓部生长并伸入第四脑室内；脉络丛乳头状瘤和室管膜瘤多发生于成人，大多位于脑室系统内；松果体瘤多见于青年，位于第三脑室后部。③综合治疗：手术+术后放疗，也可合并应用化疗或免疫治疗。④脑水肿：该肿瘤周围多有不同程度水肿，肿瘤恶性程度高时，脑水肿更明显。⑤转移与复发：该肿瘤一般不向颅外转移；胶质细胞瘤呈浸润性生长，故手术难以完全切除，术后容易复发。

【病因】

（1）遗传因素。

（2）胚胎原基的发育异常。

（3）生物化学因素。

【临床表现】

癫痫发作为首发症状，常伴有头痛、精神运动性肌无力、明显呕吐与意识障碍。神经系统检查多数患者有视盘水肿与脑神经功能障碍。约50%的患者可出现肢体肌无力，也有部分患者出现言语困难、感觉障碍、视野改变。

【辅助诊断】

（1）CT。

CT扫描最常见的表现为低密度的脑内病灶，较均匀一致，占位效应不明显，瘤内无出血灶或坏死灶，瘤体周围无明显水肿影。部分患者CT扫描结果呈等密度。

（2）MRI。

MRI可明确显示肿瘤影及肿瘤浸润脑组织的程度。星形细胞瘤在MRI上，T1WI图像呈低信号，T2WI和FLAIR图像呈高信号。增强后，肿瘤有周边斑点状轻度强化影。少数患者可表现为囊性或瘤内出血。

【治疗原则】

（1）参照《中国胶质瘤指南》，采取手术加放疗和化疗为主的综合治疗。强烈推荐以最大范围安全切除肿瘤为手术基本原则（Ⅱ级证据），安全是指术后KPS>70分；推荐不能安全全切肿瘤者，可酌情采用肿瘤部分切除术、开颅活检术或立体定向（或导航下穿刺）活检术，明确肿瘤的组织病理学诊断。肿瘤切除程度与患者生存时间、对放疗和化疗等敏感度有关（Ⅰ级证据）。

（2）强烈推荐对局限于脑叶的胶质瘤应争取最大范围安全切除肿瘤（Ⅱ级证据）。基于胶质瘤膨胀、浸润性的生长方式及血供特点，推荐采用显微神经外科技术，以脑沟、脑回为边界，沿肿瘤边缘白质纤维束走向做解剖性切除，以最小限度组织和神经功能损伤获得最大限度肿瘤切除，并明确组织病理学诊断。

（3）对于优势半球弥漫浸润性生长、病灶侵及双侧半球、老年患者（年龄>65岁）、术前神经功能状况较差（KPS<70分）、脑内深部或脑干部位的恶性脑胶质瘤、脑胶质瘤病，推荐酌情采用肿瘤部分切除术、开颅活检术或立体定向（或导航下穿刺）活检术。

（4）目前认为肿瘤的病理类型、手术切除程度、发病年龄、病程、临床表现均可反映患者的预后。星形细胞瘤预后尚佳,肥大细胞型星形细胞瘤患者预后较差。

(5)肿瘤组织基因检测,通过基因检测找到治疗的靶向药物,找到肿瘤的遗传规律。

【护理评估】

(1)健康史。

包括吸烟史、饮酒史、既往史、家族史;重点询问患者有无外伤史,有无糖尿病、高血压等病史,发病到就诊的时间等。

(2)专科评估。

专科评估包括患者的意识、瞳孔、肌力、肌张力、生命体征等,重点评估患者有无明显的癫痫、头痛、呕吐、视盘水肿等颅内压增高表现。评估患者,如肿瘤压迫视神经致原发性视神经萎缩,可导致视力下降;运动区及其附近的肿瘤以及星形细胞瘤和少突胶质细胞瘤,伴有较高的癫痫发生率;肿瘤压迫小脑蚓部,患者表现为身体平衡障碍,走路及站立不稳。观察头痛、呕吐的严重程度。对于手术后的病人,重点观察血肿清除效果以及有无再发血肿,评估有无脑疝、感染等其他并发症。了解辅助检查结果。

(3)心理社会状况。

了解患者及家属的心理反应、文化程度、生活环境、宗教信仰、住址、家庭成员,患者在家中的地位和作用,陪护和患者的关系,经济状况及费用支付方式;了解患者及家庭成员对疾病的认识和期望值;了解患者的个性特点,有助于对患者进行针对性心理指导和护理支持。

【护理诊断】

(1)脑组织灌注异常:与脑组织受压及颅内高压等有关。

(2)舒适状态的改变:与脑肿胀、头痛、手术切口疼痛、管道安置有关。

(3)颅内压升高、脑疝的风险:与脑水肿、脑缺氧及护理不当有关。

(4)清理呼吸道低效:与意识障碍及长期卧床、肺部感染、咳痰无力有关。

(5)焦虑、知识缺乏(预感性悲哀):与患者对疾病不了解,担心预后有关。

(6)潜在并发症:与癫痫、中枢神经损伤大脑皮质异常放电有关;

(7)颅内感染:与术后伤口脑脊液漏有关;

（8）深静脉血栓：与患者卧床、下肢静脉回流障碍有关。

【护理目标】

（1）患者颅内高压减轻，水肿减轻。

（2）患者疼痛较前减轻。

（3）患者焦虑减轻。

（4）患者能自主咳痰，呼吸道通畅。

（5）患者无癫痫发生及有效预防癫痫。

（6）患者体温正常，无感染表现。

（7）患者无深静脉血栓的发生。

【护理措施】

（1）术前护理。

① 做好术前准备，备皮，术前禁食 6~8 h，禁饮 4~6 h。

② 心理护理。胶质瘤患者需采取综合性治疗，疗程长；化疗、放疗副作用多，应加强与患者及家属的交流，详细做好健康教育，使患者、家属积极配合，克服费用、家庭琐事带来的困扰。安慰患者，消除其紧张恐惧心理，鼓励患者树立战胜疾病的信心。

③ 密切观察患者的意识、瞳孔、生命体征的变化，听取其不适主诉。

④ 饮食。进食高蛋白、高热量、高营养、易消化的清淡饮食，以提高机体抵抗力和术后组织修复能力。术前两周戒烟酒，避免烟酒刺激呼吸道黏膜，引起上呼吸道感染，使呼吸道分泌物增加而影响手术和麻醉。

⑤ 训练床上大小便，避免术后因不习惯在床上排便而引起便秘、尿潴留。

⑥ 有癫痫发作史的患者服药不可中断，发作时四肢关节处加以保护以防脱臼、骨折；拉好床挡，以防坠床；间歇期可以下床活动，出现癫痫先兆即刻卧床休息。

（2）术后护理。

① 脑组织灌注异常的护理措施。

A. 严密监测患者的生命体征、意识、瞳孔、肢体活动、头痛等情况。

B. 保持室内安静；抬高床头 15~30°，避免扭转颈静脉。

C. 避免颅内压及腹内压增高，如剧烈运动、剧烈咳嗽及用力解大便；避免血压波动太大。

D. 予以氧气吸入，增加脑组织供氧，减轻脑组织水肿。

E. 注意调节输液速度，适当限制水分摄入，过量的水分可致血浆中 ADH 浓度增高，加重颅内压。

② 疼痛的护理措施。

A. 鼓励患者说出疼痛的感受，给予心理安慰、精神支持。

B. 各种护理操作动作轻柔，集中时间进行诊疗。

C. 进行心理护理，教会患者放松技巧。

D. 及时评估患者疼痛评分，必要时使用止痛药。

③ 避免颅内压升高、脑疝风险的护理措施。

A. 护理操作规范。急性期患者绝对卧床休息，抬高床头 15°~30°，利于静脉回流，减轻脑组织肿胀。

B. 严密观察患者的生命体征、意识、瞳孔、肢体活动，遵医嘱监测患者有无头痛、呕吐、血压高、呼吸慢、脉搏慢、一侧瞳孔散大、活动障碍或意识加深等症状，对于有手术指征的患者积极做好术前准备。

④ 清理呼吸道低效的护理措施。

A. 鼓励和指导患者咳嗽、咳痰。

B. 保持病室清洁，维持室温 18~22℃，湿度 50%~60%，避免空气干燥。

C. 密切观察患者的呼吸、面色、意识、瞳孔变化，每 4 h 监测体温 1 次。

D. 保持呼吸道通畅，及时清除分泌物及呕吐物，痰液黏稠时给予氧气湿化、雾化、滴药、排痰仪治疗，必要时切开气管。

E. 管喂时抬高床头，进食 1 h 内尽量不搬动患者。

⑤ 焦虑、知识缺乏（预感性悲哀）的护理措施。

A. 向患者家属讲解疾病的病理生理机制及手术相关、预后等情况。

B. 鼓励家属与同种疾病恢复期的家属建立沟通，以良好的预后事例鼓励患者战胜疾病。

C. 协助家属制定康复计划。

D. 多倾听家属的心声，积极与主管医生沟通。

⑥ 潜在并发症——癫痫的护理措施。

A. 严密观察患者有无癫痫发作，记录癫痫发作的时间、程度。

B. 遵医嘱使用抗癫痫药物，不自行减量减药。

C. 备好开口器、牙垫，防止患者因癫痫发作致舌被咬伤。

D. 发生癫痫时，保持气道通畅，积极进行抢救治疗。

⑦ 潜在并发症——颅内感染的护理措施。

A. 保持头部伤口敷料清洁干燥。

B. 每4 h监测体温1次。

C. 对有脑脊液漏的患者，按脑脊液漏的常规护理进行处理。

D. 遵医嘱使用抗生素。

E. 严密观察有引流管者，并每日记录引流液的颜色、性状，引流量，引流速度等。

⑧ 潜在并发症——深静脉血栓的护理措施。

A. 动态评估患者的出血风险，及时筛查高危者并做好预防指导。

B. 鼓励患者穿戴弹力袜，与医生沟通并采取物理预防措施，如气压治疗等。

C. 每日观察患者肢体有无肿胀、红肿，询问患者有无疼痛，若有异常及时做好记录，完善四肢血管彩超检查。

D. 高危患者床头悬挂标识，提醒家属重视。

【健康教育】

（1）心理调适。

患者在住院期间受到医护人员全方位的治疗、护理和照护，但出院后，观察病情和自理生活要靠自己，在取得家属的密切配合下，必须对患者进行心理调整，让其主动适应术后生活；保持积极、乐观的心态，积极自理个人生活。经常鼓励患者树立信心，保持情绪稳定；鼓励患者适当参加社会活动，消除思想顾虑。

（2）饮食。

进食高热、高蛋白（鱼、鸡、蛋、牛奶、豆浆等）、富含纤维素（韭菜、麦糊、芹菜等）、维生素丰富（新鲜蔬菜、水果）、低脂肪、低胆固醇饮食，少食动物脂肪、腌制品、辛辣等刺激性食物；限制烟酒、浓茶、咖啡。

（3）活动与休息。

① 适当休息1~3个月后可恢复一般体力活动。

② 坚持体能锻炼，如散步、太极拳等；劳逸结合，避免过度劳累。

③ 肢体活动障碍者，加强肢体功能锻炼：瘫痪肢体应保持功能位置，防止

足下垂。按摩、理疗患肢，针灸疗法，2次/d。练习行走，以减轻功能障碍，防止肌肉萎缩，行动不便者需有人陪伴，防止跌伤。

（4）癫痫相关知识宣教。

遵医嘱按时、按量服药，不可突然停药、改药及增减药量，坚持服抗癫痫药2年；宜进食清淡饮食，避免过饱；不宜单独外出、登高、游泳、驾驶车辆及高空作业；随身带有疾病卡（注明姓名、诊断、家人及联系方式）；发作时就地平卧，头偏向一侧，解开衣领及裤带，上下齿间放置手帕类物品，不强行按压抽搐肢体，不喂水和食物。

（5）随访。

了解患者出院后病情，若原有症状加重，如头痛、头昏、恶心、呕吐、抽搐，不明原因的持续高热，肢体乏力、麻木，手术部位发红、积液、渗液等需立即就诊。了解患者居家护理情况、饮食情况、活动与休息情况、药物服用及不良反应，告知其术后复查的时间等。

【护理评价】

经治疗与护理，患者是否：① 颅内高压减轻，水肿减轻；② 疼痛较前减轻；③ 焦虑减轻；④ 无再出血发生；⑤ 无癫痫发生及有效预防癫痫；⑥ 无深静脉血栓发生。

第二节　脑膜瘤

脑膜瘤起源于脑膜的中胚层肿瘤，发生率约2/10万，脑膜瘤约占颅内肿瘤的20%，发病率仅次于胶质瘤。发病高峰为30~50岁，男女发病比例约为2∶1。肿瘤一般为良性，生长慢，恶性少见。脑膜瘤好发于大脑半球矢状窦旁、大脑凸面、蝶骨嵴、鞍结节、颅底中央区、嗅沟、小脑等。肿瘤全切除预后良好，部分切除易复发。脑膜肉瘤是脑膜瘤的恶性类型，约占5%，预后差。

【病因】

（1）恶性脑膜瘤由各种致癌因素造成。

（2）脑膜瘤来源于蛛网膜细胞，蛛网膜细胞合成的赖蛋白和粘连分子能对脑膜的损伤作出直接的纤维修复反应。

【临床表现】

（1）脑膜瘤通常生长缓慢、病程长，一般为2～4年。

（2）肿瘤可以长得相当大，症状却很轻微，当神经系统失代偿，才出现病情迅速恶化。

（3）多先有刺激症状，如癫痫、偏瘫、视野缺失、失语或其他局灶症状。

（4）脑膜瘤可发生于颅内任何部位，好发部位及其局灶症状亦不同。

① 中央区：可有对侧的中枢性面瘫、单瘫或偏瘫及偏感觉障碍。优势侧半球受累可出现运动性失语；如有癫痫发作，以全身性发作较多，发作后抽搐肢体可有短暂瘫痪。

② 额叶：主要表现为精神症状，如淡漠、情绪欣快，无主动性，记忆力、注意力、理解力和判断力减退，大小便不自知。典型病例有强握反射及摸索动作。癫痫发作以全身性发作多见。

③ 顶叶：以感觉障碍为主，以定位感觉及辨别感觉障碍为特征。肢体的位置感觉减退或消失，可能有感觉性共济失调征。优势侧病变可有计算不能、失读、失写、自体失认及方向位置等的定向能力丧失。

④ 颞叶：可有对侧同向性象限盲或偏盲；优势侧病变有感觉性失语，癫痫发作，以精神运动性发作为特征；有幻嗅、幻听、幻想、似曾相识感及梦境状态等先兆。

⑤ 枕叶：亦有幻视，常以简单的形象、闪光或颜色为主要表现形式。有对侧同向性偏盲，但中心视野常保留。优势侧病变可有视觉失认、失读及视力变大或变小等症状。

⑥ 岛叶：主要表现为内脏反应，如打呃、恶心、腹部不适、流涎、胸闷、"气往上冲"及血管运动性反应等。

【辅助诊断】

（1）CT。

肿瘤呈圆形或分叶状或扁平状，边界清晰；密度均匀，呈等密度或偏高密度，少数可不均匀和呈低密度，为瘤内囊变或坏死，也可见钙化。增强后，密度均匀增高；瘤内钙化多均匀，但可不规则；局部颅骨可增生或破坏。

（2）MRI。

以硬脑膜为其基底，肿瘤在 T1 加权图像上约 60%为高信号，30%为低信号；在 T2 加权图像上，肿瘤呈低至高信号。在 T1 和 T2 加权图像上常可见肿瘤与脑组织之间呈低信号界面，对比增强后，脑膜瘤大都呈明显的边缘较清晰的均匀强化，部分内部坏死囊则变得呈现不均匀明显强化，伴脑膜尾征。

（3）正电子发射计算机断层显像（PET）。

PET 成像能从多角度反映脑膜瘤病变的代谢功能。PET 被证明用于脑膜瘤良恶性的鉴别、其他颅内肿瘤的鉴别、预后判断及疗效评估等方面。

（4）血管造影。

血管造影可显示肿瘤血供，利于设计手术方案、术前瘤供血动脉栓塞以及了解静脉窦受累情况等。血管造影下，脑膜瘤的特点有以下两点：

① 瘤血管成熟，动脉期有增粗的小动脉，毛细血管肿瘤染色，静脉期有粗大静脉包绕肿瘤。

② 颈外动脉增粗、血流速度加快。血管造影不再作为诊断的常规方法，采用核磁共振静脉造影（MRV）结合肿瘤增强扫描能清楚显示肿瘤对静脉窦的侵犯情况。

（5）虚拟现实技术（VR）。

该技术综合 CT、MRI 等影像信息，主要运用于颅内肿瘤、脑血管病、颅底病变等手术的虚拟现实术前计划。

【治疗原则】

对无症状脑膜瘤应观察 3~12 个月，再决定治疗方案，如扁平脑膜瘤、海绵窦内脑膜瘤、斜坡脑膜瘤等。对于出现肿瘤周围水肿、占位效应、伴智力下降的患者，以及位于幕上大脑凸面、矢旁、镰旁的脑膜瘤患者，如蝶骨嵴、鞍结节、嗅沟、桥小脑角等颅底脑膜瘤者，应早期手术。

（1）外科手术为首选方法。

能做到全切除者应争取做根治性手术，以减少复发。

（2）立体定向放射外科治疗。

立体定向放射外科治疗包括伽玛刀、X 刀和粒子刀，适用于术后肿瘤残留或复发、颅底和海绵窦内肿瘤，以肿瘤最大直径<3 cm 为宜。

(3）栓塞治疗。

栓塞治疗目前只限于颈外动脉供血为主的脑膜瘤。

(4）放射治疗。

放射治疗可作为血供丰富脑膜瘤术前、恶性脑膜瘤和非典型脑膜瘤术后的辅助治疗。

(5）药物治疗。

药物治疗用于复发、残留和不能手术的脑膜瘤。文献报告的药物有溴隐亭、枸橼酸他莫昔芬、米非司酮、曲匹地尔、羟基脲等。

【护理评估】

(1）健康史。

健康史一般包括：患者的年龄、职业、民族，饮食营养是否合理，有无烟酒嗜好，有无大小便异常，睡眠是否正常，生活是否能自理，有无接受知识的能力。既往史评估包括：患者有无癫痫发作、过敏史、用药史。询问患者是否有颅脑外伤和病毒感染史。家族史评估包括患者有无肿瘤家族史。

(2）专科评估。

询问患者起病方式，是否以头痛、呕吐、视力减退等为首发症状，评估患者有无颅内压增高的症状和表现，是否有癫痫发作；是否有视野损害，提示枕叶及颞叶深部肿瘤累及视辐射；有无运动和感觉障碍；有无精神症状、痴呆及个性改变，提示额叶受累等。了解辅助检查结果。

(3）心理社会评估。

了解患者及家属的心理反应、文化程度、生活环境、宗教信仰、住址、家庭成员，患者在家中的地位和作用，陪护和患者的关系，经济状况及费用支付方式；了解患者及家庭成员对疾病的认识和期望值；了解患者的个性特点，有助于对患者进行针对性心理指导和护理支持。

【护理诊断】

(1）脑组织灌注异常：与脑组织受压及颅内高压等有关。

(2）舒适状态的改变：与脑肿胀、头痛、手术切口疼痛、管道安置有关。

(3）精神行为异常（失语）：与肿瘤压迫功能区有关。

(4）焦虑、知识缺乏：与患者对疾病不了解，担心预后有关。

(5）清理呼吸道低效：与意识障碍及长期卧床、肺部感染、咳痰无力有关。

（6）潜在并发症：癫痫与中枢神经损伤大脑皮质异常放电有关；颅内感染与术后伤口脑脊液漏有关；深静脉血栓与患者卧床，下肢静脉回流障碍有关。

【护理目标】

（1）患者颅内高压减轻，水肿减轻。

（2）患者疼痛较前减轻。

（3）患者焦虑减轻。

（4）患者自主咳痰，呼吸道通畅。

（5）患者无癫痫发生及有效预防癫痫。

（6）患者体温正常，无感染表现。

（7）患者无深静脉血栓的发生。

（8）患者的精神行为异常有效控制。

【护理措施】

（1）术前护理。

① 做好术前准备，备皮，术前禁食 6~8 h，禁饮 4~6 h。

② 心理护理：脑膜瘤患者需采取综合性治疗，疗程长，化疗、放疗副作用多，应加强与患者及家属的交流，详细做好健康教育，使患者、家属积极配合，克服费用、家庭琐事带来的困扰；安慰病人，消除其紧张恐惧心理，鼓励病人树立战胜疾病的信心。

③ 密切观察患者的意识、瞳孔、生命体征的变化，听取其不适主诉。

④ 饮食：进食高蛋白、高热量、高营养、易消化的清淡饮食，以提高机体抵抗力和术后组织修复能力。术前两周戒烟酒，避免烟酒刺激呼吸道黏膜，引起上呼吸道感染，使呼吸道分泌物增加而影响手术和麻醉。

⑤ 训练床上大小便，避免术后因不习惯在床上排便而引起便秘、尿潴留。

⑥ 有癫痫发作史的患者服药不可中断，发作时四肢关节处加以保护以防脱臼、骨折；拉好床挡，以防坠床；间歇期可以下床活动，出现癫痫先兆即刻卧床休息。

（2）术后护理。

① 脑组织灌注异常的护理措施。

A. 严密监测患者的生命体征、意识、瞳孔、肢体活动、头痛等情况。

B. 保持室内安静；抬高床头 15°~30°，避免扭转颈静脉。

C. 避免增加颅内压及腹内压增高,如剧烈运动、剧烈咳嗽及用力解大便;避免血压波动太大。

D. 予以氧气吸入,增加脑组织供氧,减轻脑组织水肿。

E. 注意调节输液速度,适当限制水分摄入,过量的水分可致血浆中 ADH 浓度增高,加重颅内压。

② 疼痛的护理措施。

A. 鼓励患者说出疼痛的感受,给予心理安慰、精神支持。

B. 各种护理操作动作轻柔,集中时间进行诊疗。

C. 进行心理护理,教会患者放松技巧。

D. 及时评估患者疼痛评分,必要时使用止痛药。

③ 精神行为异常(失语)的护理措施。

A. 密切观察患者的精神状况,如出现欣快、不拘礼节、淡漠不语,甚至痴呆、性格改变时,应指导专人守护,不让其单独外出,并在患者衣服上贴以特殊标志,包括患者姓名、年龄、联系电话、所在医院及科室等,以防患者走失。

B. 积极与主管医生沟通,请心身医学科予以会诊。

C. 给予药物治疗,观察效果并记录。

④ 焦虑、知识缺乏的护理措施。

A. 向患者讲解疾病的病理生理机制及手术相关、预后等情况。

B. 鼓励家属与同种疾病恢复期的家属建立沟通,以良好的预后事例鼓励患者战胜疾病。

C. 协助家属制定康复计划。

D. 多倾听家属的心声,积极与主管医生沟通。

⑤ 清理呼吸道低效的护理措施。

A. 鼓励和指导患者咳嗽、咳痰。

B. 保持病室清洁,维持室温 18~22℃,湿度 50%~60%,避免空气干燥。

C. 密切观察患者的呼吸、面色、意识、瞳孔变化,每 4 h 监测体温 1 次。

D. 保持呼吸道通畅,及时清除分泌物及呕吐物,痰液黏稠时给予氧气湿化、雾化、滴药、排痰仪治疗,必要时切开气管。

E. 管喂时抬高床头,进食 1 h 内尽量不搬动患者。

⑥潜在并发症——癫痫的护理措施。

A. 严密观察患者有无癫痫发作，记录癫痫发作的时间、程度。

B. 遵医嘱使用抗癫痫药物，不自行减量减药。

C. 备好开口器、牙垫，防止患者因癫痫发作致舌被咬伤。

D. 发生癫痫时，保持气道通畅，积极进行抢救治疗。

⑦潜在并发症——颅内感染的护理措施。

A. 保持头部伤口敷料清洁干燥。

B. 每4 h监测体温1次。

C. 对有脑脊液漏患者，按脑脊液漏护理常规进行护理。

D. 遵医嘱使用抗生素。

E. 严密观察有引流管者并每日记录引流液的颜色、性状，引流量，引流速度等。

⑧潜在并发症——深静脉血栓的护理措施。

A. 动态评估患者的出血风险，及时筛查高危病员并做好预防指导。

B. 鼓励患者穿戴弹力袜，与医生沟通并采取物理预防措施，如气压治疗等。

C. 每日观察患者肢体有无肿胀、红肿，询问患者有无疼痛，若有异常及时做好记录，完善四肢血管彩超检查。

D. 高危患者床头悬挂标识，提醒家属重视。

【健康教育】

（1）心理调适。

患者在住院期间受到医护人员全方位的治疗、护理和照护，但出院后，观察病情和自理生活要靠自己，在取得家属的密切配合下，必须对患者进行心理调整，让其主动适应术后生活；保持积极、乐观的心态，积极自理个人生活。经常鼓励患者树立信心，保持情绪稳定；鼓励患者适当参加社会活动，消除思想顾虑。

（2）饮食。

进食高热、高蛋白（鱼、鸡、蛋、牛奶、豆浆等）、富含纤维素（韭菜、麦糊、芹菜等）、维生素丰富（新鲜蔬菜、水果）、低脂肪、低胆固醇饮食，少食动物脂肪、腌制品、辛辣等刺激性食物；限制烟酒、浓茶、咖啡。

(3)活动与休息。

①适当休息 1~3 个月后可恢复一般体力活动。

②坚持体能锻炼，如散步、打太极拳等；劳逸结合，避免过度劳累。

③肢体活动障碍者，加强肢体功能锻炼。

A. 瘫痪肢体应保持功能位置，防止足下垂。

B. 按摩、理疗患肢，针灸疗法，2 次/d。

C. 练习行走，以减轻功能障碍，防止肌肉萎缩，行动不便者需有人陪伴，防止跌伤。

D. 癫痫相关知识宣教；遵医嘱按时、按量服药，不可突然停药、改药及增减药量，坚持服抗癫痫药 2 年；宜清淡饮食，避免过饱；不宜单独外出、登高、游泳、驾驶车辆及高空作业；随身带有疾病卡（注明姓名、诊断、家人及联系方式）；发作时就地平卧，头偏向一侧，解开衣领及裤带，上下齿间放置手帕类物品，不强行按压抽搐肢体，不喂水和食物。

(4)随访。

了解患者出院后病情，若原有症状加重，如头痛、头昏、恶心、呕吐，抽搐，不明原因持续高热，肢体乏力、麻木，手术部位发红、积液、渗液等需立即就诊。了解患者居家护理情况、饮食情况、活动与休息情况、药物服用及不良反应，告知术后复查的时间等。

【护理评价】

经治疗与护理，患者是否：①颅内高压减轻，水肿减轻；②疼痛较前减轻；③焦虑减轻；④无再出血发生；⑤无癫痫发生及有效预防癫痫；⑥无深静脉血栓发生。

第三节 颅咽管瘤

颅咽管瘤是一种生长缓慢的轴外肿瘤，起源于颅咽管 Rathke 囊的残余细胞。颅咽管瘤占颅内肿瘤总数的 0.8%，其中鞍上肿瘤占 13%。颅咽管瘤发病年龄呈双峰样,好发于 5~15 岁和 45~60 岁人群,70% 发生于 15 岁以下的儿童和少年,发生率在所有年龄组中没有性别差异。亚洲的发病率高于其他国家。该病没有明确的遗传关系,很少有家族性的病例报道。

【病因】

目前,关于颅咽管瘤的病因及发病机制尚不完全清楚,比较认可的学说有胚胎残余学说、成熟细胞化生学说、双元学说等。

【临床表现】

(1)颅内压增高症状。

儿童首发症状表现为头痛、呕吐、视盘水肿、展神经麻痹、精神状态改变等。在儿童骨缝未闭前可见骨缝分开、头围增大、叩击呈破罐声、头皮静脉怒张等。

(2)视神经、视交叉受压症状。

成年患者的首发症状表现为视力减退、视野缺损和眼底变化等。鞍上型肿瘤因其生长方向无一定规律致压迫部位不同,视野缺损变化很大,可为象限盲、偏盲、暗点等。儿童患者对早期视野缺损多不注意,直至视力发生严重障碍时才被发现。

(3)内分泌功能障碍。

内分泌功能障碍主要是增大的肿瘤压迫垂体和(或)下丘脑所致。垂体功能障碍症状源于垂体前叶四种主要激素[生长激素(GH)、促甲状腺素(TSH)、促性腺激素(GnTH)、促肾上腺皮质激素(ACTH)]的分泌减少。儿童患者 GH 减少可表现为骨骼、牙齿生长迟缓甚至停止,发育障碍使身材矮小,称为垂体性侏儒症;TSH 减少可出现食欲缺乏、乏力倦怠、活动性少、基础代谢率低下、思想不能集中;GnTH 减少使性器官发育障碍,青春期女孩无月经、乳房不发育,男孩声音仍似幼儿、睾丸小、无阴毛、腋毛;ACTH 减少致应激和抗病力差,活动后易疲劳。其中,GH 和 GnTH 缺少最常见,占 77%~82%,TSH 和 ACTH 不足,占 25%~37%。成年女性患者可有月经失调或停经不孕,男性则有性功能减退。

(4)下丘脑损害症状。

下丘脑损害症状可表现为体温偏低、尿崩、嗜睡、脑性肥胖或消瘦、恶病质。其中,尿崩者每日尿量可达数千毫升甚至近万毫升,小儿夜间易尿床。这是肿瘤损伤视上核、室旁核、下丘脑-垂体束或垂体后叶引起抗利尿激素(ADH)

分泌减少或缺乏所致。另外，下丘脑和垂体柄受损可致催乳素抑制因子（PIE）分泌减少，使催乳素（PRL）水平增高，临床可产生溢乳、闭经。

（5）邻近压迫症状。

肿瘤向鞍旁生长者可产生海绵窦综合征；向蝶窦、筛窦生长者可致鼻出血、脑脊液鼻漏等；向颅前窝生长者可产生精神症状，如记忆力减退、定向力差、癫痫、嗅觉障碍等；向颅中窝生长者可产生颞叶复杂性精神运动性癫痫发作；少数患者肿瘤可向后生长而产生脑干症状，甚至长到颅后窝引起小脑症状等。

【辅助诊断】

（1）CT。

CT显示肿瘤囊变区呈低密度影，但也有因囊液中蛋白和胆固醇含量呈等、高密度。儿童患者大部分可见钙化灶。肿瘤实质部呈均一密度增高区。

（2）MRI。

MRI是诊断颅咽管瘤的首选方法。图像可呈多种信号影，而钙化部分常不能显示。在T1加权图像上表现为高、等或较低信号；T2加权图像上表现为高信号、信号强度均匀或不均匀。

（3）内分泌检查。

颅咽管瘤患者的血清GH、促黄体激素（LH）、促卵泡激素（FSH）、ACTH、TSH、T3、T4、皮质醇等均可不同程度低下，因垂体柄受压可有PRL的轻中度升高。除此之外，也可将24 h尿量、尿比重、尿和血渗透压、电解质作为最基本的检测项目。

【治疗原则】

（1）手术治疗。

伴有视力障碍或颅内压增高的颅咽管瘤均为手术适应证；垂体下丘脑功能障碍明显患者，手术应谨慎；失明很久而无颅内压增高患者或意识障碍不能耐受手术者，不宜手术。手术方法：行肿瘤切除术；切除肿瘤的同时行脑室腹腔分流术，适用于有视力损害和视丘下部功能障碍的患者，以解除视神经压迫和脑室梗阻，达到缓解颅内压增高及脑积水的目的。

（2）放射治疗。

手术次全切除肿瘤后，对于残余的肿瘤组织采用放射治疗，以增加患者的存活率，延缓肿瘤的复发时间。最常见的有伽玛刀治疗。

（3）化疗。

目前，尚无有效的药物。应用博来霉素注入肿瘤囊腔，可使囊内的分泌减少、肿瘤细胞退化。近年来，还有使用干扰素治疗颅咽管瘤的报道。临床应用药物治疗颅咽管瘤对囊性肿瘤较好，对混合型及实质性肿瘤疗效差。

【护理评估】

（1）健康史。

健康史一般评估包括：宗教信仰、文化程度、婚姻、民族、吸烟史、饮酒史、既往史；重点询问有无鼻窦炎病史等。

（2）专科评估。

专科评估包括意识、瞳孔、肌力、肌张力、生命体征等；重点评估有无明显的进行性颅内压增高及脑疝症状，有无视力减退、视野改变及多饮多尿情况，有无面容改变、肢端肥大、向心性肥胖、性欲减退、闭经、泌乳、腋毛减少等内分泌紊乱症状。

（3）心理社会状况。

了解患者及家属的心理反应，对功能恢复的疑虑，家属对患者的支持能力及程度。

【护理诊断】

（1）脑组织灌注异常：与脑组织受压及颅内高压等有关。

（2）疼痛：与手术切口疼痛有关。

（3）焦虑、知识缺乏：与患者对疾病不了解，担心预后有关。

（4）视力视野障碍：与患者视力减退、视野改变有关。

（5）潜在并发症：出血与手术止血不佳有关；尿崩症由垂体后叶或垂体柄损伤所致；脑脊液鼻漏与手术导致颅内外开放有关；垂体功能低下与手术导致垂体功能低下有关；电解质紊乱与术后多尿及出入量不平衡有关；感染与术后伤口脑脊液漏有关；癫痫与中枢神经损伤大脑皮质异常放电有关。

【护理目标】

（1）患者颅内高压减轻，水肿减轻。

（2）患者疼痛较前减轻。

（3）患者焦虑减轻。

（4）患者未出现相关并发症及有效预防相关并发症。

【护理措施】

（1）术前护理。

① 采取神经外科疾病常规护理。

② 有多饮多尿者遵医嘱记 24 h 出入量。

③ 如患者视力下降、视野缺损应进行风险评估，做好安全防护措施及安全宣教。

④ 对有颅内压增高者，按颅内压增高常规护理进行。

⑤ 遵医嘱完善内分泌各项检查。

⑥ 行经鼻蝶垂体瘤切除术者，术前需行以下准备：

A. 防止感冒。

B. 术前 3 d 遵医嘱用漱口溶液漱口，0.25% 氯霉素眼药水滴鼻 3 次/d，滴鼻时应采用仰头平卧位使药液充分进入鼻腔。

C. 术前 1 d 清理鼻腔、剪鼻毛，指导患者练习张口呼吸。

（2）术后护理。

① 脑组织灌注异常的护理措施。

A. 严密监测患者的生命体征、意识、瞳孔、肢体活动、头痛等情况。

B. 抬高床头 15°~30°，以利于颅内静脉回流。

C. 予以氧气吸入，增加脑组织供氧，减轻脑组织水肿。

② 疼痛的护理措施。

A. 鼓励患者说出疼痛的感受，给予心理安慰、精神支持。

B. 各种护理操作动作轻柔，集中时间进行诊疗。

C. 进行心理护理，教会患者放松技巧。

D. 必要时使用止痛药。

③ 焦虑、知识缺乏的护理措施。

A. 向患者家属讲解疾病的病理生理机制及手术相关、预后等情况。

B. 鼓励家属与同种疾病恢复期的家属建立沟通，以良好的预后事例鼓励患者战胜疾病。

C. 协助家属制定康复计划。

D. 多倾听家属的心声，积极与主管医生沟通。

④ 视力、视野障碍的护理措施。

A. 评估患者术后视力、视野情况并与术前进行比较，若较术前下降，常为手术损害所致；若发生突然性变化，应警惕颅内出血的可能，及时通知医生进行相关处理。

B. 注意安全，预防跌倒：a. 予以床挡保护，防止坠床；b. 病房布局合理，物品摆放整齐，无障碍物；c. 切勿半开门，防止视野缺损患者撞到房门；d. 保持病房地面干燥清洁，防止患者滑倒；e. 患者外出活动或检查时要有专人陪伴。

⑤ 潜在并发症——出血的护理措施。

常在术后 24 h 内发生，需严密观察病人有无意识障碍、瞳孔、生命体征变化、视物不清、视野缺损等，提示有颅内出血可能，并及时通知医生。

⑥ 潜在并发症——尿崩的护理措施。

A. 严密观察患者的尿量，准确记录出入量，保持水、电解质平衡；观察患者有无口渴、多饮、多尿现象。

B. 遵医嘱严格执行补液计划。

C. 遵医嘱严格使用控制尿崩的药物，如垂体后叶素、去氨加压素等。

D. 禁止摄入含糖液体，防止渗透性利尿，加重尿崩症。

E. 应准确记录 24 h 出入量，当患者连续 2 h 尿量>300 mL/h（儿童>150 mL/h）、尿密度<1.005。

⑦ 潜在并发症——脑脊液鼻漏的护理措施。

A. 观察鼻腔脑脊液漏的性质、颜色、量。

B. 病情允许可抬高床头 15°~30°，使脑组织移向颅底从而封闭漏口。

C. 每日行口腔护理，防止逆行感染。

D. 嘱患者勿挖鼻、自行堵塞鼻腔或冲洗鼻腔；勿用力咳嗽、解大便，保持情绪稳定。禁止鼻腔吸痰或插胃管。

E. 限制探视人数，减少外源性感染风险，每日开窗通风。

F. 关注患者体温变化，遵医嘱使用抗生素。

⑧ 潜在并发症——垂体功能低下的护理措施。

A. 由于机体不适应激素变化而引起，常发生于术后 3~5 d，严密观察患者有无头晕、恶心、呕吐、血压下降等症状。

B. 遵医嘱查血钾浓度，与低钾鉴别，并遵医嘱静滴氢化可的松，可缓解其症状。

⑨潜在并发症——电解质紊乱的护理措施。

A. 严密观察患者有无精神倦怠、表情淡漠等低钠表现;有无恶心、呕吐,四肢无力、肠麻痹等低钾表现。

B. 严密观察患者实验室检查电解质结果。嘱低钠、低钾患者多食柑橘、橙子、牛奶等。

⑩潜在并发症——感染的护理措施。

A. 保持头部伤口敷料清洁干燥。

B. 每4h监测体温1次。

C. 有脑脊液漏患者,按脑脊液漏护理常规进行。

⑪潜在并发症——癫痫的护理措施。

A. 严密观察患者有无癫痫发作,记录癫痫发作的时间、程度。

B. 遵医嘱使用抗癫痫药物,不自行减量减药。

C. 备好开口器、牙垫,防止患者因癫痫发作致舌被咬伤。

D. 发生癫痫时,保持气道通畅,积极进行抢救治疗。

【健康教育】

(1) 嘱有视力障碍患者行走时,注意安全,防跌倒。

(2) 告知患者遵医嘱服用激素替代药。

(3) 经鼻蝶垂体瘤切除手术后的患者,嘱其禁止做增加鼻腔压力的动作,如擤鼻、抠鼻、打喷嚏、大口吸气等。

【护理评价】

经治疗与护理,患者是否:① 颅内高压减轻,水肿减轻;② 疼痛较前减轻;③ 焦虑减轻;④ 未出现相关并发症及有效预防相关并发症。

第四节 垂体腺瘤

垂体腺瘤是指起源于蝶鞍内脑垂体细胞的良性肿瘤。人群发病率为16.7%,占颅内肿瘤总数的10%~15%,仅次于脑膜瘤和胶质瘤,位居第三位。男女比例无明显差异，好发年龄为青壮年。肿瘤向鞍旁和视丘下部生长，甚至可达第三脑室累及海绵窦，伸入颅中窝，长入脚间池，进入蝶窦内或鼻咽部。少数肿瘤血运丰富，容易发生出血，成为垂体卒中。垂体瘤对患者生长发育、劳动能力、生育功能及社会心理影响较大。国内外资料统计显示，垂体瘤术后病死率为0.4%~2%，术后复发率一般在12%~17%，也有资料显示垂体瘤术后复发在7%~35%不等。

【病因】

（1）垂体细胞自身缺陷机制，即单克隆起源学说，认为垂体瘤的发病源于垂体自身的病变或基因缺陷。

（2）下丘脑的促激素和垂体内的分泌因子可能在垂体瘤形成的阶段起促进作用，抑制因素的衰退对垂体肿瘤发生也起着促进作用。

【临床表现】

（1）早期表现。

垂体瘤早期表现为头痛。其发生原因为肿瘤直接刺激硬膜或鞍膈感觉神经，巨大腺瘤造成室间孔和中脑导水管梗阻使颅内压增高，患者突发剧烈头痛，并伴有其他神经系统损伤表现，提示垂体卒中。

（2）视神经受压症状。

视力、视野障碍，双颞侧偏盲，为肿瘤压迫视交叉所致视功能障碍的表现。单眼偏盲或全盲多为偏向一侧生长的肿瘤的表现；视力、视野障碍提示肿瘤向鞍后上方发展，晚期肿瘤时视神经萎缩将导致严重视力障碍。

（3）邻近压迫症状。

① 向外发展压迫或侵入海绵窦，可产生第Ⅲ、Ⅴ对脑神经及三叉神经第一支的障碍，其中以动眼神经最常受累，引起一侧眼睑下垂、眼球运动障碍。肿瘤沿颈内动脉周围生长，可使该动脉管腔渐变狭窄或闭塞，而产生偏瘫、失语等。肿瘤长入三叉神经半月节囊中，可产生继发性三叉神经痛；长到颅中窝可影响颞叶，有沟回发作，出现幻嗅、幻味、轻偏瘫、失语等。

② 向前方发展可压迫额叶而产生精神症状，如神志淡漠、欣快、智力锐减、健忘、癫痫发作，单侧或双侧嗅觉障碍及产生精神症状。

③ 向后方发展可长入脚间窝，压迫大脑脚及动眼神经，引起一侧动眼神经麻痹、对侧轻偏瘫表现，甚至可向后压迫导水管而引起阻塞性脑积水。

④向上方生长影响第三脑室，可产生下丘脑症状，如多饮、多尿、嗜睡，精神症状如近事遗忘、虚构、幻觉、定向力差、迟钝，以及视盘水肿、昏迷等。

⑤向下方生长可破坏鞍底，长入蝶窦、鼻咽部，产生反复少量鼻出血、鼻塞及脑脊液鼻漏等。

⑥向外上生长可长入内囊、基底节等处，产生偏瘫、感觉障碍等。

【辅助诊断】

（1）内分泌检查。

内分泌检查可分为垂体激素储备评估和高分泌功能性垂体瘤内分泌检测。

（2）脑血管造影。

脑血管造影以排除脑部动脉瘤或了解肿瘤供血及血管受压移位的情况,对疑有空蝶鞍者或有脑脊液鼻漏者可采用MRIT2加权像、脑脊液流动试验或碘水CT脑池造影检查。

（3）MRI。

MRI扫描是目前诊断垂体瘤的首要方式，肿瘤呈低信号灶，垂体上缘膨隆，垂体柄向健侧移位，瘤内出血可呈高信号灶。大腺瘤者可显示肿瘤与视神经、视交叉及与周围其他结构如颈内动脉、海绵窦、脑实质等的关系。

（4）CT。

微腺瘤的典型表现为垂体前叶侧方的低密度灶或少许增强的圆形病灶,向肿瘤对侧偏移，以及鞍底局部骨质受压下陷变薄，肿瘤常均匀强化，有时瘤内可出血、坏死或囊性变，该区域不被强化。鞍区CT扫描可以观察垂体瘤对蝶鞍骨质的破坏。另外，还可以显示蝶窦内的结构，特别是骨性结构，对指导经鼻垂体瘤切除手术的入路很有帮助。

【治疗原则】

（1）药物治疗。

药物治疗可抑制激素过度分泌、缩小或局限肿瘤、减少肿瘤血供的作用。因此，即使患者必须接受手术治疗，术前也应当给予相应药物。对于上述肿瘤术后残留，药物治疗亦有控制肿瘤生长、延缓复发的作用。

（2）手术。

手术适用于各种体积较大或侵袭性生长、已有视神经及其他压迫症状、出现下丘脑反应和脑积水的垂体瘤；微腺瘤中的 ACTH 瘤、无法承受药物治疗的 GH 瘤以及不耐受或治疗不敏感的 PRL 和 GH 瘤亦可采取手术治疗。

（3）保守治疗。

不愿意手术且药物治疗无效的患者，无治疗需求的高龄患者，均可采取保守观察及随访。

（4）放射治疗。

在垂体腺瘤的治疗中，放射治疗可作为手术治疗或药物治疗的辅助疗法，也可作为一种确定的治疗方法。

（5）伽玛刀治疗。

伽玛刀治疗应用立体定向外科三维定位方法，一次性或分次毁损靶灶组织，而周围正常组织因射线剂量锐减可免受损害。

【护理评估】

（1）健康史。

健康史一般评估包括：宗教信仰、文化程度、婚姻、民族、吸烟史、饮酒史、既往史、家族史；重点询问有无外伤史，受伤的原因，有无糖尿病、高血压等病史，损伤的部位，发病到就诊的时间等。

（2）专科评估。

专科评估包括是否出现视力、视野改变，是否有头痛、呕吐、尿崩症、癫痫、下丘脑功能障碍、闭经、泌乳或性功能低下，是否有肢端肥大、巨人症及库欣症，有无颅内压增高表现，有无视力、视野障碍，有无双颞侧偏盲，有无其他精神症状、癫痫及嗅觉障碍。

（3）心理社会状况。

了解患者及家属的心理反应，对功能恢复的疑虑，家属对患者的支持能力及程度。

【护理诊断】

（1）脑组织灌注异常：与脑组织受压及颅内高压等有关。

（2）舒适状态的改变：与头痛、鼻腔填塞有关。

（3）自我形象紊乱：与疾病所致面容及形态改变有关。

（4）焦虑、知识缺乏：与患者对疾病不了解，担心预后有关。

（5）潜在并发症：再出血与手术止血不佳有关；脑脊液鼻漏与手术导致颅

内外开发有关；尿崩由垂体后叶或者垂体柄损伤所致；电解质紊乱与术后多尿及出入量不平衡有关。

（6）有受伤的风险：视力、视野障碍与肿瘤压迫视神经及视交叉有关。

【护理目标】

（1）患者颅内高压减轻，水肿减轻。

（2）患者头痛减轻。

（3）患者能正确对待自身形象改变。

（4）患者未发生低颅内压及颅内感染。

（5）患者未发生尿崩。

（6）患者未发生电解质紊乱。

（7）患者未受伤。

（8）患者及家属焦虑情绪减轻。

【护理措施】

（1）术前护理。

① 术前准备。术前3日应用抗生素液（0.25%氯霉素）滴鼻4~6 h/次，复方氯己定含漱3次/d；术前1日剪鼻毛。

② 心理护理。当患者出现头痛、呕吐、视力障碍、容貌和体型改变时，易产生恐惧、自卑心理，而难以接受的医疗费用及手术的风险又加重患者的恐惧，甚至产生绝望的心理。医护人员应主动关心安慰患者，与患者及家属及时交流，了解患者的心理反应；针对不同的原因给予相应的心理干预，如提供本病治愈病例的相关信息，激发患者治愈疾病的信心；对患者出现的不适感，给予相应的治疗护理，以减轻其不适反应。

③ 密切观察患者的意识、瞳孔、生命体征的变化，听取其不适主诉。

④ 饮食。进食高蛋白、高热量、高营养、易消化的清淡食物，以提高机体抵抗力和术后组织修复能力。术前2周戒烟酒，避免烟酒刺激呼吸道黏膜，引起上呼吸道感染，使呼吸道分泌物增加而影响手术和麻醉。

⑤ 训练床上大小便，避免术后因不习惯在床上排便而引起便秘、尿潴留。

（2）术后护理。

① 脑组织灌注异常的护理措施。

A. 保持室内安静，抬高床头15°~30°，避免扭转颈静脉。

B. 避免颅内压及腹内压增高，如剧烈运动、剧烈咳嗽及用力解大便；避免血压波动太大等。

C. 予以氧气吸入，降低体温。

D. 注意调节输液速度，适当限制水分的摄入，过量的水分会使细胞外腔膨胀，可致血浆中 ADH 浓度升高，加重颅内压。

② 舒适状态改变的护理措施。

A. 提供安静舒适的环境，减少探视，有疼痛时报告医生，遵医嘱给予甘露醇及止痛药等。

B. 指导患者放松，如缓慢地呼吸、全身放松、肌肉放松、听舒缓的音乐等。

C. 指导患者张口呼吸，适当饮水，用湿纱布遮盖口腔等。

③ 自我形象紊乱的护理措施。

A. 尊重关心患者，鼓励患者表达自身感受。

B. 帮助患者正确认识疾病所致的形体外观改变，提高对形象改变的认识和适应能力；指导患者改善身体外观的方法，如衣服合体或适当的装饰。

C. 鼓励患者参加正常的社交活动。

④ 焦虑、知识缺乏的护理措施。

A. 向患者家属讲解疾病的病理生理机制及手术相关、预后等情况。

B. 鼓励家属与同种疾病恢复期的家属建立沟通，以良好的预后事例鼓励患者战胜疾病。

C. 协助家属制定康复计划。

D. 多倾听家属的心声，积极与主管医生沟通。

⑤ 潜在并发症——再出血的护理措施。

A. 密切观察患者的意识、瞳孔、肢体活动。

B. 遵医嘱使用止血药物。

C. 嘱患者勿用力咳嗽、解大便，保持情绪稳定。

⑥ 潜在并发症——脑脊液鼻漏的护理措施。

A. 观察鼻腔脑脊液漏的性质、颜色、量。

B. 病情允许可抬高床头 15°~30°，使脑组织移向颅底从而封闭漏口。

C. 每日行口腔护理，防止逆行感染。

D. 嘱患者勿挖鼻、自行堵塞鼻腔或冲洗鼻腔；勿用力咳嗽、解大便；保持情绪稳定；禁止鼻腔吸痰或插胃管。

E. 限制探视人数，减少外源性感染风险，每日开窗通风。

F. 关注患者体温变化，遵医嘱使用抗生素。

⑦潜在并发症——尿崩的护理措施。

A. 严密观察患者的尿量，准确记录出入量，保持水、电解质平衡；观察患者有无口渴、多饮、多尿现象。

B. 遵医嘱严格执行补液计划。

C. 遵医嘱严格使用控制尿崩的药物，如垂体后叶素、去氨加压素等。

D. 禁止摄入含糖液体，防止渗透性利尿，加重尿崩症。

E. 应准确记录24 h出入量，当患者连续2 h尿量>300 mL/h（儿童>150 mL/h）、尿密度<1.005。

⑧潜在并发症——电解质紊乱的护理措施。

A. 严密观察患者有无精神倦怠、表情淡漠等低钠表现；有无恶心、呕吐，四肢无力、肠麻痹等低钾表现。

B. 严密观察患者实验室检查电解质结果。

C. 嘱低钠、低钾患者多食柑橘、橙子、牛奶等。

⑨视力、视野障碍的护理措施。

A. 向患者介绍病室环境，提供适当的光源。

B. 将水、日常用物、呼叫器放于患者视野范围内。

C. 讲解有关安全的隐患。

D. 拉好床挡，嘱患者家属24 h留陪。

【健康教育】

（1）饮食以高蛋白、高维生素、低脂肪、易消化的食物为宜，适量进食水果、粗纤维蔬菜，保持大便通畅，防止颅内压增高。

（2）注意劳逸结合，保持心情舒畅。

（3）准确记录出入量。

（4）按医嘱服药，不得擅自停药；出院2周后神经外科门诊复查，若有头痛、视野异常、尿量增高、脑脊液漏、癫痫发生等及时送医院就诊。

【护理评价】

经治疗与护理，患者是否：①颅内高压减轻，水肿减轻；②疼痛较前减轻；③焦虑减轻；④无再出血发生；⑤无电解质紊乱；⑥未受伤；⑦无尿崩发生。

第五节 听神经鞘瘤

听神经瘤（Acoustic Neuroma，AN）是发生于桥小脑角区的最常见肿瘤，属良性肿瘤，其发生率占桥小脑角肿瘤总数的第一位（80%~90%），占颅内肿瘤总数的第四位（8%~10%）。该病常见于中年人，发病年龄多在30~60岁，男女比例为1∶2，大部分起源于位于内耳前庭神经鞘膜施万细胞。一般而言，肿瘤起初是在内听道口周围和中枢髓鞘连接处沿前庭神经增生，可往内听道生长，也可以从内听道往桥小脑角扩展并压迫脑干，进而危及生命。

【病因】

（1）遗传因素，主要是抑癌基因（NF2）的缺失，导致细胞过度增生。

（2）机械性损伤，主要与长时间的噪声刺激有关。

（3）继发于其他相关疾病，如炎症。

（4）电离辐射。

（5）其他未知的因素。据文献报道，听神经瘤有5种生长方式，包括进行性增大、稳定增大、顿挫生长、静止和缩小。其中，增大为听神经瘤的主要生长方式，静止和缩小仅占小部分。

【临床表现】

（1）听力下降。

听力下降为听神经瘤最常见的临床表现，约占总数的95%，为蜗神经受压损伤或耳蜗血供受累所致。其主要表现为单侧或非对称性渐进性听力下降，多先累及高频听力，但也可表现为突发性听力下降，其可能为肿瘤累及内耳滋养血管所致。

（2）耳鸣。

耳鸣约占临床表现总数的70%，以高频音为主。顽固性耳鸣在听力完全丧失后仍可存在。

(3) 眩晕。

眩晕可反复发作，大多为非真性旋转性眩晕，以步态不稳和平衡失调为主，多出现在听神经瘤生长的早期，为前庭神经或迷路血供受累所致，症状可随前庭功能代偿而逐渐减轻或消失。

(4) 面部疼痛或感觉减退。

面部疼痛或感觉减退为肿瘤生长压迫三叉神经所致，体检时可发现角膜反射减弱或消失，面部疼痛、感觉减退。

(5) 步态不稳、共济失调、辨距不良。

步态不稳、共济失调、辨距不良为小脑脚及小脑半球受压所致，通常出现在瘤体较大的听神经瘤患者中。

(6) 颅高压表现。

肿瘤生长可导致脑脊液循环通路闭塞，引起脑室系统扩张，从而产生头痛、恶心、呕吐、视盘水肿等颅内压增高症状。

(7) 面神经麻痹。

听神经瘤患者较少出现面神经麻痹，特殊情况下因肿瘤推移、压迫面神经而出现不同程度的周围性面神经麻痹及同侧舌前 2/3 味觉减退或消失。少数听神经瘤患者由于内听道口相对狭窄，可在早期出现面神经麻痹，偶伴面肌痉挛。

(8) 声音嘶哑、吞咽困难、饮水呛咳。

声音嘶哑、吞咽困难、饮水呛咳为后组脑神经受累所致，可出现在肿瘤生长晚期。体检可发现同侧舌后 1/3 味觉减退或消失、软腭麻痹、同侧咽反射消失及声带麻痹。

(9) 偏瘫、躯体感觉减退。

偏瘫、躯体感觉减退不常见。若肿瘤增大向内侧直接挤压脑干，可引起脑干内传导束功能障碍，出现对侧肢体不同程度的偏瘫、浅感觉减退；若肿瘤推挤脑干使之受压于对侧小脑幕裂孔边缘，则可出现患侧或双侧偏瘫、感觉减退。

【辅助诊断】

(1) 听力功能检查。

听力功能检查包括纯音测听（PTA）、听性脑干反应（ABR）、言语识别率（SRS）、畸变产物耳声发射（DPOAE）等。

（2）面神经功能检查。

面神经功能检查有两大类：肌电学检查和非肌电学检查。针对肿瘤源性面瘫，可见肌电图有纤颤电位和多相电位，表示有变性和再生同时发生。当肿瘤生长相当缓慢时，肌纤维有足够时间被神经再生新芽重新支配，其速度与失神经支配的速度差不多一样快，所以可不出现纤颤电位，而且运动单元会很大，随意运动受干扰不明显。患侧肌电图试验应与健侧对比，以发现患侧的微小差异。

（3）前庭功能检查。

眼震电图常见向健侧的自发性眼震，冷热试验及前庭诱发肌源性电位（VEMP）有助于判断听神经瘤的起源神经。

（4）影像学检查。

包括颞骨 CT、内听道及桥小脑角增强 MRI。

【治疗原则】

散发性听神经瘤处理策略包括随访观察、手术治疗和立体定向放射外科治疗。对于症状出现恶化的患者，必要时还可采取包括脑室腹腔分流术等其他补救措施在内的治疗手段。参照 Koos 分级，建议处理原则如下：

Ⅰ级：以随访为主，每 6 个月行 MRI 增强扫描，如随访过程中出现肿瘤生长，且患者存在有效听力，可以考虑采取保留听力的手术治疗；如患者已无有效听力，首选手术治疗，但对于 70 岁以上全身条件差无法耐受手术的患者，首选立体定向放射外科治疗。

Ⅱ~Ⅲ级：如患者存在有效听力，可以考虑采取保留听力的手术入路或立体定向放射外科治疗；若患者已无有效听力，首选手术治疗，立体定向放射外科治疗可以作为备选。对于体积不大又无生长的Ⅱ~Ⅲ级听神经瘤，可先行保守观察，如肿瘤增大，可以考虑采取保留听力的手术入路或立体定向放射外科治疗。

Ⅳ级：首选手术治疗，如患者不能耐受手术或拒绝手术，可以尝试立体定向放射外科治疗。

【护理评估】

（1）健康史。

健康史一般评估包括：宗教信仰、文化程度、婚姻、民族、吸烟史、饮酒史、既往史、家族史；重点询问有无听神经瘤家族史，有无糖尿病、高血压等病史，发病到就诊的时间等。

（2）专科评估。

专科评估包括意识、瞳孔、肌力、肌张力、生命体征等，评估有无进行性听力减退、耳鸣及眩晕症状，有无面部疼痛或感觉减退、步态不稳、共济失调、颅内高压表现及脑干受压表现等。对于手术后的患者，重点观察有无颅内出血、脑脊液漏及后组颅神经受损情况等。

（3）心理社会状况。

了解患者及家属的心理反应，对功能恢复的疑虑，家属对患者的支持能力及程度。

【护理诊断】

（1）脑组织灌注异常：与脑组织水肿及颅内高压等有关。

（2）疼痛：与手术切口疼痛有关。

（3）焦虑、知识缺乏：与患者对疾病不了解，担心预后有关。

（4）自我形象紊乱：与术后面神经麻痹及听力丧失有关

（5）潜在并发症：颅内出血与手术切口愈合不佳有关；脑脊液漏与肿瘤过大导致硬脑膜缝合存在间隙有关；误吸与术中损伤后组颅神经导致的吞咽障碍有关。

【护理目标】

（1）患者颅内高压减轻，水肿减轻。

（2）患者疼痛较前减轻。

（3）患者焦虑减轻。

（4）患者能正确面对自身形象改变。

（5）患者无再出血发生。

（6）患者无脑脊液漏发生。

（7）患者无误吸发生。

【护理措施】

（1）术前护理。

① 做好术前准备，备皮，禁食水。

② 心理护理：安慰病人，消除其紧张恐惧心理，鼓励患者树立战胜疾病的信心。

③ 密切观察患者的意识、瞳孔、生命体征的变化，听取其不适主诉。

④ 保持大便通畅，便秘时应遵医嘱定期给予缓泻药物，并嘱患者排便时勿用力过猛。

（2）术后护理。

① 脑组织灌注异常的护理措施。

A. 严密监测患者的生命体征、意识、瞳孔、肢体活动、头痛等情况。

B. 术后平卧或抬高床头 30°。

C. 予以氧气吸入，增加脑组织供氧，减轻脑组织水肿。

D. 避免颅内压及腹内压增高，如避免剧烈运动、用力解大便等。

② 疼痛的护理措施。

A. 认真观察患者头痛的性质、持续时间、发作次数、程度及伴随症状等，并做好记录。

B. 各种护理操作动作轻柔，调整好舒适体位。

C. 进行精神安慰和心理疏导，教会患者放松技巧。

D. 遵医嘱使用止痛药，观察并记录用药效果。

③ 焦虑、知识缺乏的护理措施。

A. 向患者家属讲解疾病的病理生理机制及手术相关、预后等情况。

B. 鼓励家属与同种疾病恢复期的家属建立沟通，以良好的预后事例鼓励患者战胜疾病。

C. 协助家属制定康复计划。

D. 多倾听家属的心声，积极与主管医生沟通。

④ 自我形象紊乱的护理措施。

A. 坚持面口部的康复训练，指导患者每日进行鼓腮、龇牙、微笑、皱眉和双侧面部按摩方向进行伸舌运动。

B. 对听力下降的患者，积极与其进行语言和手势交流，站在患者听力正常的一侧说话，采用图片或手势等方式交流。

C. 指导患者改善身体外观的方法，如衣服合体或适当的装饰。

D. 鼓励患者参加正常的社交活动。

⑤ 潜在并发症——颅内出血的护理措施。

A. 严密观察患者的生命体征、意识、瞳孔、肌力和肌张力变化，并做好记录。

B. 严密观察患者的伤口敷料情况，有无渗血渗液。

⑥ 潜在并发症——脑脊液漏的护理措施。

A. 术后绝对卧床休息。

B. 严密观察患者有无口鼻耳漏发生，尤其是鼻部有无漏液情况。

C. 注意观察鼻部漏液的颜色、性质，注意鼻涕和脑脊液的区分。

⑦ 潜在并发症——误吸的护理措施。

A. 进食前后均进行口腔清洁，增强口腔刺激，提高患者对食物的感觉。

B. 进食过程中采取端坐位，食物放于口腔健侧舌根部或健侧颊部，指导患者反复吞咽、交替吞咽。

C. 进食时间控制在 30 min 左右为宜，进食后保持坐位或半坐位 20~30 min，不宜翻身拍背。

D. 严密观察患者进食时有无呛咳、呼吸困难等情况的发生。

【健康教育】

（1）饮食以高蛋白、高维生素、低脂肪、易消化的食物为宜，适量进食水果、粗纤维蔬菜；保持大便通畅，防止颅内压增高；饮食要格外小心，防止误吸。

（2）注意劳逸结合，保持心情舒畅。

（3）术后避免乘坐飞机，避免剧烈运动。

（4）按医嘱服药，不得擅自停药；出院 2 周后神经外科门诊复查，若有头痛、呕吐、偏瘫、肢体乏力、记忆力减退、大小便失禁等及时送医院就诊。

【护理评价】

经治疗与护理，患者是否：① 颅内高压减轻，水肿减轻；② 疼痛较前减轻；③ 焦虑减轻；④ 能正确面对自身形象；⑤ 无再出血发生；⑥ 无脑脊液漏发生；⑦ 无误吸发生。

第六章

脊柱疾病常见症状及护理

第一节 椎管内肿瘤

椎管内肿瘤亦称为脊髓肿瘤,是指发生于脊髓本身及椎管内与脊髓邻近组织结构的原发性及继发性肿瘤,分为硬脊膜外和硬脊膜内肿瘤两大类。硬脊膜内肿瘤以原发性多见,硬脊膜外肿瘤以转移瘤多见。椎管内肿瘤可发生于任何年龄,以 20~60 岁发病率高。椎管内肿瘤,绝大多数起源于脊髓、终丝、神经根及脊膜的细胞成分,且好发于髓外,可见于脊髓的任何节段和马尾神经,但以胸段最多见,占 42%~67%,颈段占 20%~26%。原发性的髓内肿瘤中,星形细胞瘤最常见,其次为室管膜瘤和血管母细胞瘤,较少见的是非胶质源性肿瘤、胚胎源性肿瘤和髓内转移瘤。大多数髓外肿瘤是脊膜瘤和神经鞘瘤。

【病因病理】

(1)神经鞘瘤。

① 概述:神经鞘瘤是起源于 Schwann 鞘的良性肿瘤,起病缓慢,多在中年时发现,占所有脊髓肿瘤的 25%,以胸段多见,其次为颈段和腰段。

② 病理:肉眼可见有包膜的梭形结带,起于神经干内,神经鞘是形成肿瘤包膜的一部分,周围无反应层。

（2）脊膜瘤。

① 概述：脊膜瘤是最常见的一种脊髓肿瘤，约占椎管内肿瘤总数的26%，女性多于男性，以30~60岁多见，多发生于胸段。

② 病理：肿瘤大体呈球形，分叶状、扁平或不规则形；表面光滑，质硬，偶有囊性变、钙化；切面灰红色，颗粒状或条状旋涡状。肿瘤呈膨胀性生长。

（3）神经胶质瘤。

① 概述：神经胶质瘤为脊髓内生长的多发肿瘤，中青年多见。因生长部位特殊，预后一般不佳。

② 病理：神经胶质瘤包括星形细胞瘤、室管膜瘤等。星形细胞瘤可见于脊髓各节段，以胸段最多，呈浸润性生长，与脊髓组织之间几乎无界限，质地软，使脊髓组织呈梭形；室管膜瘤来自脊髓中央管表面的室管膜细胞，质地较硬，常有明显分界。

【分类】

椎管内肿瘤分类较多，目前采用以下分类：

（1）硬脊膜外肿瘤。

硬脊膜外肿瘤包括转移瘤、脂肪瘤、畸胎瘤、脊索瘤、神经纤维瘤、血管瘤、表皮样囊肿。

（2）硬脊膜内髓外肿瘤。

硬脊膜内髓外肿瘤包括脊膜瘤、神经鞘瘤、表皮样囊肿、血管畸形、畸胎瘤、转移瘤。

（3）硬脊膜内髓内肿瘤。

硬脊膜内髓内肿瘤包括室管膜瘤、星形细胞瘤、神经胶质母细胞瘤、血管畸形、淋巴瘤、转移瘤。

总的来说，椎管内肿瘤的神经鞘瘤、脊膜瘤、神经胶质瘤最常见。

【临床表现】

（1）神经鞘瘤。

小的神经鞘瘤可无任何症状。一般神经鞘瘤多位于脊髓的后根，多首先表现为单侧的根性痛。患者表现为不同程度的颈部及上肢疼痛、麻木感及放射痛，休息时不能缓解。肿瘤增大时可呈哑铃状出现，发生于神经根出神经孔处，引起神经根压迫症状，巨大神经鞘瘤可侵犯椎体及椎旁软组织。

（2）脊膜瘤肿瘤。

脊膜瘤肿瘤侵犯神经根时表现为神经根激惹症状。肿瘤位于腹侧或背侧，可出现躯干或下肢的感觉和运动障碍，出现脊髓前部损伤综合征、脊髓后部损伤综合征及脊髓半切综合征等。

（3）神经胶质瘤。

① 疼痛：为最早出现的症状，疼痛从颈背部扩展至肩、手臂，多为持续性疼痛。

② 感觉障碍：自上而下发展，且有感觉分离现象。

③ 肌萎缩：颈段肿瘤主要表现为上肢肌肉萎缩。

常见脊髓肿瘤的症状与体征见表 6-1。

表 6-1 常见脊髓肿瘤的症状与体征

临床表现	神经鞘瘤	脊膜瘤	神经胶质瘤
神经根痛	多见	一般不明显	少见
感觉障碍	自上而下	自下而上	自上而下
髓半切征	多见	有	少见
束带样感	常见	常见	少见
肌肉萎缩	较局限	较局限	广泛
锥体束征	早期出现	早期出现	晚期出现
小便障碍	晚期出现	晚期出现	晚期出现
皮肤营养障碍	晚期可出现	晚期出现	多见
脊髓休克	极少见	极少见	晚期出现
蛛网膜下隙梗阻	明显	多见	晚期出现
脑脊液蛋白质定量	明显增加	中度增加	轻度增高
X 线平片	椎弓间距变宽	砂粒样钙化	无改变
脊髓造影	杯口状缺损	杯口状缺损	喇叭状缺损

【诊断要点】

（1）神经鞘瘤（图 6-1）。

① 起病缓慢，病史较长，青壮年发病率高，儿童少见。

② 首发症状多为肿瘤相应部位的根性疼痛且持续时间较长，脊髓半切症状多见。脊髓横贯性损害及自主神经功能障碍出现较晚，且不严重。

③ 蛛网膜下隙梗阻发生较早，脑脊液检查蛋白质定量显著增多，甚至脑脊液呈黄色，放置凝固，腰椎穿刺后症状大多加重。

④ X 线片可以发现多数由椎管内肿瘤引起的骨质改变，可使椎弓根内缘骨质吸收变薄，当侵犯椎体时可出现病理骨折。

⑤ CT 能显示肿瘤邻近组织关系及骨质破坏情况。

⑥ MRI 显示 90%以上的神经鞘瘤位于椎管后外侧，其中硬脊膜下占总数的 66%，硬脊膜内外呈哑铃状占总数的 17%，完全位于硬脊膜外者占总数的 17%。

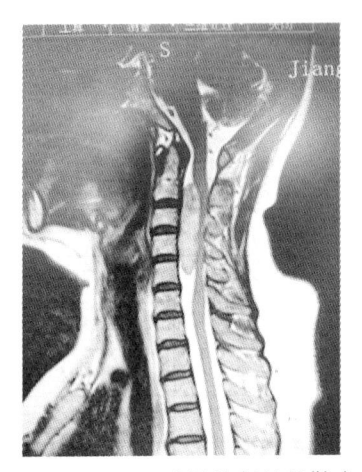

图 6-1　C2~C5 脊髓腹侧神经鞘瘤

（2）脊膜瘤（图 6-2）。

① 首选 MRI，肿瘤的宽基底依附于硬脊膜上，有均匀强化征象，可有钙化现象。

② 病史较长，早期症状不明显，首发症状以肿瘤所在部位相应肢体麻木不适多见。

③ 多发生于中年以上女性。

④ X 线检查，有部分可见有砂粒样钙化。

⑤ 腰椎穿刺后症状可加重，脑脊液蛋白质中度增加。

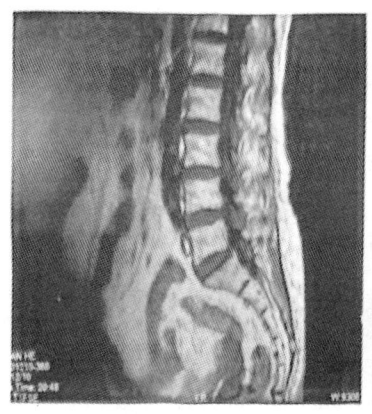

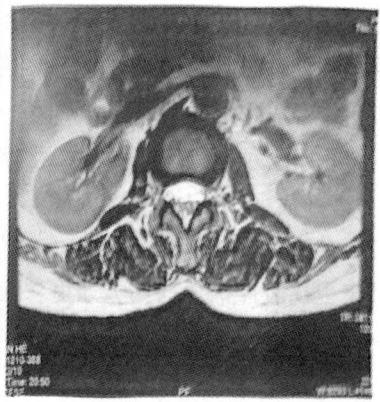

图 6-2　T4~T5 脊膜瘤

（3）神经胶质瘤。

MRI 能清楚地显示肿瘤部位、范围及侵犯方向。

【治疗】

（1）神经鞘瘤。

神经鞘瘤为良性肿瘤，包膜完整，应予手术切除，一般手术效果良好。若肿瘤压迫脊髓出现横贯性损害，由于脊髓长期受压变性，有时功能恢复并不理想，因此手术宜在早期进行。唯一的治疗方法是手术切除，根治性整体切除术为首选方案。

（2）脊膜瘤。

脊膜瘤属于良性脊髓肿瘤，手术切除治疗效果良好。有的患者虽已出现脊髓横贯性损害，但肿瘤切除后，脊髓功能仍可能恢复。手术技巧如下：

① 脊膜瘤大多和硬脊膜有紧密相连的较宽基底，手术可在显微镜下操作，先沿肿瘤基底硬脊膜内层剥离，如有困难可将附着的硬脊膜全层切除，以减少出血和肿瘤复发。

② 脊膜瘤多数血运较丰富，手术时应先电凝阻断供应肿瘤的血管，以减少出血。

③ 对于生长在脊髓背侧或背外侧的肿瘤，先剥离肿瘤基底阻断血运，肿瘤体积缩小后游离，再分离瘤体周围粘连，以完整取下肿瘤。

④ 对于位于脊髓前方或前侧方的肿瘤，切忌勉强全切，以免过度牵拉脊

髓造成损伤，应先进行包膜内分块切除，肿瘤体积缩小后再切除包膜。为了充分暴露术野，有时需要切断1~2个神经根和齿状韧带。

（3）神经胶质瘤。

尽早手术，尽可能全部切除；化疗及放疗；预防并发症。

【护理评估】

（1）健康史。

健康史一般评估包括：吸烟史、饮酒史、既往史、家族史，有无糖尿病、高血压等病史。

（2）专科评估。

① 评估有无感觉功能障碍。

A. 疼痛：询问患者有无刺激性疼痛及疼痛的程度，是否影响休息与睡眠。由于肿瘤刺激神经后根、传导束以及硬脊膜受牵引所致，可因咳嗽、喷嚏、大便用力而加重，有"刀割样""针扎样"疼痛感。部分患者表现为平卧疼，因平卧后脊髓延长，改变了神经根与脊髓、脊柱的关系所致。

B. 感觉异常：表现为感觉不良，如麻木、蚁走感、针刺、烧灼、冷等；感觉错乱如触为疼、冷为热。

C. 感觉缺失：相应的神经根损害，部分感觉缺失，表现为割伤、烧伤后不知疼痛，当发现后才被意识。

② 评估有无运动障碍。

肢体无力，颈段脊髓肿瘤时上肢不能高举，握物不稳，不能完成精细的动作；下肢举步无力、僵硬、易跌，甚至肌肉萎缩与瘫痪（偏瘫、全瘫、高位瘫、低位瘫）。

③ 评估是否有反射异常。

肿瘤所在的平面由于神经根和脊髓受压使反射弧中断，而发生反射减弱或反射消失。肿瘤所在节段以下深反射亢进、浅反射消失，并出现病理反射。

④ 评估有无自主神经功能障碍。

A. 膀胱和直肠功能障碍表现为尿频、尿急、排尿困难，甚至尿潴留、尿失禁，大便秘结、失禁。

B. 排汗异常。由于脊髓的前神经元受到破坏，汗腺功能受到抑制，虽然化学药物能起作用，但通常表现为少汗或无汗。

（3）心理社会状况。

了解患者及家属的心理反应，对功能恢复的疑虑，家属对患者的支持能力及程度。

【护理问题】

（1）疼痛：与脊髓肿瘤压迫脊髓神经有关。

（2）脊髓功能障碍：与肿瘤压迫有关。

（3）呼吸形态改变：与肿瘤压迫有关。

（4）有皮肤完整性受损的危险：与脊髓损伤导致神经功能障碍、卧床有关。

（5）便秘：与脊髓损伤导致神经功能障碍、卧床、进食不当、不适应床上排便有关。

（6）瘫痪：由脊髓损伤所致。

（7）潜在并发症：感染、烫伤与患者感染及脊髓损伤导致神经功能障碍有关。

（8）焦虑、知识缺乏：与担心疾病预后和面临截瘫有关。

【护理目标】

（1）患者疼痛较前减轻。

（2）患者脊髓功能障碍较前缓解。

（3）患者呼吸节律齐。

（4）患者皮肤完整。

（5）患者无便秘发生。

（6）患者无瘫痪发生。

（7）患者无感染、烫伤发生及有效预防感染、烫伤。

（8）患者焦虑减轻。

【护理措施】

（1）术前护理。

① 病情观察：严密观察患者的生命体征、意识、瞳孔的改变及肢体运动、感觉功能，大、小便情况，出现异常情况及时报告医生处理。

② 做好饮食护理：饮食上主要以高蛋白、高维生素、高热量饮食为主，以保证营养供给。

③ 做好肠道准备：使用开塞露 20 mL 塞肛，3 d 以上未解大便者，术前晚、术晨常需清洁灌肠，并在灌肠后排空大便，以减轻术后便秘。

④做好心理调适：鼓励患者手术前向医务人员详细了解自身疾病的相关知识，嘱患者多与身边同病种手术效果好的病友进行交流，不断为自己鼓劲加油，增强手术的安全感，同时充分信任自己的主管医生和责任护士，保持乐观的情绪，积极配合医疗、护理。

⑤做好手术前的宣教及准备：包括各种检查知识的宣教及手术前宣教。

⑥症状护理：

A. 疼痛护理：向患者详细解释引起疼痛的原因，协助患者采取舒适的体位；评估患者疼痛的程度，及时将评估结果报告医生，根据医嘱予以镇痛药对症治疗；观察患者用药后的效果及不良反应，并做好患者的心理安抚。

B. 排尿异常护理：观察患者膀胱充盈度，评估患者排尿异常的程度，采取措施促进患者排尿，必要时留置导尿管；保持导尿管引流通畅，观察尿液的颜色及性质、量；嘱患者多饮水，保持会阴部清洁，防止泌尿系统感染。

C. 睡眠障碍护理：保持病室环境安静，减少病房陪护人员以改善患者睡眠环境；嘱患者睡前温水泡脚 30 min，睡前尽量排空大小便；疼痛时及时应用镇痛药物，必要时遵医嘱给予帮助睡眠药物。

D. 肢体活动障碍护理：观察评估患者四肢的肌力及肌张力情况，患肢摆放于功能位置；加强基础护理，定时翻身以防止压力性损伤；每天被动活动患者四肢 2~3 次，38~40 ℃温水泡脚以促进患者感觉恢复，防止烫伤患者；患者病床加护栏，防止患者意外坠床；责任护士完成患者的生活护理，做好患者的心理护理及健康宣教。

（2）术后护理。

①疼痛的护理。

A. 鼓励患者说出疼痛的感受，给予心理安慰、精神支持。

B. 各种护理操作动作轻柔，集中时间进行诊疗。

C. 进行心理护理，教会患者放松技巧。

D. 必要时使用止痛药。

②脊髓功能障碍的护理。

A. 脊髓保护：四人搬动时要保持患者的头部、颈部、躯干在同一水平位，注意颈部不能过伸过屈，以免加重脊髓损伤。给予盐袋或颈围固定颈部，达到制动作用（如图 6-3）。

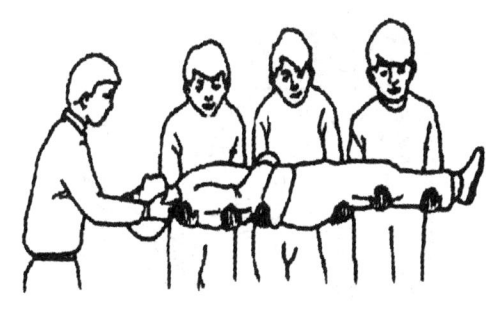

图 6-3　四人搬运法

B. 病情观察：

a. 严密观察患者意识、生命体征变化：术后予以吸氧、心电监测观察患者意识等情况，做好相应护理。由于脊髓减压术后可导致延髓功能障碍出现中枢呼吸衰竭，需特别注意呼吸情况，如有异常立即通知医生采取措施。

b. 观察患者的感觉功能：因脊髓水肿或血肿形成可使感觉障碍平面上升，术后 48 h 内应严密观察患者的原有症状及感觉变化。为患者做屈膝、屈肘等运动，仔细观察指、趾的感觉活动，与术前比较神经功能恢复状况。

c. 注意患者的肢体运动功能：观察患者各肢体能否做随意运动，采用 0~5 级的六级分级评估肌力。让患者肢体放松，不用力，将其肢体在肘部及膝部做被动运动，正常情况下可感受到一定的阻力，如阻力缩小或消失说明肌张力下降，若阻力增高则说明肌张力增高。

d. 脊髓定位体征的观察：待患者高颈段、胸髓手术麻醉清醒后观察其四肢活动情况，注意呼吸变化。术后可能会出现霍纳综合征（Horner 征），即患侧瞳孔缩小、眼睑下垂、眼球凹陷等，一般不需要处理。同时，要观察下肢活动情况，以及术后是否出现腹胀、排泄困难。若四肢活动度减退，应考虑脊髓出血或水肿，应立即通知医生采取紧急措施。

e. 轴线翻身：为保持患者脊柱的稳定性，防止脊椎错位或脱位，手术后特别注意采用轴线翻身，确保头部、颈部、肩部、躯干、下肢呈一条直线。具体做法：由两名护士操作，其中一人一手扶头部，一手扶肩部，另一人一手扶背部，一手扶臀部，两人双手处于一条直线，同时用力轴式翻身（图 6-4）。每 2 h 为患者翻身一次，翻身时需注意卧位舒适，经常询问患者的感觉，多与患者进行交流。

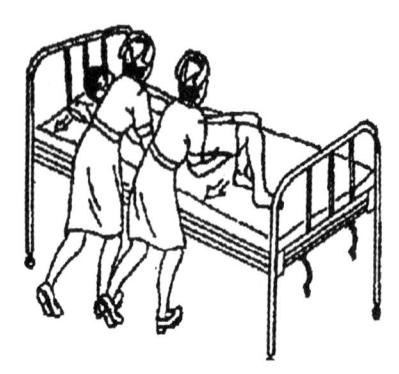

图 6-4 轴线翻身法

③ 呼吸形态的护理。

密切观察患者的呼吸情况，保持呼吸道通畅，采取轴线翻身法，如有异常及时通知医生，配合医生抢救治疗。

④ 皮肤护理。

预防压力性损伤、按时翻身，保持皮肤及床单的清洁平整。对已产生的压力性损伤应积极治疗，对症处理。

⑤ 便秘的护理。

A. 养成良好的生活习惯，加强营养，进食高蛋白（奶、畜肉、禽肉、蛋类、鱼虾、干果类）、高维生素（动物的肝脏、小米、大米、青菜等）、高纤维素（韭菜、芹菜等）、易消化（豆腐、酸奶等）食物，多食水果、蔬菜。

B. 提供适当的排便环境，如拉上围帘或用屏风遮挡，以消除患者紧张情绪，保持心情舒畅，利于排便。

C. 选取适宜的排便姿势。卧床患者如无禁忌，最好采用坐姿或抬高床头，利用重力作用增加腹内压促进排便。

D. 腹部环形按摩。排便时用手沿结肠解剖位置自右向左环形按摩，可促使降结肠的内容物向下移动，并可增加腹内压，促进排便。指端轻压肛门后端也可促进排便。

E. 遵医嘱口服缓泻药物。缓泻剂可增加粪便中水分含量，加快肠蠕动，加速肠内容物的运行，从而起到导泻的作用。

F. 使用简易通便剂，如开塞露等，其机制是软化粪便、润滑肠壁、刺激肠蠕动，促进排便。

⑥瘫痪的护理。

A. 瘫痪肢体要保持功能位，预防关节畸形、足下垂等；教会患者使用轮椅，帮助其树立生活的信心，尽早参加社会活动。

B. 对于长期卧床或一侧肢体瘫痪或四肢瘫痪的患者应加强肢体功能锻炼，其目的是维持关节活动度，预防关节僵硬、粘连和挛缩，促进血液循环，有利于关节营养的供给，恢复关节功能，维持肌张力。根据患者情况依次对患者进行屈曲（关节弯曲或头向前弯）、伸展（关节伸直或头向后仰）、伸展过度、过伸（超过一般范围）、外展（远离身体中心）、内收（移向身体中心）、内旋（旋向中心）、外旋（自中心向外旋转）等关节锻炼。

⑦潜在并发症——感染、烫伤的护理。

A. 严密监测患者体温，每 4 h 监测 1 次。体温高热者积极采取降温措施。

B. 观察伤口情况，保持伤口敷料清洁干燥，如发现敷料渗血多时应通知医生及时换药，有脑脊液漏者应重新缝合切口。

C. 温水泡脚，水温适宜，感觉麻木或感觉消失的肢体应注意防止烫伤。

⑧焦虑、知识缺乏的护理措施。

A. 向患者家属讲解疾病的病理生理机制及手术相关、预后等情况。

B. 鼓励家属与同种疾病恢复期的家属建立沟通，以良好的预后事例鼓励患者战胜疾病。

C. 协助家属制定康复计划。

D. 多倾听家属的心声，积极与主管医生沟通。

【健康教育】

（1）加强营养，进食高蛋白、高维生素、高热量的饮食；多食水果、蔬菜，以增加肠蠕动，防止便秘。

（2）保持平和的心态，增强康复的信心。

（3）感觉麻木或感觉消失的肢体应当心烫伤，瘫痪肢体要保持功能位，预防关节畸形、足下垂等。

（4）保持大小便通畅。留有导尿管时应保持尿道口清洁，做好留置导尿护理；便秘时可用缓泻药；大便稀薄，保护肛周皮肤。

（5）加强肢体功能锻炼，做到主动运动与被动运动相结合。用健肢带动瘫痪肢体活动，促进肢体功能恢复，掌握肢体功能锻炼的方法。

（6）患者手术出院后应劳逸结合，合理安排工作时间，忌过度劳累；如有出院带药，应遵医嘱按时按量服用，不可自行停药或更改剂量；注意手术伤口的护理，一般术后7~10 d拆线，伤口愈合过程中忌抓挠，以防止伤口感染。

（7）出院后若出现呼吸困难，肢体运动、感觉功能和大小便功能障碍短期内迅速加重，或出现剧烈头痛、呕吐、寒战、高热，伤口溢脓，脑脊液漏等情况时应紧急就医。

【护理评价】

经治疗与护理，患者是否：① 疼痛较前减轻；② 脊髓功能障碍较前缓解；③ 呼吸节律齐；④ 皮肤完整；⑤ 无便秘发生；⑥ 无瘫痪发生；⑦ 无感染、烫伤发生及有效预防癫痫、烫伤；⑧ 焦虑减轻。

第二节　寰枕畸形

寰枕部畸形也称枕骨大孔区畸形，主要是枕骨底部及第1、2颈椎发育异常，常伴有神经系统和软组织发育异常的一种先天性畸形疾病。此病包括多种多样的畸形，除骨骼为主的发育异常外，患者还合并有神经系统和软组织发育异常，主要包括小脑扁桃体下疝畸形、扁平颅底、颅底陷入、寰枕融合、颈椎分节不全、寰枢椎脱位。

【病因】

在胚胎发育、神经管闭合过程中，枕骨大孔区闭合最晚，如果胎儿在发育过程中受到某些影响，则可形成多种畸形，故此区最容易发生先天性畸形。

【临床表现】

（1）扁平颅底。

一般无特殊临床症状，无需处理。

（2）颅底陷入。

颅底陷入为寰枕部畸形最常见的一种症状，好发于青壮年，病情进展缓慢，进行性加重。可见头颈部偏斜，面部不对称，颈短，常见有颈神经根的刺激症状，出现颈后疼痛、活动受限及强迫头位，部分患者可出现上肢麻木、疼痛、肌肉萎缩及腱反射减低等。在第Ⅸ~Ⅻ脑神经受累时，表现为声音嘶哑、吞咽困难、进食发呛、舌肌萎缩等，严重者可以累及Ⅴ、Ⅶ、Ⅷ脑神经，出现面部感觉减退、眩晕、听力下降等症状。颈部脑组织受累可以出现颈髓、延髓及小脑受压迫、牵拉，多合并有小脑扁桃体下疝，可出现四肢乏力或瘫痪、感觉障碍、呼吸及吞咽困难、尿潴留、眩晕、共济失调、眼球震颤、步态蹒跚，指鼻试验及跟膝试验不准。晚期可出现颅内压增高，表现为头痛、恶心、呕吐、眼底水肿，甚至发生枕骨大孔疝，突然呼吸停止而死亡。

（3）寰枕融合。

寰枕融合是胚胎期枕骨和寰椎发育异常，使寰椎的一部分或全部与枕骨融合在一起。单纯寰枕融合一般无临床症状，如与颅底陷入等其他畸形同时存在，尤其是并发寰枢脱位时，出现延髓和颈髓压迫症状，需进行手术治疗。

（4）颈椎分节不全。

本病主要是两个或多个颈椎发生不同程度的融合，使颈椎数目减少。其症状有以下几点。

① 颈短，几乎无颈项，好像头直接长在肩上。

② 头颈活动除前后方向外均受限。

③ 头部重心前移，后发际低下，两耳与肩接近，可有斜颈。

④ 双臂萎缩和无力。

⑤ 可有交感神经功能紊乱症状。

⑥ 常与颅底陷入症、颈肋、脊柱裂、脊柱侧凸等畸形并发。

⑦ 颈椎X线片可见颈椎融合。

（5）寰枢椎脱位。

寰椎横韧带不健全或枢椎齿状突发育不良或齿状突分离，将导致寰椎在枢椎上不稳定，使寰椎向前、枢椎向后脱位，使得该处椎管管腔变窄。常由于头颈过伸、过屈活动，轻微外伤，使脱位加重。其临床表现包括以下几点：

① 由于脱位可引起头部活动受限，颈部肌肉痉挛、疼痛。

② 前脱位时，因寰椎前弓突向咽后壁而影响吞咽；单侧前脱位时，头颈向脱位侧，而下颌转向对侧，呈头部姿势异常。

③当脱位使椎管狭窄压迫脊髓时，则可出现四肢不同程度痉挛性瘫痪、呼吸困难等。

④当脱位影响椎动脉供血时，则出现椎基底动脉供血不足的症状。

⑤在正位张口 X 线片上可见齿状突与寰椎两侧块间的距离不对称，两侧块与枢椎体关节不对称或一侧关节间隙消失。

⑥在侧位 X 线片及 CT 片上，显示寰椎前弓与齿状突的距离超过正常距离，成人超出 2.5 mm，儿童超出 4.5 mm。

（6）小脑扁桃体下疝畸形。

小脑扁桃体下疝畸形为小脑扁桃体向下延伸，并可能伴有延髓下部甚至第四脑室经枕骨大孔突入颈椎椎管的一种先天性发育异常。病情的轻重与下疝的程度有关，常合并其他病变，如颅底凹陷、扁平颅底、脊髓空洞症、脊椎裂等。小脑扁桃体下疝畸形分为以下几种：

①Ⅰ型最常见，成人多见，常于 20~30 岁以后发病，病情较轻，其特征性表现如下：

A. 原发性小脑扁桃体呈长舌状经枕骨大孔下降至颈段椎管。

B. 不合并脑部畸形，常合并枕颈区骨结构畸形。

C. 无脑脊膜膨出。

D. 小脑扁桃体低于枕骨大孔下≥5 mm，或者小脑扁桃体低于枕骨大孔下 3～5 mm，伴有脊髓空洞、颈延髓交界处扭曲成角，延髓、第四脑室正常或轻度下移等。

②Ⅱ型多见于儿童，小脑扁桃体下降至颈 2~3 段或更低平面，第四脑室尾端低于枕骨大孔，存在脑干和小脑畸形、脑积水和脊髓膜膨出等神经结构异常。

③Ⅲ型，小脑扁桃体下疝畸形大都通过颈椎宽大脊椎裂而膨出。

④Ⅳ型，小脑发育不全。

【辅助检查】

（1）X 线。

X 线平片可显示伴发的头颅或颈段椎管畸形，如颅面比例失调、低位横窦、颅后窝小、颅底凹陷、寰枢椎半脱位、寰枕融合等。在 X 线平片的颅颈侧位像上，自硬腭后缘至枕骨大孔的后上缘做一连线，如枢椎齿状突超出此连线 3 mm 以上，即可确诊为颅底凹陷。

（2）头颅 MRI。

头颅 MRI 能清晰显示延髓、颈髓的受压部位和有无小脑扁桃体下疝畸形。

【治疗原则】

（1）手术指征与目的。

有神经结构受压症状和（或）颅内压增高症状时，特别是 MRI 上显示脊髓空洞（脊髓积水）形成者需手术治疗。其目的在于消除压迫和降低颅后窝压力，维持颅颈交界处稳定。

（2）手术原则。

首先做牵引复位矫正治疗，以缓解神经系统的压迫。能复位的患者治疗的第一目标是固定，形成稳定的骨结构，以维持神经系统的减压状态；不能复位的患者应对压迫点进行减压，如果减压术后不稳定，应行背侧固定术以稳定骨结构。

【护理评估】

（1）评估患者病史，包括家族史、既往史、用药史等，了解患者的饮食、营养摄入的情况。

（2）评估患者的生命体征、意识、瞳孔、肢体活动、深浅感觉，有无头痛、呕吐、咳嗽无力、吞咽困难、饮水呛咳等神经受损表现。

（3）评估患者及家属对疾病的认识、心理状态及社会支持状态。

【护理诊断】

（1）气体交换受损：与延髓受压有关。

（2）大小便失禁：与脊髓受压有关。

（3）有受伤的危险：与肢体运动及感觉障碍有关。

（4）有皮肤完整性受损的危险：与患者术后长期卧床有关。

（5）焦虑、恐惧：与患者担心疾病预后有关。

（6）知识缺乏：与患者从未接受过相关知识教育有关。

【护理措施】

（1）术前护理。

①向患者解释手术的必要性、手术方式、注意事项；鼓励患者表达自身感受，教会患者自我放松的方法；同时鼓励患者家属及朋友给予患者关心与支持；告知患者功能恢复的各种可能性，使患者做好充分心理准备及树立战胜疾病的信心。

②病情观察。护士严密观察并记录患者的神志、瞳孔及生命体征变化，特

别注意观察患者的呼吸及肢体活动情况。

③饮食护理。多吃高蛋白、高维生素、易消化食物。

④行术前准备，做好各项常规检查；根据医嘱予以备皮、备血；嘱患者术前 8 h 禁食禁饮。

（2）术后护理。

①气体交换受损——与延髓受压有关。

A. 严密观察患者的意识、瞳孔及生命体征变化，遵医嘱给予心电监测及血氧饱和度监测，做好相关记录。

B. 保持脊柱稳定性，防止脊椎错位或脱位，患者应睡硬板床；术后特别注意轴式翻身，确保头颈部、肩部、躯干呈一条直线；患者坐位、侧卧、站立时需佩戴颈托，松紧度适宜。

C. 由于脊髓减压术后可导致延髓功能障碍，出现中枢性呼吸衰竭，需特别注意患者面色、呼吸形态，发现异常及时报告医生。

D. 遵医嘱吸氧，保持呼吸道通畅。

E. 指导患者深呼吸，鼓励患者咳嗽排痰，必要时给予吸痰。

②大小便失禁——与脊髓受压有关。

A. 经常用温水清洗会阴部皮肤，勤换衣裤，保持局部皮肤清洁干燥。

B. 了解患者是否能自行排大便，当患者出现大便失禁时，保持会阴、肛周皮肤清洁干燥，必要时使用 3M 液体敷料、烧伤湿润膏局部涂擦。

C. 观察患者膀胱充盈度，评估患者排尿异常的程度，采取措施促进患者排尿，必要时留置导尿管。

D. 保持大便通畅，可多进食蔬菜、水果、蜂蜜等，必要时可适量服用缓泻药物，预防便秘。

③有受伤的风险——与肢体运动与感觉障碍有关。

A. 对于有躯体移动障碍的患者，要防止跌倒、压力性损伤及肺部感染的发生。

B. 对于存在感觉障碍的患者，严禁使用热水袋、冰袋，防止发生烫伤及冻伤。

C. 对于有后组脑神经损伤（声音嘶哑、饮水呛咳、吞咽障碍）的患者进食要缓慢，防止进食引发呛咳造成误吸。

④皮肤完整性受损的风险——与术后长期卧床有关。

A. 床单、衣服平整，以免损伤皮肤。

B. 使用温和的护理液清洗皮肤，保持皮肤清洁干燥。

C. 至少每两小时翻身一次。

D. 加强营养，增强皮肤的抵抗力。

⑤ 焦虑、知识缺乏——与患者担心疾病预后情况，缺乏疾病护理相关知识有关。

A. 向患者家属讲解疾病的病理生理机制及手术相关、预后等情况。

B. 鼓励家属与同种疾病恢复期的家属建立沟通，以良好的预后事例鼓励患者战胜疾病。

C. 协助家属制定康复计划。

D. 多倾听家属的心声，积极与主管医生沟通。

【护理评价】

经治疗与护理，患者是否：① 气体交换正常；② 大小便正常；③ 未受伤；④ 皮肤完整；⑤ 焦虑减轻，掌握疾病护理知识。

第三节　骶管内囊肿

骶椎是脊柱的一部分。人体中，5 块骶椎融合形成倒三角形的骶骨，其内部中空的管腔叫作骶管。

骶管囊肿（sacral cyst）是指骶管内发生的囊性病变，包括神经束膜囊肿、蛛网膜囊肿、脊膜囊肿等。患者多无明显症状，当囊肿压迫到周围的马尾神经时会出现相关的症状，如骶尾部和下肢疼痛、麻木、无力，大小便异常以及性功能障碍等。

【病因】

骶管囊肿的病因尚不清楚，可能涉及先天和后天两方面的因素。

（1）先天因素。

对于患有埃当综合征、马方综合征等先天性疾病，或有神经束膜囊肿家族史的患者，骶管内部结构易出现先天性发育不全的情况，容易发生骶管囊肿。

（2）后天因素。

创伤、炎症、退变性改变等因素可导致局部静脉回流障碍，进而诱发骶管囊肿。

【临床表现】

骶管囊肿的患者多无明显症状，有症状的患者主要表现为腰骶部、会阴部及下肢疼痛、麻木、肌力下降等，严重者可出现大小便以及性功能障碍，称之为症状性骶管囊肿。相关症状常与体位有关，一般在站立时更为明显。主要表现如下：

（1）腰骶部和下肢疼痛。

臀部、马鞍区、下肢后部、足外侧的感觉和运动功能障碍（疼痛、麻木、乏力等），是骶管囊肿患者最常见的症状，多在起立和坐下的过程中发生。下肢疼痛也与体位有关，在站立时患者的症状会更为明显。

（2）大小便异常。

患者可能出现大小便失禁、便秘、排尿困难等症状。

（3）性功能障碍。

患者可能出现生殖器官区域麻木的表现，如男性患者可能会出现勃起障碍，导致性交困难。

（4）其他症状。

部分患者还可能出现腹痛、不孕，以及下肢疼痛的同时脚趾不受控制地运动等情况。

【辅助检查】

（1）MRI 检查。

MRI 检查是骶管囊肿诊断的"金标准"，可显示囊肿的数量、大小、位置、内部结构等，有利于与其他骶管内的疾病进行鉴别。

（2）X 线、CT 检查。

X 线、CT 检查可观察到患者骶骨的受损情况和形态改变，有利于疾病严重程度的判断。

（3）椎管造影。

通过造影剂的显现情况，有利于判断骶管内不同腔隙间的连接情况；可间接判断囊肿与蛛网膜下腔之间有无联系，有利于对疾病进行分型。

【护理评估】

（1）健康史。

健康史一般评估包括：吸烟史、饮酒史、既往史、家族史，有无糖尿病、高血压等病史。

（2）专科评估。

① 评估有无感觉功能障碍：

A. 疼痛：询问患者有无腰骶部和下肢疼痛及疼痛的程度，是否影响休息与睡眠。

B. 感觉异常：表现为感觉不良，如麻木、乏力等。

② 评估有无大小便异常：询问患者有无出现大小便失禁、排尿困难等症状。

③ 评估是否有性功能异常：询问患者有无出现生殖器官区域麻木及麻木的表现，如男性患者可能会出现勃起障碍，导致性交困难。

（3）心理社会状况。

了解患者及家属的心理反应，对功能恢复的疑虑，家属对患者的支持能力及程度。

【治疗原则】

对于没有症状的患者，可以先进行观察，暂不进行治疗；对于出现了症状，尤其是存在神经压迫症状的患者，可以根据病情及患者的意愿选择保守治疗、手术治疗，治疗的主要目的为解除神经压迫症状，改善患者的生活质量。

（1）保守治疗。

目前，尚无能够治愈骶管囊肿的药物，以止痛等对症治疗为主。

① 止痛：非甾体抗炎镇痛药，如布洛芬、塞来昔布等，常见的不良反应为恶心、呕吐等消化道症状，长期使用可能导致消化道出血，故如果发现黑便需要警惕是否为消化道出血，及时就医。

② 治疗便秘：渗透性泻药通过增加肠道的容量促进肠道蠕动，继而起到促进排泄的作用，如乳果糖，常见的不良反应为恶心、呕吐等消化道症状；刺激性泻药通过刺激肠道蠕动，促进排泄，如番泻叶，常见的不良反应为恶心、呕吐等消化道症状；润滑性泻药通过局部润滑肠壁和软化粪便，促进排泄，如液体石蜡，但需注意长期使用可能干扰部分维生素和矿物质的吸收。

（2）手术治疗。

手术治疗适用于存在相关症状，核磁明确诊断是由骶管囊肿引起，而且保守治疗无效的患者。

① 囊壁部分切除+神经根袖套成形术：指在显微镜和神经电生理的监测下，切开囊肿，避开其中的神经，切除部分囊壁后将剩余部分折叠缝合，达到缩小或消除囊肿的目的，适用于神经束膜囊肿患者，但骶管囊肿囊壁较薄的患者不易缝合，不适合选择此手术。该手术较为复杂，且存在神经损伤的风险。

② 自体脂肪或肌肉-纤维蛋白胶囊肿显微填塞术：指在显微镜下，吸净囊液后在囊肿内填塞自体脂肪或肌肉，并注入纤维蛋白胶粘合脑脊液漏口的方法，适用于神经束膜囊肿的患者。术式较为简单，并发症相对较少。

③ 其他：如囊肿切除漏口结扎术，该手术直接对囊肿整体进行了切除，容易损伤神经，仅适用于内部不含神经的骶管囊肿，即单纯型骶管囊肿。

【护理诊断】

（1）疼痛：与脊髓肿瘤压迫脊髓神经及手术切口疼痛有关。

（2）脊髓功能障碍：与脊髓肿瘤压迫脊髓神经有关。

（3）便秘：与脊髓损伤导致神经功能障碍、卧床、进食不当、不适应床上排便有关。

（4）潜在并发症：感染、烫伤与脊髓损伤导致神经功能障碍及手术切口有关。

（5）焦虑、知识缺乏：与患者对疾病不了解，担心预后有关。

【护理目标】

（1）患者疼痛较前减轻。

（2）患者脊髓功能障碍较前缓解。

（3）患者无便秘发生。

（4）患者无感染、烫伤发生及有效预防感染、烫伤。

（5）患者焦虑减轻。

【护理措施】

（1）术前护理。

① 病情观察：严密观察患者的生命体征、意识、瞳孔的改变及肢体运动、感觉功能、大小便情况，出现异常情况及时报告医师处理。

② 做好饮食护理：饮食上主要以高蛋白、高维生素、高热量饮食为主，以保证营养供给。

③ 做好肠道准备：使用开塞露 20 mL 塞肛，3 d 以上未解大便者，术前晚、术晨常需清洁灌肠，并在灌肠后排空大便，以减轻术后便秘。

④ 做好心理调适：鼓励患者手术前向医务人员详细了解自身疾病的相关知识；嘱患者多与身边同病种手术效果好的病友进行交流，不断为自己鼓劲加油，增强手术的安全感，同时充分信任自己的主管医生和责任护士，保持乐观的情绪，积极配合医疗、护理。

⑤ 做好手术前的宣教及准备：包括各种检查知识的宣教及手术前宣教。

⑥ 症状护理。

A. 疼痛护理：向患者详细解释引起疼痛的原因，协助患者采取舒适的体位；评估患者疼痛的程度，及时将评估结果报告医生，根据医嘱予以镇痛药对症治疗；观察患者用药后的效果及不良反应，并做好患者的心理安抚。

B. 排尿异常护理：观察患者膀胱充盈度，评估患者排尿异常的程度，采取措施促进患者排尿，必要时留置导尿管；保持导尿管引流通畅，观察尿液的颜色及性质、量；嘱患者多饮水，保持会阴部清洁，防止泌尿系统感染。

C. 睡眠障碍护理：保持病室环境安静，减少病房陪护人员以改善患者睡眠环境；睡前温水泡脚 30 min，睡前尽量排空大小便；疼痛时及时应用镇痛药物，必要时遵医嘱给予帮助睡眠药物。

（2）术后护理。

① 疼痛的护理。

A. 鼓励患者说出疼痛的感受，给予心理安慰、精神支持。

B. 各种护理操作动作轻柔，集中时间进行诊疗。

C. 进行心理护理，教会患者放松技巧。

D. 必要时使用止痛药。

② 脊髓功能障碍的护理。

A. 严密观察患者的意识、生命体征变化；术后予以吸氧、心电监测，观察患者意识等情况，做好相应护理。

B. 观察患者的感觉功能。因脊髓水肿或血肿形成可使感觉障碍平面上升，术后 48 h 内应严密观察患者的原有症状及感觉变化。为患者做屈膝、屈肘等运动,仔细观察其指、趾的感觉活动,与术前比较神经功能恢复状况。

C. 注意患者的肢体运动功能。观察患者各肢体能否做随意运动,采用0~5级的六级分级评估肌力;让患者肢体放松,不用力,将其肢体在肘部及膝部做被动运动,正常情况下可感受到一定的阻力,如阻力缩小或消失说明肌张力下降,若阻力增高则说明肌张力增高。

③便秘的护理。

A. 养成良好的生活习惯,加强营养,进食高蛋白(奶、畜肉、禽肉、蛋类、鱼虾、干果类)、高维生素(动物的肝脏、小米、大米、青菜等)、高纤维素(韭菜、芹菜等)、易消化(豆腐、酸奶等)食物,多食水果、蔬菜。

B. 提供适当的排便环境,如拉上围帘或用屏风遮挡,以消除患者紧张情绪,保持心情舒畅,利于排便。

C. 选取适宜的排便姿势。卧床患者如无禁忌,最好采用坐姿或抬高床头,利用重力作用增加腹内压促进排便。

D. 腹部环形按摩。排便时用手沿结肠解剖位置自右向左环形按摩,可促使降结肠的内容物向下移动,并可增加腹内压,促进排便;指端轻压肛门后端也可促进排便。

E. 遵医嘱口服缓泻药物。缓泻剂可增加粪便中水分含量,加快肠蠕动,加速肠内容物的运行,而起到导泻的作用。

F. 使用简易通便剂,如开塞露等,其机制是软化粪便、润滑肠壁、刺激肠蠕动,促进排便。

④潜在并发症——感染、烫伤的护理。

A. 严密监测患者体温,每4 h监测1次。体温高热者积极采取降温措施。

B. 观察伤口情况,保持伤口敷料清洁干燥,如发现敷料渗血多时应通知医生及时换药,有脑脊液漏时应重新缝合切口。

C. 水温适宜,感觉麻木或感觉消失的肢体应注意防止烫伤。

⑤焦虑、知识缺乏的护理措施。

A. 向患者家属讲解疾病的病理生理机制及手术相关、预后等情况。

B. 鼓励家属与同种疾病恢复期的家属建立沟通,以良好的预后事例鼓励患者战胜疾病。

C. 协助家属制定康复计划。

D. 多倾听家属的心声，积极与主管医生沟通。

【健康教育】

（1）加强营养。进食高蛋白、高维生素、高热量的饮食；多食水果、蔬菜，以增加肠蠕动，防止便秘。

（2）感觉麻木或感觉消失的肢体应当心烫伤。

（3）保持大小便通畅。留有导尿管时应保持尿道口清洁，做好留置导尿护理。便秘时可用缓泻药；大便稀薄，保护肛周皮肤。

（4）加强肢体功能锻炼，做到主动运动与被动运动相结合，促进肢体功能恢复，掌握肢体功能锻炼的方法。

（5）患者手术出院后应劳逸结合，合理安排工作时间，忌过度劳累；如有出院带药，应遵医嘱按时按量服用，不可自行停药或更改剂量；注意手术伤口的护理，一般术后7~10 d拆线，伤口愈合过程中忌抓挠，以防止伤口感染。

（6）出院后若肢体运动、感觉功能和大小便功能障碍短期内迅速加重，或出现寒战、高热、伤口溢脓、脑脊液漏等情况时应紧急就医。

【护理评价】

经治疗与护理，患者是否：① 疼痛较前减轻；② 脊髓功能障碍较前缓解；③ 无便秘发生；④ 无感染、烫伤发生及有效预防癫痫、烫伤；⑤ 焦虑减轻。

第七章

功能性疾病常见症状及护理

第一节 三叉神经痛

三叉神经痛又称 Fotergin 病，表现为颜面部三叉神经分布区域内，闪电式反复发作的剧烈疼痛，是神经系统疾病中常见的疾病之一。由于该病的特殊表现及发作时出现的难以忍受的疼痛，常使患者痛不欲生。以 40 岁以上的中老年人居多，女性略高于男性，单侧发病居多，右侧多于左侧，以三叉神经Ⅱ、Ⅲ分布区域多见。临床上将三叉神经痛分为原发性及继发性两种。本章介绍原发性三叉神经痛。

【病因】

（1）外周病变学说。

①三叉神经微血管压迫学说：是目前普遍认同的一种假说。研究发现该类患者椎基底动脉、小脑上动脉、小脑前下动脉或小脑后下动脉的扭曲及不规则的走行导致三叉神经受压，尤其压迫脑干附近的三叉神经的进出部，引起三叉神经痛。

②三叉神经脱髓鞘学说：由于某些原因引起的三叉神经脱髓鞘，造成神经纤维之间的"短路"、信息的改变，引发三叉神经痛的发作。

（2）中枢病变学说。

三叉神经痛与某些类型的癫痫有相似之处,当疼痛发作时可以在中脑处记录到癫痫样放电。1962 年,抗癫痫药物卡马西平问世,用其治疗三叉神经痛,取得了很好的效果,进一步支持了三叉神经痛是癫痫的一个特殊类型学说。

（3）免疫因素。

三叉神经痛脱髓鞘病变是一种细胞免疫介导的疾病。巨噬细胞、肥大细胞、T 细胞和血管内皮细胞对三叉神经脱髓鞘改变有作用。

（4）神经肽研究。

三叉神经痛患者脑脊液和血液中 P 物质（SP）含量明显升高。当三叉神经痛发作时,痛支神经可能快速过度释放 SP 导致阵发性剧烈疼痛,随着 SP 的耗竭疼痛消失；而在外周的 SP 则引起血管扩张、腺体分泌,刺激各种炎性介质的释放,导致致痛、致炎物质的积聚,进一步刺激传导伤害性信息的传入纤维,待神经元内 P 物质合成到一定程度时再次爆发新一轮的疼痛。

【病理】

三叉神经微血管压迫；三叉神经脱髓鞘改变；三叉神经癫痫样异常放电。

【临床表现】

（1）疼痛性质。

疼痛是本病最突出的表现,疼痛发作常无先兆,为骤然闪电样发作,性质如刀割、烧灼、针刺、电击样。在两次发作期间完全无痛,一如常人。疼痛发作时患者十分痛苦,时常可出现流泪、流涎、面部抽动等伴随症状,有时突然木呆而不敢多动,常以手掌紧按面部或用力揉搓,为此造成患者面部皮肤粗糙、增厚、眉毛脱落、稀少。

（2）疼痛的部位。

该病疼痛的部位仅限于三叉神经分布区,多为单侧、右侧居多,双侧者极少见。初痛常仅在某一支分布区内,以后逐渐扩散。最常见疼痛发生于三叉神经Ⅱ、Ⅲ支分布区内,其次是单纯Ⅱ支或Ⅲ支,三支同时受累者少见,单纯第Ⅰ支受累亦少见。

（3）疼痛持续的时间。

疼痛发作时间具有重要意义,每次发作历时 1～2 min 后骤然停止。发作以白天居多,夜间减少。

（4）发作频率。

本病呈间歇性发作，可自行缓解，自然间歇期可达数月至数年。随着病程加长，发作频率增加，疼痛程度加重，自然间歇期缩短，甚至终日发作。

（5）疼痛触发点。

半数以上患者有疼痛触发点，称为"触发点"或"扳机点"，常位于上唇、鼻翼、口角、门犬齿、上颚、颊黏膜等处，轻微触动即可引起疼痛发作。此外，面部的机械刺激，如谈话、进食、洗脸、刷牙或风吹等也可引起疼痛发作，以致患者对自己行动极为小心，甚至畏惧进食、洗脸、漱口等，导致面部污秽、身体营养不良。

【辅助检查】

（1）头颅 CT、MRI。

头颅 CT、MRI 可帮助排除颅后窝、脑桥小脑角、海绵窦、Meckel 腔等部位肿瘤性或血管性病变所致继发性三叉神经痛。根据 MRI 检查可以分析三叉神经痛与三叉神经血管压迫之间的关系。

（2）脑干三叉神经诱发电位检查（BTEP）。

BTEP 是评价三叉神经传导功能的有效电生理方法。三叉神经病变者 BTEP 检查有电位异常变化，且患者的周围神经病变和中枢神经病变异常，BTEP 表现各异，所以这种检查对三叉神经痛的诊断有所帮助。

【治疗原则】

（1）药物治疗。

① 卡马西平：是治疗三叉神经痛应用最广泛、最有效的药物。

② 苯妥英钠：疗效不如卡马西平，被列为第二位选用药物

③ 其他药物：氯硝西泮、维生素 B_{12}、野木瓜注射液、654-2。

④ 中药：毛冬青注射液、颅痛宁等。

（2）封闭治疗。

封闭式注射药物于三叉神经分支或三叉神经半月节上，阻断神经传导以导致面部感觉丧失，从而获得一段时间的止痛效果。但远期疗效差，还有可能引起角膜溃疡、失明、脑神经损害等并发症。

（3）外科治疗。

① 经皮选择性半月神经节射频热凝术：本法尤其适用于年老体弱不适合

手术治疗的患者、手术治疗后复发者以及不愿意接受手术治疗的患者。术后观察患者的恶心、呕吐反应，随时处理污物，遵医嘱补液补钾；术后询问患者有无局部皮肤感觉减退，观察患者有无同侧角膜反应迟钝、咀嚼无力、面部异样不适等感觉，并注意给患者进软食，洗脸水温要适宜。

② 三叉神经周围支切除及根除术：该手术较简单，因容易复发，有效时间短，目前较少采用。

③ 三叉神经感觉根切除术：经枕下入路三叉神经感觉根切除术，可很好地保护运动根以及保留面部和角膜触觉，复发率低。

④ 微血管减压术：是针对三叉神经痛的主要病因进行治疗，去除血管对神经的压迫后，约90%的患者疼痛完全消失，面部感觉完全保留，从而达到根治的目的。微血管减压术可以保留三叉神经功能，运用纤维外科技术进行手术，减少了手术创伤，很少遗留永久性神经功能障碍。术中探查可以发现引起三叉神经痛的少见病因，如影像学未发现的小肿瘤、蛛网膜增厚粘连等，因而成为原发性三叉神经痛的首选手术治疗方法。

【护理评估】

（1）健康史。

健康史一般评估包括：吸烟史、饮酒史、既往史、家族史、过敏史、用药史，有无糖尿病、高血压等病史及癫痫发作史，发病到就诊的时间等。

（2）专科评估。

① 询问患者疼痛的部位、性质及频率。

仔细询问患者疼痛的部位是在一侧还是在两侧，痛点位于哪里；询问患者是否有特别敏感的区域，如口角、鼻翼、颊部和舌部；是否在平常的活动中即可诱发疼痛，严重者洗面、刷牙、说话、咀嚼、哈欠等都可诱发；疼痛的感觉如何，如电击样、针刺样、刀割样或撕裂样的剧烈疼痛；疼痛持续时间多久，每次数秒或 1~2 min 等；是否有面肌抽搐现象。

② 了解起病形式及病程特点。

询问患者是否呈持续性发作或间歇性周期发作；了解其发病时局部有无伴随症状，如伴有面部发红、皮温升高、结膜充血和流泪等；了解患者的病程长短，一般病程越长，发作越频繁、越重。

③ 了解神经系统有无阳性体征。

原发三叉神经痛多无神经系统阳性体征。

（3）心理社会状况。

评估患者的精神、心理状态。三叉神经疼痛严重时可昼夜发作，使患者夜不能眠或睡后痛醒，同时很多动作可以诱发疼痛发作，易导致患者面色憔悴，甚至精神抑郁或情绪低落。了解患者及家属成员对疾病的认识和期待值；了解患者的个人特点，有助于对患者进行针对性的心理指导和护理支持。

【护理诊断】

（1）舒适状态的改变：与神经压迫、伤口疼痛、管道安置、活动无耐力有关。

（2）焦虑、知识缺乏：与患者对疾病不了解，担心预后有关。

（3）有感染的风险：体温异常与术后继发感染、体温调节异常有关。

（4）潜在并发症：癫痫与颅内积气有关。

（5）有低颅压综合征风险：与手术脑脊液释放过多有关。

【护理目标】

（1）患者舒适度增加。

（2）患者焦虑减轻，掌握疾病护理知识。

（3）患者体温正常。

（4）患者无并发症发生。

【护理措施】

（1）术前护理。

① 做好术前准备，备皮，禁食水。

② 心理护理。安慰患者，消除其紧张恐惧心理，鼓励患者树立战胜疾病的信心。

③ 密切关注患者三叉神经痛情况，适当缓解疼痛。

（2）术后护理。

① 舒适度改变的护理措施。

A. 提供舒适安静的环境，耐心听取患者的主诉，向患者解释疾病的发生、转归。

B. 遵医嘱给予甘露醇及止痛药，给药半小时后无缓解应再次通知医生。

C. 指导患者放松，尽量减少探视人员。

D. 认真观察患者疼痛的性质、持续时间、发作次数、程度及伴随症状等，做好记录，报告医生。

E. 指导患者改善身体外观的方法，如衣服合体或适当的装饰。

F. 鼓励患者参加正常的社交活动。

② 焦虑、知识缺乏的护理措施。

A. 向患者家属讲解疾病的病理生理机制及手术相关、预后等情况。

B. 鼓励家属与同种疾病恢复期的家属建立沟通，以良好的预后事例鼓励患者战胜疾病。

C. 协助家属制定康复计划。

D. 多倾听家属的心声，积极与主管医生沟通。

③ 有感染的风险——体温异常的护理措施。

A. 严密监测患者体温，每 4 h 监测 1 次。体温高热者积极采取降温措施。

B. 鼓励患者多饮水，进食清淡易消化、高热量饮食，以补充机体需要量。

C. 加强口腔护理。

D. 必要时使用抗生素。

④ 潜在并发症——癫痫的护理措施。

A. 严密观察患者有无癫痫发作，记录癫痫的发作时间、程度。

B. 遵医嘱使用抗癫痫药物，不自行减量减药。

C. 备好开口器、牙垫，防止患者因癫痫发作致舌被咬伤。

D. 发生癫痫时，保持气道通畅，积极进行抢救治疗。

⑤ 有低颅压综合征风险的护理措施。

A. 严密观察患者有无头痛、头晕、恶心等症状。

B. 平卧位休息，监测颅内压情况。

C. 多饮水，增加入量。

【健康教育】

（1）疾病知识。

告知患者本病的临床特点与诱发因素，指导患者生活有规律，保持情绪稳定和轻松愉悦心态，培养兴趣爱好，适当分散注意力，保持正常作息及足够睡眠；洗脸、刷牙动作轻柔；食物宜软，清淡为主，忌食生硬、刺激食物。

(2)用药指导及病情监测。

遵医嘱按时规律服药，出现头晕、嗜睡等症状时，在排除其他疾病后，要留意药物的副作用，及时就医调整用药方案；病情有变化，如不明原因的疼痛加重、频率增加等，应及时就医。

(3)出院后注意事项。

患者手术出院后应劳逸结合，合理安排工作时间，忌过度劳累；如有出院带药，应遵医嘱按时按量服用，不可自行停药或更改剂量；注意手术伤口的护理，一般术后 7~10 d 拆线，伤口愈合过程中忌抓挠，以防止伤口感染。

(4)复查事项。

术后无特殊不适者一般 6~12 个月复查，如出现头痛、呕吐、伤口红肿热痛等情况及时就医。

(5)饮食。

多食高蛋白类食物，如肉、蛋、鱼类，以及新鲜蔬菜、水果；多喝水，以防便秘。

【护理评价】

经过治疗与护理，患者是否：① 舒适度增强，疼痛减轻；② 焦虑与恐惧减轻；③ 体温正常，未发生感染；④ 无癫痫发生及有效预防癫痫；⑤ 无低颅压综合征发生。

第二节　面肌痉挛

面肌痉挛又称为面部抽搐，主要表现为一侧面部不自主抽搐。抽搐呈阵发性发作且不规则、程度不等，可因疲倦、精神紧张、情绪激动或自主运动而加重，是一种临床常见的进展缓慢的周围神经疾病。

【病因】

(1)血管因素。

目前，已知 80%~90%的面肌痉挛是由于面神经出脑干区受到血管压迫，主要是小脑下前动脉、小脑下后动脉、椎动脉、基底动脉或粗大静脉血管压迫面神经根。

（2）非血管因素。

脑桥小脑角的占位可导致面肌痉挛，而颅后窝的一些占位性病变亦可导致面肌痉挛的发生。

【临床表现】

（1）发病特点。

面肌痉挛多在中年以后发病，女性多见。

（2）症状。

起病初期多为一侧眼轮匝肌阵发性不自主抽搐，即"眼角跳动"，后逐渐缓慢扩展至一侧面部的其他面肌，口角肌肉的抽搐最为明显，严重者可累及同侧颈阔肌。抽搐程度不等，为阵发性、快速、不自主且不规律的抽搐。初起发病时抽搐较轻，持续时间短，仅几秒，后随病情加重抽搐时间可延长至数十秒到几分钟甚至更长，且间歇期逐渐缩短，抽搐逐渐频繁。严重者抽搐呈强直性，致同侧眼睛无法睁开，口角向同侧歪斜，影响说话，常因疲倦、精神紧张、情绪激动和自主运动而加剧，入睡后停止。面肌痉挛强度分级参考Cohen痉挛强度分级，见表7-1。

表7-1 Cohen 痉挛强度分级

分级	痉挛强度
0级	无痉挛
1级	外部刺激引起瞬目增多或面部轻度颤动
2级	眼睑、面肌自发轻微颤动，无功能障碍
3级	痉挛明显，有轻微功能障碍
4级	严重痉挛和功能障碍，如患者因不能持续睁眼导致不能看书，独立行走困难

（3）伴随症状。

少数患者会伴有头痛、耳鸣、听力下降、听觉过敏及面部血管舒缩功能紊乱等症状。

（4）情绪影响。

因面肌痉挛影响视力、听力、形象等，患者通常会表现出焦虑、抑郁甚至自卑等不良情绪。

（5）神经系统体征检查。

除面部肌肉阵发性抽搐外，无其他阳性体征。少数患者在疾病后期可伴有患侧面肌轻度瘫痪。

【辅助检查】

（1）头颅 CT、MRI。

头颅 CT、MRI 可确诊及明确可能导致面肌痉挛的颅内病变，特别是脑桥小脑三角是否肿瘤、蛛网膜囊肿或血管性病变。

（2）电生理检查。

监测异常肌反应时即可确诊。

（3）神经系统特征检查。

除面部肌肉阵发性抽搐外，无其他阳性体征。

【治疗原则】

（1）药物治疗。

① 口服药物。

常用的口服药物为卡马西平、奥卡西平等。口服药物治疗常用于发病初期、无法耐受手术或者拒绝手术者，有时也作为术后症状不能缓解者的辅助治疗。对于临床症状轻、药物疗效显著者可长期使用。但这类药物可有肝肾功能损害、头晕、嗜睡、白细胞减少、共济失调等不良反应，如发生药物不良反应必须及时就医，在医生的指导下调整用药方案甚至停药。服用卡马西平治疗有发生剥脱性皮炎的危险，严重的剥脱性皮炎可危及生命，因此一旦发生此不良反应应立即停药并就医。

② 肉毒素注射法。

肉毒素注射法治疗的机制是运用肉毒素阻断神经肌肉的传递，降低面肌痉挛程度。主要用于口服药物治疗无效或者出现药物严重不良反应以及不能耐受手术、拒绝手术、手术失败或者术后复发的成年患者。过敏性体质及对肉毒素过敏者禁用。90%以上的患者在初次接受肉毒素治疗后的 3~4 个月痉挛症状能得到明显改善或完全缓解。但在肉毒素代谢后，症状复发，需要重新注射肉毒素，且随着病程延长及注射次数增多，疗效会逐渐减退。因此，肉毒素治疗不能作为长期治疗面肌痉挛的措施。接受肉毒素治疗后，少数患者会出现面瘫、眼球干涩、复视、吞咽困难等症状，多在 3~8 周内自行恢复。反复注射肉毒素的患者将会出现永久性的眼睑无力、鼻唇沟变浅、口角歪斜、面部僵硬等不良反应。

（2）手术治疗。

目前，国内外应用最广泛也最有效的手术方法为显微血管减压术。显微血管减压术是针对病因进行治疗的手术方法，在显微镜下将压迫血管与面神经垫隔开。治疗有效率达 90%~98%，复发率为 3%~10%，治愈率高，复发率低。显微血管减压术主要适用于应用口服药物或注射肉毒素治疗疗效差或者无效的面肌痉挛患者、抽搐症状严重的患者以及手术意愿强烈的面肌痉挛患者。显微血管减压术的常见并发症为面肌瘫痪、听力受损和脑脊液耳漏等。对于术后出现的面瘫或耳鸣等症状，随着面神经自身的修复，多数情况下会在术后 6 个月内自行消失。

（3）中医治疗。

在治疗三叉神经痛方面，中医治疗主要是起到一个辅助治疗的作用，可以内服或外敷中药，也可以进行针灸、穴位埋线等治疗。

【护理评估】

（1）健康史。

健康史一般评估包括：吸烟史、饮酒史、既往史、家族史、过敏史、用药史，有无糖尿病、高血压等病史及癫痫发作史，发病到就诊的时间等。

（2）专科评估。

① 询问患者抽搐的部位、性质及频率。

仔细询问患者抽搐的部位是在一侧还是在两侧，起病部位在哪里；是否在平常的活动中即可诱发抽搐，持续时间多久，每次数秒或数分钟或更长时间等。

② 了解起病形式及病程特点。

询问患者是否呈持续性发作或间歇性周期发作；了解患者的病程长短，一般病程越长，间歇期越短，抽搐症状也会随之加重。

③ 了解神经系统有无阳性体征。

晚期患者除轻度面瘫外，无明显阳性体征。

（3）心理社会状况。

患者常因紧张、过度劳累、面部过度运动而抽搐加剧，不能自己控制抽搐发作,可导致患者情绪低落甚至精神抑郁。了解患者及家庭成员对疾病的认识和期望值;了解患者的个性特点,有助于对患者进行针对性的心理指导和护理支持。

【护理诊断】

(1)舒适状态的改变:与神经压迫、伤口疼痛、管道安置、活动无耐力有关。

(2)自我形象紊乱:与疾病所致面容、形态改变有关。

(3)焦虑、知识缺乏:与患者对疾病不了解,担心预后有关。

(4)有感染的风险:体温异常与术后继发感染、体温调节异常有关。

(5)潜在并发症:癫痫与颅内积气有关。

(6)有低颅压综合征风险:与手术脑脊液释放过多有关。

【护理目标】

(1)缓解患者疼痛,增强其舒适度。

(2)患者能正确面对自身形象的改变。

(3)减轻患者及家属的焦虑。

(4)患者体温正常。

(5)患者无癫痫发生及有效预防癫痫。

(6)患者维持正常颅内压。

【护理措施】

(1)术前护理。

① 做好术前准备,备皮,禁食水。

② 心理护理。安慰患者,消除其紧张恐惧心理,鼓励患者树立战胜疾病的信心。

(2)术后护理。

① 舒适度改变的护理措施。

A. 提供舒适安静的环境,耐心听取患者的主诉,向患者解释疾病的发生、转归。

B. 遵医嘱给予甘露醇及止痛药,给药半小时后无缓解应再次通知医生。

C. 指导患者放松,尽量减少探视人员。

D. 认真观察患者疼痛的性质、持续时间、发作次数、程度及伴随症状等,做好记录,报告医生。

② 自我形象紊乱的护理措施。

A. 尊重关心患者，鼓励患者表达自身感受。

B. 帮助患者正确认识疾病所致的形体外观改变，提高对形象改变的认识和适应能力。

C. 指导患者改善身体外观的方法，如衣服合体或适当的装饰。

D. 鼓励患者参加正常的社交活动。

③ 焦虑、知识缺乏的护理措施。

A. 向患者家属讲解疾病的病理生理机制及手术相关、预后等情况。

B. 鼓励家属与同种疾病恢复期的家属建立沟通，以良好的预后事例鼓励患者战胜疾病。

C. 协助家属制定康复计划。

D. 多倾听家属的心声，积极与主管医生沟通。

④ 有感染的风险——体温异常的护理措施。

A. 严密监测患者体温，每 4 h 监测 1 次。体温高热者积极采取降温措施。

B. 鼓励患者多饮水，进食清淡易消化、高热量饮食，以补充机体需要量。

C. 加强口腔护理。

D. 必要时使用抗生素。

⑤ 潜在并发症——癫痫的护理措施。

A. 严密观察患者有无癫痫发作，记录癫痫的发作时间、程度。

B. 遵医嘱使用抗癫痫药物，不自行减量减药。

C. 备好开口器、牙垫，防止患者因癫痫发作致舌被咬伤。

D. 发生癫痫时，保持气道通畅，积极进行抢救治疗。

⑥ 有低颅压综合征风险的护理措施。

A. 严密观察患者有无头痛、头晕、恶心等症状。

B. 平卧位休息，监测颅内压情况。

C. 多饮水，增加入量。

【健康教育】

（1）疾病知识指导。

注意面部保暖，避免过冷过热刺激；饮食宜选择清淡且营养丰富的食物，避免过咸、过甜的刺激性食物，少食油炸食品；控制好血压血糖，减少基础疾病的发生；保持积极良好的心态，适当锻炼，维持健康体魄，规律作息，保持充足睡眠。

（2）出院后注意事项。

患者手术出院后应劳逸结合，合理安排工作时间，忌过度劳累；如有出院带药，应遵医嘱按时按量服用，不可自行停药或更改剂量；注意手术伤口的护理，一般术后 7~10 d 拆线，高龄老人视伤口愈合情况而决定拆线时间；伤口愈合过程中忌抓挠，以防止伤口感染。

（3）复查事项。

术后无特殊不适者一般 6~12 个月后复查，如出现头痛、呕吐、伤口红肿热痛等情况及时就医。

【护理评价】

经治疗与护理，患者是否：① 舒适度增强，疼痛减轻；② 能正确面对自身形象的改变；③ 焦虑与恐惧减轻；④ 体温正常，未发生感染；⑤ 无癫痫发生及有效预防癫痫；⑥ 无低颅压综合征发生。

第三节 舌咽神经痛

舌咽神经痛指局限于舌咽神经分布区域的一种复发性阵发性剧烈刺痛，主要影响扁桃体、咽喉、舌根、耳道内等部位。疼痛性质与三叉神经痛很相似，亦分为原发性和继发性两大类。疼痛发生在一侧舌根、咽喉、扁桃体、耳根部及下颌后部，有时以耳根部疼痛为主要表现。男性病例多于女性病例，通常在 40 岁以后发病。

【病因】

舌咽神经痛可能为神经脱髓鞘病变引起舌咽神经的传入冲动与迷走神经之间发生"短路"的结果。而继发性舌咽神经痛可见于颈静脉孔区、颅底、鼻咽部、扁桃体等的肿瘤，局部蛛网膜炎或动脉瘤。近年来，显微血管外科的发展，发现有些患者舌咽神经受椎动脉或小脑后下动脉压迫。

【病理】

舌咽神经微血管压迫；舌咽神经脱髓鞘改变；舌咽神经癫痫样异常放电。

【临床表现】

根据发病原因的不同,舌咽神经痛同样也可以分为原发性舌咽神经痛和继发性舌咽神经痛两种。

(1) 原发性舌咽神经痛。

原发性舌咽神经痛的病因仍不清楚,可能是神经脱髓鞘所致。其临床表现特点有以下几个方面:

① 疼痛:疼痛发生在一侧舌根、咽喉、扁桃体、耳根部及下颌后部,有时以耳根部疼痛为主要表现。

② 发作情况和疼痛性质:同三叉神经痛,原发性舌咽神经痛通常骤然发作、突然停止,每次发作持续时间多为数秒或数十秒,一般不超过两分钟;亦可呈刀割、针刺、撕裂、烧灼、电击样剧烈疼痛。

③ 诱发因素:常于吞咽、说话、咳嗽或打哈欠时诱发疼痛。

④ 扳机点:原发性舌咽神经痛往往有扳机点,部位多在咽后壁、扁桃体、舌根等处,少数可在外耳道。

⑤ 其他症状:吞咽动作常会诱发疼痛发作,虽然发作间歇期无任何异常,但由于惧怕诱发疼痛而不敢进食,患者常有消瘦、脱水、喉部痉挛感、心律不齐及低血压性晕厥等症状。

⑥ 神经系统检查正常:临床上多见的舌咽神经痛多半是原发性舌咽神经痛,暂时止痛效果不佳。

(2) 继发性舌咽神经痛。

某些小脑脑桥角肿瘤、蛛网膜炎、血管性疾病、鼻咽部肿瘤或茎突过长症等均可激惹舌咽神经而引起舌咽神经分布区域的疼痛,称为继发性舌咽神经痛。

① 疼痛:疼痛发作时间较长,一般 > 2 min,或为持续性疼痛并阵发性加重。

② 诱发因素:诱发因素不明显。

③ "扳机点":常无"扳机点"。

④ 舌咽神经损害症状:一侧舌咽神经损害呈现出同侧舌后 1/3 味觉障碍,舌根及咽颊部痛觉丧失,腮腺分泌功能紊乱;一侧舌咽、迷走神经损害,表现

为同侧软腭麻痹，咽感觉减弱或丧失，咽反射消失；双侧舌咽神经损害表现为不能发音及吞咽。

⑤临近脑神经损害：颈静脉孔综合征为一侧舌咽、迷走和副神经损伤；维拉雷综合征（Villaret 综合征）为一侧舌咽、迷走、副神经和舌下神经损伤，常同时伴有同侧霍纳综合征（Horner 综合征）；脑桥小脑角综合征为脑桥小脑角池病变导致病侧面瘫，前庭蜗、三叉、舌咽、迷走等脑神经损害。

⑥鼻咽癌所致：若为鼻咽癌所致，可在鼻咽部发现肿块、鼻涕中带血、颈部淋巴结肿大等。

【辅助检查】

头颅 CT、MRI 可帮助排除颅后窝、脑桥小脑角、海绵窦、Meckel 腔等部位肿瘤性或血管性病变所致的继发性舌咽神经痛。根据 MRI 检查还可以分析舌咽神经痛与血管压迫之间的关系。

【治疗原则】

（1）药物治疗。

①苯妥英钠口服。

②维生素 B_1、B_{12}。

③卡马西平口服。

药物治疗在发病初期常能取得比较满意的临床疗效，但是随着疼痛的加剧，药物常在数月或数年后逐渐失去效果。

（2）神经阻滞疗法。

神经阻滞疗法为经皮穿刺颈静脉孔射频治疗，适用于：

①药物治疗无效或不能耐受药物不良反应者；

②高龄或一般情况差，不能耐受微血管减压手术者；

③合并多发性硬化的病例。

此种治疗方法存在的主要问题为疼痛复发率高及神经损伤导致的吞咽困难、饮水呛咳和声音嘶哑等。

（3）显微血管减压术。

显微血管减压术是目前最安全、有效的外科治疗方法，其治愈率可达到 99%。手术治疗适用于：

①药物或经皮穿刺治疗失败者；

② 患者一般状况较好，无严重器质性病变，能耐受手术者；

③ 排除多发性硬化或桥小脑角肿瘤等病变者，多数患者手术后疼痛即可消失。

（4）封闭疗法。

在相当于下颌角与乳突连线的中点，以 10%普鲁卡因垂直注射于皮下，即可止痛。

【护理评估】

（1）健康史。

健康史一般评估包括：吸烟史、饮酒史、既往史、家族史、过敏史、用药史，有无糖尿病、高血压等病史及癫痫发作史，发病到就诊的时间等。

（2）专科评估。

① 询问患者疼痛的部位、性质及频率。

仔细询问患者疼痛的部位；询问患者是否有特别敏感的区域，如舌根、咽部、耳后等；是否在平常的活动中即可诱发疼痛，如吞咽、说话、咳嗽或打哈欠等；疼痛的感觉如何，如电击样、针刺样、刀割样或撕裂样的剧烈疼痛；持续时间长短，每次数秒或 1~2 min 等。

② 了解起病形式及病程特点。

询问患者是否呈持续性发作或间歇性周期发作；了解患者的病程长短，一般病程越长，发作越频繁、越严重。

③ 了解神经系统有无阳性体征。

（3）心理社会状况。

评估患者的精神、心理状态。舌咽神经痛影响患者睡眠，可导致患者面色憔悴，甚至精神抑郁或情绪低落。了解患者及家属成员对疾病的认识和期待值；了解患者的个人特点，有助于对患者进行针对性的心理指导和护理支持。

【护理诊断】

（1）舒适状态的改变：与神经压迫、伤口疼痛、管道安置、活动无耐力有关。

（2）焦虑、知识缺乏：与患者对疾病不了解，担心预后有关。

（3）有感染的风险：体温异常与术后继发感染、体温调节异常有关。

（4）潜在并发症：癫痫与颅内积气有关。

（5）有低颅压综合征风险：与手术脑脊液释放过多有关。

/神经外科护理常规/

【护理目标】

（1）患者舒适度增加。

（2）患者焦虑减轻，掌握疾病护理知识。

（3）患者体温正常。

（4）患者无并发症发生。

【护理措施】

（1）术前护理。

① 做好术前准备，备皮，禁食水。

② 心理护理。安慰病人，消除紧张恐惧心理，鼓励患者树立战胜疾病的信心。

③ 密切关注患者的疼痛情况，适当缓解疼痛。

（2）术后护理。

① 舒适度改变的护理措施。

A. 提供舒适安静的环境，耐心听取患者的主诉，向患者解释疾病的发生、转归。

B. 指导患者放松，尽量减少探视人员。

C. 认真观察患者疼痛的性质、持续时间、发作次数、程度及伴随症状等，做好记录，报告医生。

② 焦虑、知识缺乏的护理措施。

A. 向患者家属讲解疾病的病理生理机制及手术相关、预后等情况。

B. 鼓励家属与同种疾病恢复期的家属建立沟通，以良好的预后事例鼓励患者战胜疾病。

C. 协助家属制定康复计划。

D. 多倾听家属的心声，积极与主管医生沟通。

③ 有感染的风险——体温异常的护理措施。

A. 严密监测患者体温，每 4 h 监测 1 次。体温高热者积极采取降温措施。

B. 鼓励患者多饮水，进食清淡易消化、高热量饮食，以补充机体需要量。

C. 加强口腔护理。

D. 必要时使用抗生素。

④ 潜在并发症——癫痫的护理措施。

A. 严密观察患者有无癫痫发作，记录癫痫的发作时间、程度。

B. 遵医嘱使用抗癫痫药物，不自行减量减药。

C. 备好开口器、牙垫，防止患者因癫痫发作致舌被咬伤。

D. 发生癫痫时，保持气道通畅，积极进行抢救治疗。

⑤有低颅压综合征风险的护理措施。

A. 严密观察患者有无头痛、头晕、恶心等症状。

B. 平卧位休息，监测颅内压情况。

C. 多饮水，增加入量。

【健康教育】

（1）疾病知识。

告知患者本病的临床特点与诱发因素，指导患者生活有规律，保持情绪稳定和轻松愉悦心态，培养兴趣爱好，适当分散注意力，保持正常作息及足够睡眠；洗脸、刷牙动作轻柔；食物宜软，清淡为主，忌食生硬、刺激食物。

（2）用药指导及病情监测。

遵医嘱按时规律服药，出现头晕、嗜睡等症状时，在排除其他疾病后，要留意药物的副作用，及时就医调整用药方案；病情有变化，如不明原因的疼痛加重、频率增加等，应及时就医。

（3）出院后注意事项。

患者手术出院后应劳逸结合，合理安排工作时间，忌过度劳累；如有出院带药，应遵医嘱按时按量服用，不可自行停药或更改剂量；注意手术伤口的护理，一般术后 7~10 d 拆线，伤口愈合过程中忌抓挠，以防止伤口感染。

（4）复查事项。

术后无特殊不适者一般 6~12 个月后复查，如出现头痛、呕吐、伤口红肿热痛等情况及时就医。

（5）饮食。

多食高蛋白类食物，如肉、蛋、鱼类及新鲜蔬菜、水果；多喝水，以防便秘。

【护理评价】

经过治疗与护理，患者是否：①舒适度增强，疼痛减轻；②焦虑与恐惧减轻；③体温正常，未发生感染；④无癫痫发生及有效预防癫痫；⑤无低颅压综合征发生。

第四节 癫痫

癫痫（epilepsy）是大脑神经元突发性异常放电，导致以短暂的中枢神经系统功能失常为特征的一种慢性脑部疾病，患者可表现为运动、意识、感觉、自主神经、精神等出现不同障碍。癫痫系多发病之一，流行病学调查显示其发病率为 5%～7%，全国有 650 万～910 万患者，癫痫可见于各个年龄组，青少年和老年是癫痫发病的两个高峰年龄段。

【病因】

引起癫痫的病因非常复杂，既有遗传因素，又有后天因素。目前，国内认为脑部病理性损害、脑内存在多药耐药基因、基因异常、免疫缺陷、医源性因素是其主要的病因。

（1）基本病因。

① 脑损伤性病理改变。

在大部分难治性癫痫患者中发现了脑部病理性的损害，如海马硬化、结节性硬化、脑部肿瘤、脑部外伤等。

② 脑内存在多药耐药基因。

国外有报道难治性癫痫患者脑部存在多药耐药基因（MDRD），其过度表达可能是癫痫难以根治的根本原因。

③ 基因异常。

部分患者与染色体异常或基因异常有关，具有家族性。

④ 免疫缺陷。

在免疫缺陷的人群中，致癫痫的机会较多。如高热惊厥的儿童常有 IgA 缺乏症；原发性难治性癫痫的儿童，治疗前就有 IgA 缺陷。

⑤ 医源性因素。

临床上治疗时，对癫痫患者用药选择不当，发作类型判断失误，未选用一线药物，药物剂量或药物配伍使用不恰当，患者自觉好转而私自停药，或存在不良生活方式和习惯等，均可导致难治性癫痫的发生。

（2）诱发因素。

① 睡眠。

癫痫发作与睡眠-觉醒周期有密切关系，如全面强直-阵挛发作常在晨醒后发生；婴儿痉挛症多在醒后和睡前发作。

② 内环境改变。

内分泌失调、电解质紊乱和代谢异常等均可影响神经元放电阈值，导致癫痫发作；疲劳、睡眠缺乏、饥饿、便秘、饮酒、感情冲动和一过性代谢紊乱等也可导致癫痫发作。

【临床表现】

（1）全身性强直阵挛发作。

全身性强直阵挛发作又称为大发作，以意识丧失和全身对称性抽搐为特征。发作可分为三期：

① 强直期。

患者意识突然丧失，跌倒在地，所有骨骼肌呈持续性收缩，眼球上翻，喉肌痉挛，常持续 10～20 s 转入阵挛期。

② 阵挛期。

不同肌群强直和松弛相交替，由肢端延至全身。阵挛频率逐渐减慢，松弛期逐渐延长，此期持续 30 s～1 min。最后一次强烈痉挛后，抽搐突然终止。患者心率增快，血压升高，汗、唾液和支气管分泌物增多，瞳孔扩大，呼吸暂时中断，皮肤发绀，瞳孔对光反应和深浅反射消失。

③ 惊厥后期。

阵挛期后，尚有短暂的强直痉挛，造成牙关紧闭和大小便失禁。呼吸先恢复，口鼻喷出泡沫或血沫。心率、血压和瞳孔回至正常。肌张力松弛，意识逐渐清醒。发作开始至恢复时间为 5～10 min。醒后自觉头痛，疲劳，对抽搐过程不能回忆。

（2）强直性发作。

四肢肌肉强直性收缩，使肢体固定于某种紧张的位置，如四肢伸直、头眼偏向一方或后仰、角弓反张；呼吸肌受累时，面色由苍白变为潮红，继而青紫。

（3）阵挛性发作。

全身性惊厥发作有时无强直发作，仅有重复的全身痉挛，频率逐渐变慢而强度不变，比较少见。

（4）失神发作。

典型失神发作称为小发作，发作为毫无先兆的短暂意识丧失，仅持续 5~20 s。患者为突然语言或动作中断，呼之不应，双眼凝视，一般不跌倒；恢复亦突然，可继续原来的谈话或动作。每日可发作数十次，多则上百次，但智力很少受影响，预后良好。

（5）肌阵挛发。

作为突然、短暂和快速的肌收缩，这种症状可局限于一块肌肉，也可以涉及单个肢体或全身；可仅发作一次或快速重复多次，常在即将入睡或醒来时发作。

（6）失张力发作。

全身或部分肌肉张力突然减低，表现为头下垂，下颌松弛而张口，上睑下垂，甚至倒地；可有短暂意识障碍，也可以为一侧肢体或单侧肢体的局限性肌张力低下。

（7）单纯部分性发作。

① 部分运动性发作。

部分运动性发作常见于一侧口角及上肢，为局部性抽搐发作，一般持续数秒至数分钟，神志清楚。

② Jackson 发作。

Jackson 发作多起始于拇指、食指、口角或足趾。抽搐范围逐渐扩大，可以扩展到一个肢体或一侧肢体，神志清楚。

③ 躯体感觉发作。

躯体感觉发作较部分运动性发作少见，常为针刺感、麻木感，有时为本体感觉或空间感觉异常。

④ 特殊感觉发作。

特殊感觉发作以幻嗅发作（沟回发作）最常见，嗅觉发作，患者常会闻到焦臭味等异常气味。视觉发作，患者可出现幻觉，如闪光、彩条等。听觉发作可以是简单的音调到成曲调的音乐；味觉发作常为有刺激性、愉快的或恶心的味幻觉。

⑤ 情感障碍发作。

情感障碍发作常表现为发作性抑郁、情绪低落、欣快、大笑，暴躁等。

⑥记忆障碍发作。

记忆障碍发作以发作性记忆力丧失最常见,如"脑子一片空白",也可对已遗忘的事在发作中又浮现于脑海中,有时过去的全部经历同时显现。

⑦知觉异常发作。

一是对生疏的人或事出现一种莫名其妙的熟悉感,但很模糊,似曾相识;二是陌生感,对非常熟悉的人或事突感生疏,错觉,有视物显大症、视物显小症、听错觉等。

(8)复杂性部分发作。

复杂性部分发作以儿童和青少年始发者为多,其发作前患者有预感,表现为幻嗅、胃肠不适、精神异常、疼痛及不自主活动等;发作时有意识障碍,一般持续 30 s～2 min,患者意识逐渐清醒。发作大多起源于颞叶内侧面的海马、海马旁回、杏仁核等结构,少数始于额叶。

(9)癫痫持续状态。

频繁而持续的癫痫发作形成一种固定而持久的状态,发作间隙期意识不完全恢复,或不伴意识障碍而一次连续发作超过 30 min。

【辅助检查】

(1)脑电图、脑电地形图、动态脑电图监测。

脑电图、脑电地形图、动态脑电图监测可见明确病理波、棘波、尖波、棘慢波或尖慢波。如为继发性癫痫应进一步进行头颅 CT、头颅 MRI、磁共振血管成像(MRA)、数字减影血管造影(DSA)、正电子发射断层显像(PET)等检查评估,发现相应的病灶。

(2)脑电生理检查。

脑电生理检查是诊断癫痫的首选检查,脑电图检查(EEG)是将脑细胞微弱的电活动放大 10 倍而记录下来,癫痫波常为高波幅的尖波、棘波、尖慢波或棘慢综合波。

(3)视频脑电图。

应用视频脑电图系统可进行较长时间的脑电图记录和患者的临床状态记录,使医生能直接观察到脑电图上棘波发放的情况及患者临床发作的情况,可记录到多次睡眠 EEG,尤其是在浅睡状态下发现异常波较清醒状态可提高 80%,为癫痫的诊断、致痫灶的定位及癫痫的分型提供可靠的依据。

（4）影像学检查。

影像学检查是癫痫定位诊断的最佳手段。CT检查和MRI检查可以了解脑组织形态结构的变化，进而做出病变部位和性质的诊断。

【治疗原则】

（1）药物治疗。

以药物治疗为主，达到控制发作或最大限度地减少发作次数；没有或只有轻微的不良反应；不影响患者的生活质量。

（2）病因治疗。

有明确病因者首先进行病因治疗，如手术切除颅内肿瘤、药物治疗寄生虫感染、纠正低血钙等。

（3）发作时的治疗。

立即让患者就地平卧；保持呼吸道通畅，吸氧；防止外伤及其他并发症；应用地西泮或苯妥英钠预防再次发生。

（4）发作间歇期的治疗。

服用抗癫痫药物。

【护理评估】

（1）健康史。

健康史一般评估包括：吸烟史、饮酒史、既往史、家族史，重点询问癫痫发作的过程与形式，了解其发病时间、发作频率、持续时间及用药情况等。

（2）专科评估。

专科评估包括意识、瞳孔、肌力、肌张力、生命体征、感觉功能及病理反射等；评估患者的日常生活能力。

（3）心理社会状况。

了解患者家庭成员及其关系，是否关爱患者；患者及家属对疾病的认知及态度，希望达到的预期目标及是否能承担相应的医疗费用等。

【护理诊断】

（1）有窒息的危险：与癫病发作时意识丧失、喉痉挛、口腔和气道分泌物增多有关。

（2）有受伤的危险：与癫病发作时意识突然丧失、判断力失常有关。

（3）知识缺乏：缺乏长期、正确服药的知识。

（4）气体交换受损：与癫痫持续状态、喉头痉挛所致呼吸困难或肺部感染有关。

（5）潜在并发症：脑水肿，酸中毒，水、电解质紊乱。

【护理目标】

（1）患者无窒息发生。

（2）患者无受伤。

（3）患者焦虑减轻。

（4）患者无气体交换受损。

（5）患者无并发症发生。

【护理措施】

（1）保持呼吸道通畅。

①置患者于头低侧卧位，或平卧位头偏向一侧。

②松开领带和衣扣，解开腰带。

③取下活动性义齿，及时清除口腔和鼻腔分泌物。

④立即放置压舌板，必要时用舌钳将舌拖出，防止舌后坠阻塞呼吸道；癫痫持续状态者插胃管鼻饲，防止误吸，必要时备好床旁吸引器和气管切开包。

（2）病情观察。

①密切观察患者的生命体征及意识、瞳孔变化，注意发作过程中有无心率增快、血压升高、呼吸减慢或暂停、瞳孔散大、牙关紧闭、大小便失禁等。

②观察并记录患者癫痫发作的类型、发作频率与发作持续时间；观察发作停止后患者意识完全恢复的时间，有无头痛、疲乏及行为异常。

（3）发作期安全护理。

①告知患者有前驱症状时立即平卧；活动状态时发作，陪伴者应立即将患者缓慢置于平卧位，防止外伤，切忌用力按压患者抽搐肢体，以防骨折和脱臼。

②将压舌板或筷子、纱布、手绢、小布卷等置于患者口腔一侧上下臼齿之间，防止舌、口唇和颊部被咬伤，用棉垫或软垫对跌倒时易擦伤的关节加以保护。

③癫痫持续状态、极度躁动或发作停止后意识恢复过程中有短时躁动的患者，应由专人守护，加保护性床栏，必要时用约束带适当约束。遵医嘱立即

缓慢静脉注射地西泮，快速静脉滴注甘露醇，注意观察用药效果和有无出现呼吸抑制、肾脏损害等不良反应。

（4）发作间期安全护理。

① 给患者创造安全、安静的休息环境，保持室内光线柔和，无刺激。

② 床两侧均安装带床栏套的床栏。

③ 床旁桌上不放置热水瓶，玻璃杯等危险物品。

④ 对于有癫痫发作病史并有外伤病史的患者，在病室内显著位置放置"谨防跌倒，小心舌咬伤"的警示牌，随时提醒患者、家属及医护人员做好防止发生意外的准备。

（5）心理护理。

① 对癫痫患者心理问题疏导应从其原因入手，建立良好的沟通技巧，通过鼓励、疏导的方式解除其精神负担，进行情感交流，提高其自尊和自信，以积极配合治疗。

② 消除患者家属的偏见和歧视，使患者得到家庭的支持，以提高治疗效果。

【健康教育】

（1）向患者及家属宣传有关预防癫痫诱发因素方面的基本知识，需要注意以下几点：如突发精神刺激；强音、强光刺激；受凉、感冒、淋雨、过度换气、过量饮水、过度劳累、饥饿或过饱等，以免诱发癫痫。

（2）嘱患者勿从事高空作业及游泳、潜水、驾驶或有危险的机械操作工作等；保持乐观情绪；生活、工作应有规律；保持充足的睡眠，合理膳食；注意劳逸结合、避免紧张和劳累。如有病情变化，应随时复诊。

（3）家属和患者积极配合是治疗的关键，鼓励患者坚持治疗，在医生指导下长期服药，不要自行停药、减药或换药；严密观察药物的不良反应，如有不适应及时就诊，如有漏服，一般在下一次服药时补上；定期检测血药浓度，并调整药剂量。

（4）教会家属急救的方法。首先家属应保持冷静，立即把患者放平在地上或床上，把头偏向一侧，解开衣领、裤腰带，用毛巾裹勺柄等长条状金属，将其放在患者口腔一侧上、下磨牙之间，以保持呼吸道通畅及防止舌被咬伤。在抽搐过程中，不要强压肢体，防止骨折和脱臼；同时用棉织品垫在头下及四周，防止抽搐时被周围物体撞伤；发作时不要给患者喂水、药、食物，以免引起肺炎或窒息。如出现呼吸抑制或癫痫持续状态时，应拨打"120"送医院抢救。

（5）随身携带病情卡片（写明疾病、姓名、地址、联系电话），以利疾病发作时取得联系，便于抢救。发作控制不佳者不要单独外出，以免发生溺水、烫伤、摔倒等意外。

（6）复诊指导。术后 3~6 个月后携影像学资料及病历复查；若癫痫再次发作，手术部位流液流脓等，应及时就诊。

【护理评价】

经治疗与护理，患者是否：① 呼吸道通畅，无窒息发生；② 无跌倒、无损伤发生；③ 癫痫控制良好，且无药物不良反应发生；④ 未发生并发症；⑤ 焦虑减轻。

第五节　帕金森病

帕金森病又称震颤麻痹，是中老年常见的神经系统变性疾病，以静止性震颤、运动减少、肌强直和体位不稳为临床特征，主要病理改变是黑质多巴胺能神经元变性和路易小体形成。发病年龄为 60 岁左右，40 岁以下起病的青年帕金森病较少见，我国 65 岁以上人群中帕金森病的患病率大约是 1.7%，帕金森病的标准化发病率为每 10 万人每年有 16~19 个帕金森病新发患者，男性患帕金森病的概率比女性稍大。

【病因】

本病的病因未明，发病机制复杂。目前，认为帕金森病非单因素引起，可能为多因素共同参与所致，可能与以下因素有关。

（1）年龄老化。

本病多见于中老年人，60 岁以上人口的患病率高达 1%，应用氟多巴显影的 PET 检查显示多巴胺能神经元功能随年龄增长而降低，并与黑质细胞的死亡数成正比。

(2)环境因素。

流行病学调查显示,长期接触杀虫剂、除草剂或某些工业化学品等可能是帕金森病发病的危险因素。

(3)遗传因素。

本病在一些家族中呈聚集现象,包括常染色体显性遗传或常染色体隐性遗传,细胞色素 $P450_2D_6$ 型基因可能是帕金森病的易感基因之一。

由于高血压脑动脉硬化、脑炎、外伤、中毒、基底核附近肿瘤及服用吩噻嗪类药物等所产生的震颤、强直等症状,称为帕金森综合征。

【临床表现】

帕金森病常为60岁以后发病,男性稍多,起病缓慢,进行性发展。首发症状多为震颤,其次为步行障碍、肌强直和运动迟缓。

(1)静止性震颤。

静止性震颤多从一侧上肢开始,呈现有规律的拇指对掌和手指屈曲的不自主震颤,类似"搓丸"样动作。具有静止时明显震颤,动作时减轻,入睡后消失等特征,故称为"静止性震颤"。随病程进展,震颤可逐步涉及下颌、唇、面和四肢。少数患者无震颤,尤其是发病年龄在70岁以上者。

(2)肌强直。

肌强直多从一侧的上肢或下肢近端开始,逐渐蔓延至远端、对侧和全身的肌肉。肌强直与锥体束受损时的肌张力增高不同,后者被动运动关节时,阻力在开始时较明显,随后迅速减弱,呈"折刀"现象,故称"折刀样肌强直",多伴有腱反射亢进和病理反射。

(3)运动迟缓。

患者随意动作减少、减慢,多表现为开始的动作困难和缓慢,如行走时起动和终止均有困难;面肌强直使面部表情呆板,双眼凝视和瞬目动作减少,笑容出现和消失减慢,造成"面具脸";手指精细动作很难完成,系裤带、鞋带等很难进行;有书写时字越写越小的倾向,称为"写字过小症"。

(4)姿势步态异常。

患者早期走路拖步,迈步时身体前倾,行走时步距缩短,颈肌、躯干肌强直而使患者站立时呈特殊屈曲体姿,行走时上肢协同摆动的联合动作减少或消失;晚期由坐位、卧位起立困难。迈步后碎步、往前冲,越走越快,不能立刻停步，称为"慌张步态"。

【辅助检查】

（1）CT。

头颅CT可显示脑部不同程度的脑萎缩表现。

（2）功能性脑影像。

采用PET或单光子发射计算机体层成像（SPECT）检查有辅助诊断价值。

（3）基因检测。

DNA印记技术、聚合酶链反应、DNA序列分析等，在少数家族性帕金森病患者中可能发现基因突变。

（4）生化检测。

采用高效液相色谱（HPLC）可检测到脑脊液和尿中高香草酸含量降低。

【治疗原则】

（1）综合治疗。

综合治疗包括药物治疗、手术治疗、康复治疗、心理治疗等，其中药物治疗是首选且是主要的治疗手段。但无论是药物还是手术，均只能改善症状，不能阻止病情的发展，更无法治愈。因此，治疗不能仅顾及眼前，而不考虑将来。

（2）用药原则。

应坚持"剂量滴定""细水长流、不求全效"的用药原则；用药剂量应以"最小剂量达到满意效果"为原则；治疗既应遵循一般原则，又应强调个体化特点，不同患者的用药选择不仅要考虑病情特点，而且要考虑患者的年龄、就业状况、经济承受能力等因素。药物治疗的目标是延缓疾病进展、控制症状，并尽可能延长症状控制的年限，同时尽量减少药物的不良反应和并发症。

（3）药物治疗。

① 常用药物。

帕金森病药物治疗常用抗胆碱能药物和拟多巴胺药物。抗胆碱能药物主要通过抑制脑内乙酰胆碱的活性，提高多巴胺效益。拟多巴胺药物包括促进多巴胺释放药（金刚烷胺）、多巴胺替代药（左旋多巴）、多巴胺受体激动药（溴隐亭）和多巴胺增效药（恩托可朋）等。

② 保护性治疗。

保护性治疗的目的是延缓疾病的发展，改善患者的症状。原则上一旦诊断明确就应该尽早进行保护性治疗。主要药物是 B 型单胺氧化酶（MAO-B）抑制药，多巴胺受体激动药和辅酶 Q10 也可能具有神经保护作用，辅酶 Q10 1200 mg/d 有明确地延缓疾病运动功能恶化的作用。

（4）外科治疗。

帕金森病经内科治疗疗效减退，或出现相关并发症，病情发展至中晚期者，可考虑外科治疗。目前，外科治疗帕金森病的方法主要包括深部核团毁损术、深部脑刺激术（DBS）和细胞移植术。苍白球毁损术和丘脑底核毁损术可减少帕金森病患者的震颤、肌强直和动作迟缓症状，但手术不良反应较多，包括出血、梗死、失声、认知功能障碍和步态紊乱。双侧毁损术不良反应更大，一般不予采用。DBS 相对于毁损术有一定优势，脑部损伤更少、效果可逆，刺激的强度、频率和持续时间均可调节，并可行双侧手术，是目前最主要的外科治疗方法。细胞移植术尚需进一步研究。外科治疗的原则是在合适的时机采用合适的手术方法对合适的帕金森病患者进行治疗，可更好地改善帕金森病患者症状，提高其生活质量。

【护理评估】

（1）健康史。

健康史一般评估包括：吸烟史、饮酒史、既往史、家族史、既往检查、治疗经过及效果，是否遵医嘱治疗等。

（2）专科评估。

专科评估包括意识、瞳孔、肌力、肌张力、生命体征等，重点评估有无静止性震颤，发病形式及四肢有无震颤、肌阵挛等不自主运动，患者站立和行走时步态是否正常。

（3）心理社会状况。

患者对疾病的性质、过程、防治及预后知识的了解程度，了解疾病对其日常生活、学习和工作的影响，患者能否面对现实，适应角色转变，有无人格改变、反应迟钝、记忆力及计算力下降或丧失等精神症状。

【护理诊断】

（1）舒适度的改变：与术后伤口疼痛有关。

（2）潜在并发症：颅内出血与手术牵拉有关。

（3）潜在并发症：切口感染与伤口愈合不好有关。

（4）焦虑、知识缺乏：与患者对疾病预后知晓不全有关。

（5）自理能力缺陷：与患者自理能力下降有关。

【护理目标】

（1）患者无并发症发生。

（2）患者疼痛较前减轻。

（3）患者焦虑减轻。

（4）患者无再出血发生。

（5）提高患者自理能力。

【护理措施】

（1）术前护理。

① 做好术前准备，备皮，禁食水。

② 心理护理。安慰患者，消除其紧张恐惧心理，鼓励患者树立战胜疾病的信心。

③ 密切观察患者的意识、瞳孔、生命体征的变化，听取其不适主诉。

④ 保持大便通畅，便秘时应遵医嘱定期给予缓泻药物，并嘱病人排便时勿用力过猛。

（2）术后护理。

① 舒适度改变的护理措施。

A. 提供舒适安静的环境，予患者采取舒适体位，妥善固定各管道。

B. 观察患者疼痛的性质、持续时间、程度等，做好记录，报告医生。

C. 遵医嘱必要时给予镇痛药物，观察用药后的疼痛缓解情况。

D. 指导患者放松、缓慢地呼吸，全身肌肉放松等。

② 潜在并发症——颅内出血的护理措施。

A. 密切观察患者的意识、瞳孔、肢体活动及生命体征的变化。

B. 遵医嘱吸氧。

C. 关注患者主诉。

D. 严密观察患者血压情况。

③ 潜在并发症——切口感染的护理措施。

A. 密切观察伤口有无红肿及分泌物等情况。

B. 监测患者的体温。

C. 加强营养，增强抵抗力，促进伤口愈合。

D. 如敷料有渗血渗液，及时更换。

E. 嘱患者勿抓挠伤口等。

④ 焦虑、知识缺乏的护理措施。

A. 向患者家属讲解疾病的病理、生理机制及手术相关、预后等情况。

B. 鼓励家属与同种疾病恢复期的家属建立沟通，以良好的预后事例鼓励患者战胜疾病。

C. 协助家属制定康复计划。

D. 多倾听家属的心声，积极与主管医生沟通。

⑤ 自理能力缺陷的护理措施。

A. 加强巡视，指导和鼓励患者做力所能及的事情。

B. 满足患者生活所需，床旁铃和日常生活用品置于患者方便拿取的地方。

C. 根据患者情况，制定适宜的锻炼计划。

【健康教育】

（1）饮食指导。

禁食烟、酒和槟榔，因为槟榔为拟胆碱能食物，可降低抗胆碱能药物的疗效；进食低盐、低脂、低胆固醇、适量优质蛋白的清淡饮食；多食蔬菜、水果等粗纤维食物，防止便秘。

（2）休息与活动。

鼓励患者尽可能生活自理及做些力所能及的活动，培养自己的兴趣爱好，积极参加社交活动，注意劳逸结合；制订康复计划，鼓励患者进行肢体功能锻炼和体能训练。

（3）用药指导。

出院后按时按量遵医嘱服药，不要随意停药和减量。若症状加重或副反应加重时，及时与医生沟通。

（4）日常护理及脑深部电刺激器（DBS）的护理指导。

头部伤口拆线后伤口愈合即可洗头，注意伤口和导线处避免抓挠而引起感染，如伤口出现红肿、痛、液体渗出等及时就诊，切忌暴力或碰撞电极埋置部位；远离高磁场环境，如核磁共振等，如果 DBS 刺激器与大型磁场性物品接触，可能会被强行开启或关闭（一般的家用电器、电子设备、医疗检查不会影响脑起搏器的正常使用）；可适当锻炼身体，避免从事重体力劳动；如出现肢体僵硬、震颤、运动迟缓等原始症状时及时就诊。

（5）心理指导。

鼓励患者自我照顾及适当参加社交活动，鼓励患者及家属用坚定勇敢的态度正确面对困难，适应生活上的改变；指导患者家属多关心支持患者，帮助其树立信心，积极配合治疗。

（6）康复指导。

康复治疗可改善和维持患者的功能，提高患者的日常生活能力。康复治疗包括心理康复、运动康复及言语康复。应在康复医生的指导下，坚持各阶段的康复治疗，以改善症状，提高生活质量。

（7）复诊。

术后1个月来医院开启神经刺激器，通常在术后的3~6个月需经常到医院调整参数，以达到最满意的治疗效果。半年以后可与医生约定复诊的时间，一般每半年一次。若出现症状未改善和药物副作用加重时，应及时就医。当提示电池电量不足时需及时回医院更换神经刺激器。

【护理评价】

经治疗与护理，患者是否：①疼痛较前减轻；②无再出血发生；③无感染发生；④焦虑减轻；⑤自理能力提高。

第八章 导管护理

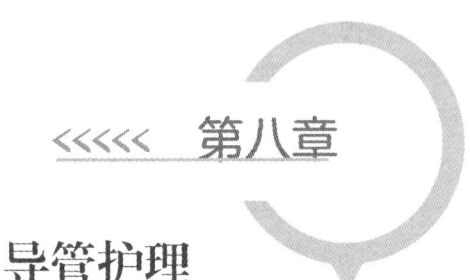

第一节 引流管

一、脑室引流管

脑室引流管是经颅骨钻孔穿刺侧脑室，放置引流管将脑脊液、血性脑脊液或者感染脑脊液等引流至体外，目的是减少血液对脑膜刺激，降低颅内压、排除脑室内积血、减少伤口脑脊液漏，或经脑室注药冲洗、促进感染控制等。

【护理措施】

（1）一般护理。

①应用无菌敷料覆盖穿刺口，保持清洁干燥。

②建议固定于床头，引流管最高点宜高于侧脑室平面 10~15 cm，脑脊液引流量不超过 500 mL/d，一般控制在 200 mL/d，平均引流速度 < 15~20 mL/h。

③应减少不必要的引流装置的操作，进行开放操作时需要遵循无菌操作的原则。

④引流管不宜定期更换。

（2）观察和记录。

① 建议使用合适标签或其他易识别的方法来标记。

② 建议进行以下评估：

A. 脑脊液颜色和性质；

B. 颅内压值、颅内压趋势、颅内压与脑灌注压及其他多模态监测数据的关系；

C. 临床症状，如意识水平变化、头痛、呕吐等颅内压增高表现。

③ 至少每小时记录引流相关信息：

A. 颅内压值；

B. 脑脊液引流量；

C. 脑脊液颜色及性质；

D. 相对于参照水平的引流高度；

E. 引流管的夹闭状态。

（3）引流管夹闭和断开的处理。

① 对于持续开放引流患者，若有临床指征，建议至少每小时或更频繁夹闭引流管以测量颅内压。

② 引流管意外断开时，应立即夹紧，避免过度引流。

（4）院内转运处理。

① 院内转运时，避免常规夹闭引流管，应根据个体情况决定是否打开或夹闭引流管，其影响因素包括：

A. 脑脊液每小时或每日总引流量；

B. 引流管的夹闭状态；

C. 患者对引流管夹闭的耐受性；

D. 转运的原因。

② 若转运中夹闭引流管，应夹闭引流管的近端和远端。

③ 建议对患者进行转运前的监测，包括间歇夹闭引流管以获得正确的颅内压值，并记录颅内压值。

④ 转运人员能处理患者在转运中可能发生的颅内压增高情况。

（5）拔管指征。

① 患者病情稳定后，建议尽早拔除引流管。

② 建议制定和实施脑室外引流集束化管理策略，包括无菌置入、规范换药和拔除等以减少脑室外引流相关感染。

③ 应采用手册或多媒体形式对参与脑室外引流管理的医务人员进行相关宣教。

④ 构建医务人员参与脑室外引流管理的胜任力标准，如熟悉引流管留置的适应证、禁忌证，以及传感器调零和转运相关标准等。

二、硬膜外引流管

硬膜外引流管为预防开颅术后发生硬膜外血肿，常规于硬膜外置入内径为2 mm的引流管，与颅骨内板相贴，外接引流袋。

【护理措施】

（1）引流管的固定。

① 妥善固定，并做好标记，注明留置时间。

② 硬膜外引流管的高度应与血肿腔处于同一水平或低于切口，并妥善固定，管路固定可用网状弹力头套固定，头偏向患侧以引流彻底。床头抬高15°~30°或遵医嘱。

③ 注意保护引流管，避免管路牵拉、滑脱、扭曲、受压，注意随患者的体位变化随时调整引流管。

（2）病情观察与记录。

① 引流的同时严密观察患者的瞳孔、意识状态、生命体征。如有病情变化及时通知医生。

② 严密观察硬膜外引流液波动情况，以了解管路通畅情况，并记录引流液的颜色、性质及量。引流液量及颜色突然改变或引流不畅时，及时通知医生。

（3）预防感染。

① 保持引流系统的无菌和密闭状态，患者头枕无菌治疗巾，每日定时更换，污染后及时更换。

② 病室定时开窗通风，减少探视人数；保持病室内空气清新，保持温湿度适宜。

③ 注意头部伤口敷料的情况，如发现敷料松动或污染，及时通知医生进行处理。

（4）防管道拔出。

① 需要搬动患者时，通知医生夹闭引流管，妥善固定。待患者妥善安置后再由医生固定并开放引流管，以及在护理记录单上记录。

②对精神症状、躁动等具有管路滑脱危险因素的患者,给予有效保护性约束,防止管路脱出,并告知家属,同时在安全告知书上签字。

(5)拔管指征。

当引流量<50 mL/d,通知医生,考虑拔管。

三、硬膜下引流管

硬膜下引流管是经颅骨钻孔穿刺进入硬膜,放置的引流管将血液或积液引流至体外。经颅钻孔放置引流管是临床硬膜下血肿的有效治疗方法,通过引流将血性液体排出体外,减轻脑水肿、脑膜刺激症状,起到调节控制颅内压的作用。

【护理措施】

(1)引流管固定。

①妥善固定,并做好标记,注明留置时间。

②注意保护引流管,避免管路牵拉、滑脱、扭曲、受压,注意随患者的体位变化随时调整引流管。

③术后患者采取头低足高患侧卧位或平卧,注意体位引流,引流袋低于创腔;并妥善固定,管路固定可用网状弹力头套固定。

(2)病情观察与记录。

①引流的同时严密观察患者的瞳孔、意识状态、生命体征。如有病情变化及时通知医生。

②严密观察硬膜下引流液波动情况,以了解管路通畅情况,并记录引流液的颜色、性质及量。引流液量及颜色突然改变或引流不畅时,及时通知医生。

(3)预防感染。

①保持引流系统的无菌和密闭状态,患者头枕无菌治疗巾,每日定时更换,污染后及时更换。

②病室定时开窗通风,减少探视人数;保持病室内空气清新,保持温湿度适宜。

③注意头部伤口敷料的情况,如发现敷料松动或污染,及时通知医生进行处理。

（4）防管道拔出。

①需要搬动患者时，通知医生夹闭引流管，妥善固定。待患者妥善安置后再由医生固定并开放引流管，以及在护理记录单上记录。

②对精神症状、躁动等具有管路滑脱危险因素的患者，给予有效保护性约束，防止管路脱出，并告知家属，同时在安全告知书上签字。

（5）拔管指征。

严密观察引流速度不宜过快，小于 30 mL/h。根据患者病情及复查 CT 结果，医生考虑一般 2~3 d 拔管。

四、腰大池引流管

持续腰大池引流是指将腰段椎管内蛛网膜下腔的脑脊液通过引流管短期内持续引流到体外，以维持颅内压在正常或相对较低的水平，并引出血性或被感染的脑脊液，从而增加治愈的可能性。

【护理措施】

（1）一般护理。

①保持呼吸道通畅，及时清除呼吸道分泌物，必要时雾化吸入利于痰液排出，减少咳嗽刺激使颅内压增高；进食营养丰富饮食，按时翻身拍背防止压疮发生；多喝水防止尿路感染和便秘，长时间便秘会使颅内压增高。

②密切观察患者意识、瞳孔的改变，若发现患者意识不清、瞳孔散大或缩小、对光反射迟钝或消失、恶心呕吐、头晕头痛等异常病情变化时，告知医生进行对症处理。

（2）引流管固定。

引流导管从穿刺点出来沿脊柱方向往上用透明薄膜敷贴固定在肩部，利于观察引流导管是否打折、弯曲、引流是否通畅等。引流瓶高度应于患者平卧位时调节在与患者耳垂水平位，若患者翻身、抬高床头等体位改变时应该调节引流瓶高度，高度过高发生颅内压增高、头痛；过低则引流速度增快、颅内压降低、发生脑疝症状等。

（3）引流液的观察。

护理人员记录患者引流液的颜色、性质、量，正常成人每日产生清亮脑脊液 400~500 mL，若发现引流液体呈血性或黄色时，应通知医生进行处理。在置管后严格控制引流速度和引流量，引流速度调节在 2~4 滴/min、8~10 mL/h、150~200 mL/d。引流速度不能过快、引流量不能过多，否则会导致颅内压使外界大气压形成负压梯度，空气从漏口进入颅内或操作不规范时气体进入导致气颅。进行有效引流能使患者病情恢复，减少并发症发生，提高治愈率。

（4）拔管指征。

腰大池引流管最佳留置时间 5~7 d，最多不能超过 14 d，在拔管前 3 d 开始训练间断夹闭引流开关观察患者生命体征，包括意识、瞳孔、血压、心率、呼吸频率，以及颅内压、颅内病情症状；复查头颅 CT 看出血点是否改善，脑脊液常规检查做细菌培养看感染症状是否减轻。患者各项生理指征和生命体征平稳后方可拔管，拔管后观察患者病情、伤口恢复情况，症状体征是否改善。

（5）减少感染。

一般腰大池引流管留置时间是 5~7 d，不能超过 14 d，留置导管时间过长容易引起感染；留置引流管期间注意病房及床单位的消毒；在进行护理操作及抽取脑脊液复查时注意严格无菌操作，在为患者倾倒引流液时注意关闭三通阀开关防止液体逆流引起感染，用一只手用纱布包裹固定瓶口，另一只手用 2 根碘伏棉签消毒引流瓶口并打开开关倒出引液，再用 2 根碘伏棉签消毒关闭开关，倾倒完毕打开三通阀调节滴数；穿刺点敷料渗血渗液及时更换；对于颅内感染严重患者，医生给予鞘内注入配比好的抗生素，治疗速度不宜过快，注入液体不能过量，减少感染症状。

（6）并发症护理。

① 继发颅内感染。

原因：A. 操作者没有严格执行无菌操作原则；B. 引流时间较长，引流液反流导致逆行性感染；C. 未使用防反流的专用持续腰大池引流装置。

处理：A. 一旦发现脑脊液颜色变浊、患者体温升高，确定感染后，应在第一时间拔除引流管，改为腰穿释放被感染的脑脊液，每日 1~2 次，每次放出约 40~50 mL。B. 有脑积水的患者可行侧脑室穿刺外引流脑脊液，并进行脑脊液培养和药物敏感试验，选用敏感抗生素抗感染治疗。

② 脑疝。

原因：脑疝为患者体位变化或引流袋位置过低致短时间内放出大量脑脊液所致。

处理：A. 发现患者脑疝后，应第一时间关闭引流，患者平卧位、快速静脉补充生理盐水、甘露醇脱水等处理。B. 避免患者头部抬高和引流袋位置降低，防止短时间内放出大量脑脊液是预防脑疝的主要措施；及时发现患者脑疝先兆表现，并正确处理是救治成功的关键。

③穿刺点脑脊液漏。

原因：引流时间长，穿刺点皮肤出现免疫反应形成漏道，从而导致脑脊液外渗。

处理：发现后及时局部消毒，在穿刺处加压包扎后平卧。

五、创腔引流管

颅内占位性病变，如颅内肿瘤手术摘除后，在颅内残留下的创腔内放置引流物称创腔引流。

【护理措施】

（1）妥善固定引流管，防止非计划性拔管。

①妥善固定引流管。

②引流管固定位置应利于患者翻身和头部转动不受牵拉，防止躁动不安时脱落。对于意识障碍患者，予以手拍式约束带行保护性约束，患者偏瘫侧可不予约束。

③在翻身拍背理疗时要注意引流管的保护。对于神志清楚的患者，应该进行健康宣教，告知其引流的目的、引流管的位置，翻身或者起床时注意防止管道脱落。

（2）密切观察病情，保持引流通畅。

观察患者的神志、瞳孔及生命体征，保持引流管通畅，无打折、受压、牵拉；保持引流通畅，并观察引流的色、量及性质，并准确记录。

（3）预防感染。

①引流袋尽量应用抗返流引流袋，注意戴灭菌手套及无菌操作，且每周更换1次引流袋，减少操作的感染机会。

②对转科或者外出做检查时需要搬动的患者应夹闭引流管，回病房后应立即开放引流，观察引流是否通畅，以免引起管道堵塞；注意观察引流管接头

是否渗液，松紧如何，防止脱出引起污染。

③注意体温变化，加强抗生素的应用，对于高热的患者及时降温。头部置冰枕的患者，防止冰枕渗水，注意保护好头部伤口敷料不要被水污染。

（4）拔管指征。

早期引流瓶高度与头部创腔一致，48 h 后根据引流性质决定高度，若量较多、色浅，应适当抬高引流瓶；引流物血性色深时，引流瓶低于创腔，术后 2~4 d 可以根据病情及引流量考虑拔管。

第二节　气管插管

气管插管术是指将气管导管经过口腔或鼻腔插入到患者气管内，以辅助患者呼吸、解除气道梗阻、吸取气管分泌物等。常用于全身麻醉、气道梗阻、气道分泌物较多不能自行清除的患者。

【护理措施】

（1）妥善固定好插管，做好标记，经常检查，防止脱落移位。

（2）头部采取稍后仰位，以减轻插管对咽后壁刺激和压迫。定时左右转动头部，变换导管压迫点，防止局部黏膜损伤。

（3）因插管刺激可使口咽部分泌物增多，应定时清除口腔分泌物，用棉球擦拭或吸引器吸引。分泌物不易清除者，确定气囊充气良好后可用清水冲洗吸引，以减少口腔寄生菌进入呼吸道。

（4）口腔护理操作时，应尤其注意防止经口气管插管患者误吸，操作前保证气管导管的充盈压足够，冲洗过程中应保持持续的负压吸引。

（5）做好气囊管理动作。气囊使用前应测试有无松动、漏气、充气是否均匀。气囊充气量要适当，压力不可过高，以能保持辅助呼吸时不漏气为宜。高压气囊需定时放气释压，每小时 1 次，每次 5 min；低压气囊可每日放气 1 次，每次 5 min。既可防止长期压迫引起气管黏膜并发症，又可消除滞积于气囊上端的分泌物，防止其流入呼吸道。

（6）注意及时吸痰，保持呼吸道通畅。一般每 1~2 h 吸痰 1 次，分泌物多时应及时吸引。在人工气道建立或呼吸机应用开始的数小时内，更需反复多次结合翻身拍背，气道内滴入湿化液，以吸除积痰。

（7）做好心理护理以取得患者配合，注意防止患者自己拔出插管。

（8）拔管前要充分清除口、鼻腔及气道内分泌物。气囊放气后上下松动套管，缓慢拔出。拔管后禁食 12~24 h，或继续保留鼻饲以防进食时误吸。注意观察患者能否自行排痰，有无气道出血、阻塞及喉咙痉挛。

第三节　胃管

将胃管经鼻或口置入，根据病情帮助患者输送水分和食物，或因治疗需要引流胃内积液或积气。

【护理措施】

（1）置管前的护理。

① 评估患者置管的必要性，患者的鼻腔情况。

② 告知患者或家属置管的目的、配合方法及注意事项。

③ 协助患者采取合适的体位。

④ 确认胃管在胃内的方法如下：

A. 在胃管末端连接注射器抽吸，能抽出胃液。

B. 置听诊器于患者胃部，从胃管快速向胃内注入 10 mL 的空气，有气过水声证明在胃内。

C. 将鼻胃管末端放入盛水的容器中，若没有气泡表示在胃内。

D. 嘱患者发声，以确定鼻胃管是否在气管内（无法配合者除外）。

E. 排除胃管在口内盘绕的情况（可用手电筒及压舌板检查）。

（2）胃管维护。

① 防止管道牵拉或压迫皮肤；每班检查有无鼻部皮肤受压情况。

② 防止导管扭曲、折叠、堵塞。

③ 预防堵管，每 4 h 用 20~30 mL 温水冲洗预防堵管。

④ 管道标识完整、无污染、字迹清晰，标识长度与实际度一致，粘贴位置正确（距离胃管末端 10 cm 处贴上胃管标识）。

⑤ 对于频繁发生非计划拔管且可能需要进行超过 14 d 肠内营养的病人，可以使用鼻环或系带固定鼻胃管。固定胶带，如果是普通医用胶布 1~2 d 更换，医用 3M 敷料 5~7 d 更换一次，如有明显卷边、松脱或浸渍应及时更换，操作轻柔，避免皮肤撕脱伤。

⑥ 胃管外端口盖帽或用无菌纱布包裹，且每日更换纱布，减少感染机会。

⑦ 对有拔管倾向的患者注意保护性约束，防止自行拔管。

⑧ 对胃液颜色、性状进行观察，如有异常应及时通知医生处理。

⑨ 长期置管者应每天进行 2 次口腔护理；定期更换胃管，普通胃管一周更换一次，硅胶鼻胃管每月更换一次。气管切开患者，口腔护理前后应先测量气囊压力。

⑩ 长期置管者应进行充分的呼吸道湿化，鼓励患者咳嗽并协助翻身拍背、雾化吸入，以利于缓解咽喉疼痛，减少肺部感染。

（3）并发症及预防。

① 鼻咽部及食管黏膜损伤、出血。

选择质地软的胃管；提高操作技术；定时更换胃管固定位置；每日用石蜡油给患者浸润鼻腔；若为鼻黏膜出血，可用油纱布填塞；若为咽部黏膜损伤，可给予地塞米松雾化；若为食道黏膜损伤，可给予保护黏膜的药物。

② 口腔感染。

加强患者的口腔护理，并观察口腔状况。若已发生口腔溃疡，表浅溃疡用西瓜霜喷雾，溃疡深时根据感染类型选择漱口液，剧烈疼痛者可用 2% 的利多卡因喷雾止痛。

③ 返流、误吸、吸入性肺炎。

立即停止鼻饲，取头低右侧卧位，吸出误吸物，有感染征象者给予抗感染治疗。

④ 胃管堵塞。

遵医嘱予以更换胃管。

⑤ 胃潴留。

延长灌注时间，减少鼻饲量；胃潴留量大于 150 mL 时应暂停鼻饲。根据患者情况增加其运动量，必要时遵医嘱用药。

⑥腹泻。

指导家属鼻饲注意事项，如配置好的鼻饲液防止被污染，放在 4 ℃以下的冰箱保存，放置时间不超过 24 h，鼻饲时鼻饲液的温度维持在 38~40 ℃为宜等；评估患者腹泻原因，严重者暂停鼻饲。

⑦便秘。

使用开塞露、缓泻剂或灌肠。

（4）鼻饲注意事项。

①鼻饲前必须先确认胃管在胃内后方可注食。

②病情允许的情况下，每次鼻饲前应常规抬高床头 30°~45°。鼻饲完毕后应保留此体位至少 30 min。

③鼻饲前后应用温水进行冲洗。

④鼻饲液的温度以 38~40 ℃为宜。

⑤一次性鼻饲量不超过 200 mL，间隔时间不少于 2 h。

⑥若患者有恶心、呕吐或腹胀不适，应通知医生及时处理。胃潴留量大于 150 mL 应暂停鼻饲。

【健康指导】

（1）告知患者留置胃管的目的和重要性，以及防止胃管滑脱的方法。

（2）教会患者翻身时防止胃管牵拉的方法。

（3）置管期间注意鼻部胃管压迫处皮肤有无疼痛不适。

（4）胃肠减压期间应绝对禁饮禁食。

（5）置管期间注意保持口腔卫生，防止口腔糜烂感染。

第四节　尿管

留置导尿术是指在严格无菌操作下，将导尿管经尿道插入膀胱并保留在膀胱内，引流尿液的技术方法。

【护理措施】

（1）一般护理。

① 防止泌尿系统逆行感染，保持尿道口清洁，用生理盐水或碘伏消毒液清洗。

② 留取尿标本进行检测时，应当夹闭尿管 15 min，消毒导尿管后，使用无菌注射器抽取标本送检。

③ 医务人员在安置尿管及进行尿管护理时，应严格执行手卫生。

（2）尿管维护。

① 尿管应根据标准执行外固定，且固定规范（胶布）、牢固，留置时间小于 24 h 者不予以固定。

② 对于不合作和烦躁的患者，遵医嘱采取有效约束等防范措施。

③ 管道标识完整、无污染、字迹清晰、粘贴位置正确，以不遮挡刻度线为宜。

④ 尿管二次固定时要留有活动的余地，避免管道牵拉。

⑤ 集尿袋低于膀胱水平，搬运患者时注意夹闭尿管。

⑥ 普通集尿袋 3 d 更换一次，抗逆流集尿袋 7 d 更换一次，密闭性被破坏时应及时更换。

⑦ 小腹胀痛或者尿管引流不畅时，医务人员挤捏尿管与集尿袋连接。

【健康宣教】

（1）向患者及家属讲解留置导尿的目的和护理方法，使其认识到留置尿管及尿路感染的重要性。

（2）至少每 8 h，或尿液超过 2/3 容量时，或转运患者前排空引流袋中尿液。

（3）洗澡或擦身时不应把导管浸入水中；配备洁净的个人专用集尿器。

（4）妥善固定导尿管，翻身或下床活动时防止导管移位或尿道受牵拉。

（5）要扯尿管或拔尿管的患者，家属要告知医护人员并做好防范措施。

（6）尿管脱落后应立即告知医务人员，不能自行回纳。

（7）每日饮水量应保证尿量大于 2000 mL/d，达到内冲洗的目的。

（8）长期留置尿管时需每隔 30 d 到医院更换尿管。

（9）不能自行拔除尿管，须经医务人员评估后由专人拔除。

第九章 专科护理技术

第一节 动静脉置管护理

一、深静脉置管护理操作流程

表 9-1 深静脉置管护理操作流程

项目	操作方法
操作准备	护士：着装规范，洗手、戴口罩
	用物：深静脉护理包、10~20 mL 空针 2 具、正压接头（必要时备）、弯盘、冲管液（生理盐水或 10 mL 预冲）、封管液（浓度 0~10 u/mL） 要求：用物符合要求，备用状态
	环境：光线充足，适宜操作
	评估：穿刺点有无渗血、红肿、分泌物，周围有无皮下血肿及气肿，敷贴有无卷边或敷料有无潮湿
	解释：操作目的、注意事项、配合方法

续表

项目	操作方法
操作步骤	1. 洗手、戴口罩 2. 携用物至床旁，核对患者信息及医嘱信息，协助其取舒适体位，检查深静脉护理包质量，开包取治疗巾铺于患者颈部与肩下 3. 去除外胶布及透明敷贴，检查导管置入长度 4. 洗手 5. 充分暴露消毒部位，取酒精消毒棉棒以穿刺点为中心清洁皮肤共 3 次，范围超过敷贴覆盖范围，待干 6. 取洗必泰消毒棉棒，分别消毒导管各部分和穿刺周围皮肤各 3 次：导管穿刺点—导管卡扣表面—穿刺处皮肤（消毒范围大于敷贴粘贴范围）—外露导管—蝶形部分 7. 洗手、戴手套 8. 待消毒液干后，无张力放置透明敷贴，按压敷贴表面导管处，对敷贴进行塑形，双手拇指抚平敷贴边缘驱尽敷贴下集气，使其紧贴皮肤无气泡，剩余胶带固定蝶形部分；观察导管有无折叠、牵拉，穿刺点有无遮挡 9. 注明更换时间及操作者工号 10. 取下正压接头或肝素帽，消毒导管接头（擦拭至少 15 s） 11. 用注射器抽取 10 mL 生理盐水脉冲式冲洗导管，用注射器抽取 10 mL 封管液正压封管，根据情况更换正压接头 12. 无菌纱布包裹未使用的导管端正压接头，胶布固定妥当 13. 整理用物，协助患者采取舒适体位 14. 整理床单元，向患者交代注意事项及健康教育；洗手，记录穿刺点处情况 15. 按医疗废物处理规范分类处理垃圾
整体评价	1. 熟悉操作程序，有计划性 2. 有爱伤观念 3. 有院感意识 4. 掌握相关理论知识

二、操作目的

（1）确定导管的正确功能性。
（2）避免静脉炎及导管相关感染的发生。
（3）延长导管的使用寿命。

三、注意事项

（1）严格执行无菌操作和查对制度。
（2）血液相关性导管感染 SOP。

四、动静脉置管护理并发症及处理流程

表 9-2 动静脉置管护理并发症及处理流程

并发症名称	临床表现	发生原因	预防及处理措施
静脉炎	局部组织发红、肿胀、灼热、疼痛，沿静脉走向出现条索状红线，全身畏寒、发热	1. 细菌性：无菌观念不强，消毒范围不够； 2. 机械性：与导管材质、穿刺技术有关； 3. 化学性：长期输入刺激性强、浓度高的药物； 4. 血栓性：药液中含不溶性微粒较多	1. 加强无菌观念，注意无菌操作，消毒范围足够； 2. 嘱患者做握拳、松拳活动； 3. 高浓度药物输注后加强冲管； 4. 置管24~48 h后再使用导管； 5. 遵医嘱停止静脉输液，尤其化疗药物。必要时抬高患肢，制动，50%硫酸镁、喜辽妥、六合丹等湿敷； 6. 合并感染者，遵医嘱给予抗生素治疗
导管相关性的感染	1. 血流感染； 2. 穿刺点感染	1. 穿刺操作未严格执行无菌原则； 2. 局部污染，出血未及时清理或清理不当； 3. 导管留置期间，维护导管时消毒不彻底； 4. 敷贴未严密覆盖，未及时更换敷料； 5. 病员免疫力低下	1. 严格无菌操作，保持无菌敷料的清洁干燥； 2. 定期按时换药； 3. 抽血培养，必要时拔出导管，导对管前端赘生物进行细菌培养； 4. 遵医嘱给予抗生素治疗

续表

并发症名称	临床表现	发生原因	预防及处理措施
穿刺点出血	穿刺点有血液流出	1. 穿刺针头粗，局部损伤较大； 2. 凝血功能欠佳，化疗后患者骨髓抑制，有出血倾向； 3. 穿刺后局部按压、止血不足；穿刺术肢活动剧烈等	1. 穿刺前正确选择血管和静脉导管型号，做好出、凝血功能评估； 2. 穿刺后术肢避免过度活动； 3. 局部延长按压时间； 4. 敷料加压固定，按需换药，必要时使用止血药物。
导管堵塞	1. 液体滴速减慢或滴注停止； 2. 无法抽出静脉回血或冲管有阻力	1. 反复穿刺置管后成功，血管内皮损伤； 2. 血液黏稠度高； 3. 长期卧床，血流缓慢，导管长期留在血管中容易形成漩涡而致血栓形成； 4. 未正确、及时冲封管； 5. 未注意特殊药物输注途径的选择	1. 提高一次性穿刺成功率； 2. 鼓励患者适量活动； 3. 正确、及时冲封管； 4. 合理用药，注意药物配伍禁忌；避免药物发生沉淀，堵塞导管； 4. 遵医嘱使用低分子肝素钠或尿激酶溶栓治疗，溶栓治疗过程中严密观察，防出血； 5. 必要时拔管
导管异位	导管位置未位于上腔静脉	1. 血管畸形； 2. 体位不正确； 3. 穿刺时静脉按压方法不对	1. 正确选择血管； 2. 指导患者取合适体位； 3. 按压方法正确； 4. 指导患者行复位操，必要时拔管后重新置入
导管脱出	导管部分或全部脱出血管外	1. 固定不当； 2. 更换敷贴方法错误； 3. 穿脱衣物时意外拔出； 4. 运动不当等	1. 妥善固定，防意外拔出； 2. 正确更换敷贴； 3. 做好患者健康教育； 4. 确定导管尖端位置，视情况给予原位固定、送管（严格无菌操作）或拔出

续表

并发症名称	临床表现	发生原因	预防及处理措施
导管接头处断裂	导管接头处断裂	1. 导管固定不妥； 2. 导管安置位置不当； 3. 患者活动不当； 4. 导管质量问题	1. 正确固定导管； 2. 选择合适的部位； 3. 指导患者正确活动，如导管断裂后，需立即更换套管

第二节 气切护理

一、气管切开护理操作流程

表 9-3 气管切开护理操作流程

项目	操作方法
操作准备	护士：着装规范，洗手，戴口罩
	用物：负压吸引装置 1 套、500 mL 生理盐水 2 瓶、痰管数根、听诊器、一次性换药碗、治疗巾、弯盘、吸氧管、PE 手套、开口纱、PDA
	环境：适宜操作
操作步骤	1. 携用物至床旁，查对患者及医嘱信息，评估患者病情、呼吸及心理状态、气管套管固定情况、气道通畅性，有无脱管及并发症，气管切开伤口有无渗血、红肿及皮下气肿等，解释操作目的及配合要点
	2. 协助患者采取仰卧位，颈及上身保持在同一直线，有鼻饲者关闭鼻饲开关
	3. 用听诊器听患者喉部痰鸣音与肺部啰音情况，给予患者高浓度氧气吸入 2 min；检查负压吸引器的性能，调节好负压大小
	4. 铺治疗巾于患者右肩胸部，置弯盘于治疗巾上
	5. 戴 PE 手套，取下纱布和氧气管，放入黄色垃圾袋，关闭氧气；洗手，戴无菌手套，连接吸痰管，检查吸痰管道是否通畅，吸尽气管导管内分泌物，每次吸引时间不超过 15 s；吸痰后脱手套，用生理盐水冲洗连接管，妥善放置

续表

项目	操作方法
操作步骤	6. 洗手，打开一次性换药碗，于 2 个塑料弯盘内分别放置 8 个棉球，分别倒入生理盐水
	7. 洗手，戴无菌手套，一手持镊子固定外导管，另一手持镊子打开套管开关取下内导管放于弯盘内
	8. 清洗：持生理盐水棉球清洗气管切口周围皮肤和外导管。顺序：上侧远端、下侧远端、上侧近端、下侧近端、上托盘口、下托盘口、切口上、切口下
	9. 消毒：右手持碘伏棉球依次消毒外周围皮肤及导管，顺序、原则同清洗步骤
	10. 更换内套管：双手持镊子，夹取开口纱覆盖气管切开伤口处，检查系带松紧度，必要时再次吸尽外导管内痰液；双手持镊子，夹取内导管安置于外导管内，锁住套管开关
	11. 更换氧气管，调节好氧流量，安置好吸氧管
	12. 双手持镊子，夹取双层无菌湿纱布覆盖导管口
	13. 观察患者呼吸，用听诊器听诊痰鸣音
	14. 协助患者取合适卧位，整理床单元，洗手，记录
	15. 用物分类处置
整体评价	操作时间 15 min
	整体质量：人文关怀、隐私保护、院感意识
	操作并发症及相关理论
	一票否决项目：① 吸痰管污染未更换；② 吸痰无效

二、气管切开护理目的

（1）清除气管内分泌物，保持呼吸道通畅，防窒息。

（2）预防气管切口处感染。

（3）促进呼吸功能恢复。

三、气管切开护理注意事项

（1）吸引管管径不宜超过气管内套管内径的1/2，宜选择有侧孔的吸引管。

（2）每次吸引前应检查负压，吸痰时成人负压控制在 80~120 mmHg，痰液黏稠者可适当增加负压。

（3）吸引前后宜给予氧气吸入。

（4）进食后 30 min 内不宜进行气道吸引。

（5）吸引前不宜向气道内滴入湿化液，仅在气道分泌物黏稠且常规治疗手段效果有限时，可在吸引时滴入湿化液。

（6）插入吸引管时应零负压。

（7）宜浅吸引，若吸引效果不佳则可深吸引。

（8）每次吸引应在 15 s 内完成，连续吸引应小于 3 次。

（9）吸引过程中应观察患者呼吸、面色、痰液颜色、性状和量等，如有异常应立即暂停吸引。

（10）应评估吸引后的效果，观察气道吸引后的不良反应。

（11）应记录吸引的时间、痰液的颜色、性状和量。

四、气管切开护理并发症及处理流程

表 9-4　气管切开护理操作流程

并发症名称	临床表现	发生原因	预防措施	处理流程
气管内套管阻塞	患者出现呼吸困难和发绀，气道阻力高，吸痰管插入受阻，检查气管内套管有痰痂阻塞。	1. 患者有呼吸道炎性病变或伤口感染，呼吸道分泌物多且黏稠，吸痰不及时或不彻底，内套管未及时清洗等，导致气管内套管阻塞。	1. 呼吸道炎性病变或伤口感染者出现咳嗽，气管中有痰鸣音时，及时吸痰，每次吸痰应尽量吸尽，避免反复抽吸。 2. 内套管定时清洗，更换切口敷料。一般可早中夜班各做一次，分泌物较多时，应随时清洗。	1. 如果痰液黏稠不易吸出，可注入生理盐水稀释后再进行吸引。同时，选择有效敏感的抗生素。

续表

并发症名称	临床表现	发生原因	预防措施	处理流程
气管内套管阻塞		2. 气管切开后呼吸道水分丢失增加可达 800 mL/d，湿化不充分，痰液干燥结痂堵塞内套管。 3. 气管套管质地过于柔软，导管套囊充气过多致使压力过高，压迫气管导管，使导管内径变小，产生呼吸道梗阻。 4. 吸痰动作粗暴或插入不洁内套管，使气管柱状上皮遭受破坏，若有黏液附于痂皮上，易阻塞气管内套管	3. 加强气道湿化。气管导管口用两层纱布覆盖，增加吸入气体湿度，并间断滴入湿化液，每次 2~3 mL 或在气管导管口覆盖一层纱布并固定，将滴入针头别在纱布上，以每分钟 0.2~0.4 mL 的速度滴入湿化液，其湿化效果较常规湿化法好。机械通气患者应开启电热湿化器，并及时添加湿化液，湿化液选用无菌蒸馏水，温度 28~32 ℃。痰液黏稠者可配用雾化器，将装有药液的药杯与呼吸机上的雾化装置和呼吸机管道相连，开启后随呼吸机送气达到稀释痰液，控制气道感染的作用。 4. 定时翻身叩背，正确吸痰，动作轻柔，保持呼吸道通畅，注意观察痰液量、颜色、气味和黏稠度，根据痰液性质配制湿化液。 5. 定时测量气囊内的压力	2. 若痰痂阻塞气管内套管，可行支气管镜直接吸引或钳除痰痂，如无效，则更换内套管

231

续表

并发症名称	临床表现	发生原因	预防措施	处理流程
气管套管气囊滑脱阻塞气道	患者出现严重的呼吸困难，取出内套管后呼吸困难仍未能改善，气管套管口无气体进出，而气囊放气后缺氧症状反而有所缓解	气囊固定不紧密，滑脱并移至气管套管内口处，充气后阻塞气道	使用前必须先检查气囊是否漏气，并将气囊固定牢固，防止滑脱。使用过程中，严密观察病情变化。	1.发生此并发症时，必须将气囊放气，增大吸入潮气量或吸氧浓度。 2.配合医生立即更换气管套管
感染	局部红肿有分泌物；创面愈合不良，窦道形成延迟，严重者套管松动，容易脱出；管周漏气或呼吸道分泌物沿管周溢出；肺部感染时常有发热、咳嗽、咳浓痰，严重时可致呼吸衰竭。肺部X线可见浸润性阴影	1.操作时无菌技术执行不严或消毒不彻底。切口感染主要是：①切口消毒不严；②未及时更换敷料；③吸痰时将带菌痰液溅到切口上。 2.气管切开部分破坏了呼吸道的防御功能；误吸和吸痰不严格执行无菌操作，将外部或口咽部细菌带入肺部，造成肺部感染。	1.严格遵守消毒隔离制度，无菌操作，吸痰用具一次一更换。常规每天2次更换切口敷料，用5%碘伏消毒切口，无菌纱块覆盖；吸痰较多切口有渗血或出汗较多时随时更换敷料，保持伤口敷料干燥。	发生感染者，根据细菌培养及药敏试验结果，合理选择使用抗生素，尽量缩短用药时间

续表

并发症名称	临床表现	发生原因	预防措施	处理流程
感染		3. 环境空气消毒不严，使病室内各种细菌、病毒增多，增加感染机会	2. 气管切开后导致清理呼吸道无效，为保持呼吸道通畅，每 30~60 min 气道内滴入湿化液 2~5 mL，及时清除呼吸道分泌物，定时变换卧位，翻身叩背，促进分泌物的引流。气囊排气前吸净口鼻咽分泌物，并经鼻咽引流管定时吸出气囊上分泌物，防止误吸。每日更换湿化瓶吸氧管，不用的湿化瓶清洗消毒后干燥保存，防止细菌生长繁殖；吸氧管路及附件每周消毒两次。呼吸机使用中的螺旋管及其附件，每 24 h 必须全部彻底清洗消毒一次。 3. 加强机械通气时的口咽护理，每日 2~3 次。 4. 加强环境监测，保持空气流畅，病房每日定时通风。使用空调季节，清晨应开窗通风。中央空调应定期清洗。病室最好配用空气层流及净化装置	

续表

并发症名称	临床表现	发生原因	预防措施	处理流程
气管食管瘘	气管内分泌物明显增多并呈唾液性状;经口营养的患者出现吞咽时咳嗽,并伴相应症状;如果气管套囊位于瘘口上方,机械通气经瘘口、食管进入胃可导致胃严重扩张。明确诊断的方法有:拔出气管切开的插管经气管切开口可直接看到瘘孔或行支气管镜检查常可窥见瘘口;在有气管插管或气管内插管气管套囊充气时行食管镜检查也可以看到瘘口,瘘口最典型位于食管前壁气管造口后方。无条件作上述检查者,从食管注入亚甲蓝,如气道分泌物被染色,则可证实气管食管瘘形成	1. 气管套管放置时间过长,管径过粗或套管气囊压迫,气管内膜受力不均匀,受力大的地方易导致该处黏膜缺血性坏死、溃破而致瘘管形成。 2. 吸痰或取放内套管消毒时动作粗暴,使套管移位,压迫摩擦气管后壁引起局部溃疡及感染	1. 选择适当的套管。避免气管内膜的机械性损伤,将呼吸机管道正确置于支架上,避免过度移位和牵拉而损伤,更换床单和翻身时注意扶住呼吸机管道,避免头部过度活动,以免损伤气管内膜。避免气管内膜局部血液循环长期受阻,气管黏膜受压的压力超过 6 cmHg 会使气管黏膜淋巴管受压,淋巴液回流受阻,使气管黏膜水肿,黏膜纤毛运动受限。气管黏膜受压的压力超过 30 cmHg 会使气管黏膜血流中断,黏膜坏死脱落,甚至造成气管壁穿孔、破裂等严重的并发症。气囊每 6~8 h 放气 1 次,每次 3~5 min。充气时应用气压表测气囊内压力,保持在 20~25 mmHg 之间。不需要上呼吸机者,无需充气囊。 2. 如发生气管套管移位,应及时纠正。	气管食管瘘一般愈合十分困难,必要时实施手术缝合

续表

并发症名称	临床表现	发生原因	预防措施	处理流程
气管食管瘘			3. 出现气管食管瘘时应暂禁食，或使用特殊的双气囊胃管，一只气囊压迫在食管上端，另一只气囊压迫在贲门处，这样可从胃管注入少量的食物和药物，每次注入量不超过50 mL。新近使用食管支架封闭瘘口，避免胃酸进入，可取得较好的治疗效果	
呼吸道出血	出血量少者吸痰可见血痰，量大者可见鲜血从气管插管内或管周溢出	1. 切口感染，侵犯切口周围组织，使小血管破裂。 2. 套管选用不合适或旋转，使管壁受到损伤。 3. 吸痰操作不正确。损伤气管黏膜	1. 术前根据患者年龄、胖瘦选择合适的气管套管，最好能备2套以供更换。患者烦躁时，给予适当镇静，以防气管导管旋转损伤气管壁及血管。 2. 正确吸痰。掌握好恰当的吸痰机会，一般是听到患者咽喉部有痰鸣音或出现咳嗽时给予吸痰；吸痰时选用外径不超过内管套内径的二分之一，管壁平滑带有测孔的硅胶吸痰管；先将吸痰管插入气道超过内套管1~2 cm，再开启吸痰负压，左右旋转边退边吸。切忌在同一部位长时间反复插式吸痰；吸痰负压不能过大，一般在33.3~40.4 kPa，以防损伤患者气道黏膜	1. 长期机械通气者，应选用高容量低压型气囊导管，气囊充气以恰不漏气为宜，4~6 h放气一次，每次3~5 min，以减轻气囊对气道黏膜的压迫，防止缺血性坏死。 2. 预防和积极治疗切口感染。每日至少2次消毒气管切开的伤口，覆盖纱布应做到随湿随换。若有切口感染增加换药次数

第三节 吸痰

一、吸痰护理操作流程

表 9-5 吸痰护理操作流程

项目	操作方法
操作准备	护士：着装规范，洗手、戴口罩
	用物：电动吸引器（或中心负压吸引装置），并检查性能，500 mL 生理盐水 1 瓶，按需备无菌手套、合适型号一次性吸痰管数根、听诊器，必要时备压舌板、开口器、舌钳
	环境：光线充足，适宜操作
操作步骤	1. 携用物至床旁，核对患者信息，评估患者病情、神志及配合程度，呼吸频率、节律、深浅、缺氧情况，咽喉痰鸣音、肺部咳痰情况；高浓度氧气吸入，向患者解释吸痰目的，取得配合
	（若为紧急情况需要立即吸痰或抢救，直接从以下步骤开始）
	2. 协助患者采取合适体位
	3. 打开吸痰器（中心负压）开关，调节负压
	4. 戴无菌手套，接吸痰管，检查吸痰管道是否通畅
	5. 一手控制负压，另一手持吸痰管吸净口腔及咽部分泌物
	6. 取下吸氧管，更换手套及吸痰管，以旋转上提方式吸净鼻、咽部痰液，每次吸引时间不超过 15 s
	7. 吸痰完毕取下吸痰管及手套，放入医疗垃圾桶内，冲洗连接管。关闭吸引器（中心负压）开关，用无菌吸痰管（保留外包装）保护吸痰器接头，妥善固定。擦净患者口鼻，给予患者高浓度吸氧 2 min
	8. 用听诊器听喉部痰鸣音与肺部呼吸音情况
	9. 遵医嘱调节氧气流量
	10. 协助患者采取合适体位，整理床单元
	11. 用物分类处置
	12. 洗手，记录
整体评价	操作时间 10 min
	整体质量：人文关怀意识、院感意识
	操作并发症及相关理论
	一票否决项目：① 无效吸痰 ；② 吸痰管污染未更换

二、吸痰目的

（1）清除患者呼吸道分泌物，保持呼吸道通畅。

（2）保证有效通气，防止并发症。

（3）留取标本做痰培养和药敏试验，指导选用抗生素。

三、吸痰注意事项

（1）吸痰管的选择：应选择光滑、长度和周径适宜的吸痰管道，吸痰管管道外径应不超过人工气道内径的1/2。

（2）正确调节负压大小，插管时不可有负压，以免损伤黏膜。

（3）吸痰时动作应轻柔，防止暴力损伤呼吸道黏膜，避免固定在一处吸痰。插入吸痰管的过程中，如感到有阻力则应将吸痰管后退 1~2 cm，以免引起支气管过度嵌顿和损伤。人工气道吸痰时如感到有阻力应查明原因，避免暴力插入。

（4）吸痰前后应给予高流量氧气吸入。

（5）每次吸痰时间不宜超过 15 s，如痰液较多，需要多次吸引者应间隔 3~5 min 待患者耐受后再进行。

（6）痰液黏稠者，可配合翻身叩背、雾化吸入后吸痰。

（7）昏迷患者吸痰可以使用压舌板或者开口器帮助张口。

（8）吸痰管插到气管远端前，不能带负压。

（9）吸痰应先吸气管内再吸口腔、鼻腔的分泌物；一根吸痰管只能使用一次。

（10）吸痰过程中要注意观察患者的面色、呼吸、氧饱和度情况，如有不适应立即停止吸痰并给予相应处理。

（11）注意观察痰液的颜色、性质、量、气味。

（12）集痰袋应及时更换，液面不超过 2/3，吸痰用生理盐水有效期为 24 h。

四、吸痰并发症及处理流程

表 9-6　吸痰护理操作流程

并发症名称	临床表现	发生原因	预防措施	处理流程
低氧血症	1. 初期表现为呼吸加深加快、脉搏加强、脉率加快、血压升高、肢体协调动作差等。 2. 缺氧进一步加重，表现为疲劳、精细动作失调、注意力减退、反应迟钝、思维紊乱似醉酒者。 3. 严重时，出现头痛、发绀、眼花、恶心、呕吐、耳鸣、全身发热、不能自主运动和说话，很快出现意识丧失、心跳减弱、血压下降、抽搐、张口呼吸，甚至呼吸停止，继而心跳停止，临床死亡	1. 吸痰过程中供氧中断，导致缺氧或低氧血症。 2. 吸痰时负压抽吸将肺内富氧气体吸出，从吸痰管周围卷入的气体是氧浓度较低的空气，导致吸入氧浓度降低。 3. 吸痰时负压过高、时间过长、吸痰管外径过粗、置管过深等均可造成低氧血症。 4. 患者原有缺氧性疾病或使用呼吸机的患者，若吸痰前未将氧气浓度提高，吸痰时可带走氧气，致使吸痰后患者缺氧。 5. 吸痰操作过程中反复刺激咽喉部引起咳嗽，使呼吸频率下降，引起缺氧	1. 吸痰时密切观察患者心率、心律、动脉血压和血氧饱和度的变化。 2. 吸痰管口径的选择要适当，使其既能够将痰液吸出，又不会阻塞气道。 3. 吸痰过程中患者若有咳嗽，可暂停操作，让患者将深部痰液咳出后再继续吸痰。 4. 刺激气管隆突处易引起患者的咳嗽反射，不宜反复刺激。 5. 吸痰不宜深入至支气管处，否则易堵塞呼吸道。 6. 使用呼吸机的患者，在吸痰过程中不宜使患者脱离呼吸机的时间过长，一般应少于 15 s。吸痰前后给高浓度氧，可给予 100% 纯氧 2 min	发生低氧血症者，立即加大吸氧流量或给予面罩加压吸氧，遵医嘱使用阿托品、氨茶碱、地塞米松等药物，必要时进行机械通气

续表

并发症名称	临床表现	发生原因	预防措施	处理流程
呼吸道黏膜损伤	1. 口唇黏膜受损可见表皮破溃，甚至出血。 2. 气道黏膜受损可吸出血性痰。 3. 纤维支气管镜检查可见受损处黏膜糜烂、充血肿胀、渗血甚至出血	1. 吸痰管质量差，质地硬、粗糙、管径过大。 2. 操作不当、缺乏技巧，如动作粗暴、插管次数过多、插管过深、用力过猛、吸引时间过长、负压过大等，均可致使黏膜损伤。 3. 因鼻腔黏膜柔嫩，血管丰富，如有炎症时充血肿胀，鼻腔更加狭窄，加上长时间吸入氧气，使鼻腔黏膜干燥，经鼻腔吸痰时易造成损伤。 4. 患者烦躁不安、不合作。 5. 呼吸道黏膜有炎症水肿及炎性渗出，黏膜相对脆弱，易受损	1. 选择型号材质适当的吸痰管，吸痰前润滑前端。 2. 吸痰管型号选择：成人一般选择12~14号吸痰管；婴幼儿多选用10号；新生儿常选用6~8号，如从鼻腔吸引尽量选用6号。有气管插管者，可选择外径小于1/2气管插管内径的吸痰管。 3. 吸痰管插入的长度：插入的长度为患者有咳嗽或恶心反应即可；有气管插管者，则超过气管插管1~2 cm，避免插入过深损伤黏膜；插入时动作轻柔；禁止带负压插管；抽吸时，吸痰管必须旋转向外拉，严禁提插。 4. 每次吸痰的时间不宜超过15 s。若痰液一次未吸净，可暂停3~5 min再次抽吸。吸痰间隔时间，视痰液黏稠程度与痰量而定。 5. 调节合适的吸引阈，一般成人40.0~53.3 kPa，儿童<40.0 kPa，婴幼儿13.3~26.6 kPa，新生儿<13.3 kPa	1. 发现口腔黏膜糜烂、渗血等，遵医嘱使用复方氯己定含漱液、过氧化氢、碳酸氢钠漱口以预防感染。 2. 鼻腔黏膜损伤者，可外涂红霉素软膏。 3. 发生气管黏膜损伤时，遵医嘱使用生理盐水加庆大霉素或阿米卡星等抗生素进行雾化吸入。 4. 松动的牙齿及时提醒医生处置，以防脱落引起误吸

续表

并发症名称	临床表现	发生原因	预防措施	处理流程
感染	1. 口鼻局部黏膜感染时，出现局部黏膜充血、肿胀、疼痛，有时有脓性分泌物。 2. 肺部感染时出现寒战、高热、痰多、黏液痰或脓痰，听诊肺部有湿啰音，X线检查可发现散在或片状阴影，痰液培养可找到致病菌	1. 没有严格执行无菌技术操作。 2. 经口腔吸痰失去了鼻腔对空气的加温、加湿、清洁作用，可引起上呼吸道及肺部感染	1. 吸痰时严格遵守无菌技术操作原则。 2. 吸口腔和鼻腔的吸痰管应该分开使用，及时更换集痰袋，不超过容量的2/3。 3. 加强口腔护理	1. 疑似感染者应及时留取标本进行培养。 2. 出现全身感染时行血培养。 3. 肺部感染时行痰培养，做药物敏感试验，根据药敏试验结果选择抗菌药物
心律失常	1. 吸痰过程中患者出现各种快速型或缓慢型心律失常。轻者可无症状，重者可影响血流动力学而致乏力、头晕等症状。 2. 原有心绞痛或者心力衰竭患者可因此而诱发或者加重病情。 3. 听诊心律不规则，脉搏触诊呈间歇脉搏缺失；严重者可致心搏骤停，确诊有赖于心电图检查	1. 在吸痰过程中，吸痰管在气管导管内反复吸引时间过长。 2. 吸痰管插入较深，反复刺激气管隆突引起迷走神经反射，严重时致呼吸、心搏骤停。 3. 吸痰的刺激使儿茶酚胺释放增多或导管插入气管刺激其感受器所致。 4. 各种导致低氧血症原因，严重时均可引起心律失常或者心搏骤停	1. 吸痰时密切观察病情变化，及时发现患者心率变化。 2. 因吸痰所致的心律失常几乎都发生在低氧血症的基础上，所有防止低氧血症的措施均适合于防止心律失常	1. 如发生心律失常，立即停止吸引，退出吸痰管，并给予吸氧或加大吸氧浓度。 2. 一旦发生心搏骤停，立即施行准确有效的胸外心脏按压，建立静脉通道，遵医嘱用药。 3. 持续心电监护，准备好除颤器，心率恢复后给予脑复苏

续表

并发症名称	临床表现	发生原因	预防措施	处理流程
阻塞性肺不张	1. 急性大面积的肺不张，可有咳嗽、喘鸣、胸闷、咯血、脓痰、畏寒和发热，或因缺氧出现唇、甲发绀。 2. X线胸片呈按肺叶、段分布的致密影	1. 吸痰管外径过大。 2. 吸痰时间过长，压力过高。 3. 痰痂形成阻塞吸痰管，造成无效吸痰	1. 根据患者的年龄、痰液的性质，选择型号合适的吸痰管。有气管插管者，选用外径小于气管插管1/2的吸痰管。吸引时，吸引管插至超出气管插管末端1~2cm的位置进行浅吸引。 2. 采用间歇吸引：拇指交替按压和放松吸引导管的控制口，可以减少对气道的刺激。 3. 每次吸痰不超过3次，每次持续时间不超过15s。 4. 避免吸痰负压压力过高。 5. 翻身、叩背，使痰液排出，雾化吸入湿化气道，稀释痰液。 6. 吸痰前后听诊肺部呼吸音的情况	1. 给予吸氧，必要时予以机械通气。 2. 确诊为肺不张的患者，应使患侧处于最高位，以利于引流。 3. 纤维支气管镜吸痰。 4. 阻塞性肺不张常合并感染，需根据病情和培养结果遵医嘱使用抗生素
气道痉挛	呼吸困难、喘鸣和咳嗽	1. 有哮喘病史长期发作的患者。 2. 因插管刺激使气管痉挛加重缺氧	为防止气道痉挛，对高度敏感的患者，可遵医嘱于吸痰前少量滴入1%利多卡因，也可给予组胺拮抗剂，如氯苯那敏（扑尔敏）4mg口服，每天3次	气道痉挛发作时，应暂停气道吸引，遵医嘱给予β_2受体兴奋剂吸入

241

/ 神经外科护理常规 /

第四节 脑脊液漏护理

一、脑脊液漏（耳漏/鼻漏）护理操作流程

表 9-7 脑脊液漏（耳漏/鼻漏）护理操作流程

项目	操作方法
操作准备	护士：着装规范，洗手、戴口罩
	用物：PDA、一次性换药碗、生理盐水、酒精、治疗盘、电筒、弯盘、棉垫、棉签
	要求：用物符合要求，备用状态
	环境：宽敞，光线充足
操作步骤	1. 携用物至床旁，查对患者及医嘱信息；评估患者病情、耳漏/鼻漏情况（颜色、性状、量）；询问酒精过敏史等；解释操作目的、注意事项、配合方法；询问患者有无特殊需要
	2. 洗手，戴口罩
	3. 戴PE手套，取下棉垫，放入黄色垃圾袋
	4. 协助患者取合适体位，垫治疗巾于患者肩部，置弯盘于治疗巾上
	5. 洗手，打开一次性换药碗，于2个塑料弯盘内分别放置适量棉签，分别倒入生理盐水、酒精
	6. 清洗：持生理盐水棉签清洗外耳道及周围皮肤/鼻腔
	7. 消毒：持酒精棉签依次消毒外耳道及周围皮肤/鼻腔
	8. 耳漏患者耳后垫无菌棉垫
	9. 协助患者采取合适卧位，整理床单
	10. 洗手
	11. PDA执行
	12. 用物分类处置
整体评价	1. 操作时间：10 min
	2. 整体质量：人文关怀、隐私保护、院感意识

二、操作目的

（1）清洗外耳道/鼻腔血性脑脊液。
（2）预防颅内感染。

三、注意事项

（1）保持鼻腔/外耳道清洁，严格无菌操作。
（2）观察和记录外溢脑脊液的颜色和量。

四、脑脊液漏（耳漏/鼻漏）并发症的护理及处理流程

表9-8 脑脊液漏（耳漏/鼻漏）护理操作流程

并发症名称	临床表现	发生原因	预防及处理措施
颅内感染	发热、颈项强直	1. 骨折，硬脑膜撕裂，鼻腔/耳道与颅内相通； 2. 耳鼻漏护理用物被污染	1. 严密观察患者情况； 2. 嘱患者患侧卧位/平卧位，勿挖耳、擤鼻； 3. 遵医嘱使用抗生素
局部感染	外耳道及鼻腔周围皮肤感染时，有时可见脓性分泌物伴疼痛	1. 耳鼻漏护理清洁不彻底； 2. 耳鼻漏护理用物被污染	1. 及时清理伤口分泌物； 2. 坚持无菌操作原则； 3. 局部对症处理
疼痛	局部疼痛	1. 局部皮肤破损； 2. 消毒液刺激局部破损皮肤	1. 嘱患者放松，分散注意力； 2. 操作时动作轻柔

第五节 保护性约束

一、保护性约束操作流程

表 9-9 保护性约束操作流程

项目	操作方法
操作准备	护士：着装规范，洗手、戴口罩
	用物：约束带、棉垫（软垫）数块（肩部约束时使用）
	环境：安全、光线充足、适宜操作
操作步骤	1. 携用物至床旁，核对患者信息及医嘱，评估病情、肢体活动情况，了解患者有无骨质疏松史或引起骨质疏松的危险因素
	2. 解释操作目的及配合要点
	3. 协助患者采取舒适卧位
	4. 双侧腋下垫棉垫（或软垫）约束带置于患者肩下，妥善固定
	5. 约束带固定上肢腕部，妥善固定，松紧容纳一个手指
	6. 约束带固定下肢踝部，妥善固定，松紧容纳一个手指
	7. 约束带松紧适宜，固定时动作轻柔
	8. 拉好床挡，确保患者安全
	9. 密切观察约束部位的皮肤颜色，必要时进行局部按摩
	10. 操作中注意保持和患者交流，随时询问患者的感受，协助患者翻身，并每两小时松解
	11. 整理床单元
	12. 洗手、执行、记录
整体评价	13. 操作时间：5 min
	14. 整体质量：人文关怀、院感意识

二、保护性约束目的

（1）对不合作或自伤、伤人的患者限制其身体或肢体活动。
（2）确保患者安全，保证治疗、护理顺利进行。

三、保护性约束注意事项

（1）为患者实行保护性约束前，必须进行充分评估，严格把握实施保护性约束指征（如有创通气、各类插管、引流管、意识障碍、治疗不配合等患者），充分维护患者自尊，保护隐私。
（2）凡有约束患者必须有医嘱方可执行，且签署保护性约束知情同意书。
（3）为患者实施保护性约束，保护带松紧度适宜，以1~2横指为宜。
（4）约束期间加强巡视，观察被约束部位的肢体血液循环是否良好。

四、保护性约束并发症处理流程

表9-10 保护性约束操作流程

并发症名称	临床表现	发生原因	预防及处理措施
皮肤压力性受损	约束部位疼痛、皮肤破损	1. 约束时间过长、过紧； 2. 约束方法错误； 3. 约束用具粗糙或保护垫太薄，与皮肤进行摩擦出现破损	1. 选择合适的约束用具及保护垫； 2. 正确进行约束，约束松紧适宜； 3. 定时松解约束带； 4. 尽量避免肢体与床挡发生碰撞、摩擦等； 5. 发生破溃时，遵医嘱进行换药处理
血液循环障碍	皮肤苍白、发绀、肿胀、麻木、冰冷等，严重者出现水疱或组织坏死	1. 约束时间过长、过紧； 2. 约束方法错误	1. 定时松解约束带； 2. 正确进行约束，约束松紧适宜； 3. 约束过程中严密观察约束处皮肤情况； 4. 发生组织坏死请相关科室会诊配合处理

续表

并发症名称	临床表现	发生原因	预防及处理措施
牵拉性臂丛神经受损	手指感觉消失或手麻	1. 约束操作不当，患者肢体未处于功能位； 2. 约束患者时间过长、过紧	1. 正确进行约束，避免用力过猛、约束时肢体处于功能位； 2. 评估患者病情，及时松解约束，避免长时间约束患者； 3. 定时松解，活动肢体； 4. 进行功能锻炼
自尊受损		1. 约束前与患者及家属做好沟通解释； 2. 操作中不注重人文关怀、患者隐私保护及未考虑患者的价值观、宗教信仰等	1. 及时予以安抚、解释，做好患者心理护理； 2. 遵医嘱使用药物稳定患者情绪； 3. 操作前做好沟通解释，并充分考虑患者的价值观、宗教信仰等
关节脱位或骨折		操作时过度用力，操作不规范	1. 操作时评估患者情况，配备适当人员协同操作； 2. 解除脱节/骨折部位约束； 3. 妥善安置患者，固定脱位或骨折部位； 4. 立即报告医生，遵医嘱落实检查等进一步措施； 5. 及时予以安抚、解释，做好患者的心理护理，指导患者制动受伤部位

第六节　轴线翻身

一、轴线翻身操作流程

表 9-11　轴线翻身操作流程

项目	操作方法
操作准备	护士：着装规范，洗手、戴口罩（根据患者情况由 2 名或 3 名护士操作）
	用物：翻身枕、治疗车、沙袋（必要时）
	环境：环境安全、光线充足，适宜操作，必要时屏风遮挡
操作流程	1. 携用物至床旁，核对患者信息，评估患者病情、意识状况及配合能力，损伤部位、伤口情况和管路情况，询问有无其他需要 2. 妥善保护患者隐私，注意保暖，拉围帘 3. 告知患者翻身的方法，指导配合 4. 两人法（翻身后以患者面向操作者为例）： ① 两位操作者站于患者同侧，将患者平移至操作者对侧床旁； ② 帮助患者移开枕头，松开被尾，将患者双手臂放于胸前； ③ 第一位操作者将双手分别置于患者肩部、腰部，第二位操作者将双手分别置于患者腰部、臀部，两人在腰部的手应交叉，使病人躯体保持在同一水平位置上； ④ 两人同时用力，沿同一轴线将患者翻转至侧卧位； ⑤ 将一软枕放于患者背部支持身体，另一软枕置于两膝之间，使双膝呈自然弯曲状

续表

项目	操作方法
操作流程	5. 三人法（翻身后以患者面向操作者为例）： ① 三位操作者站于患者同侧，将患者平移至操作者对侧床旁； ② 帮助患者移开枕头，松开被尾，将患者双手臂放于胸前； ③ 患者有颈椎损伤，第一操作者固定患者头部，沿纵轴向上略加牵引，使头颈随躯干一起缓慢移动，第二操作者将双手分别置于患者肩部、腰部，第三操作者将双手分别置于患者臀部、腿部，使头、颈、肩、腰、髋保持在同一水平线上； ④ 三人同时用力，沿同一轴线将患者翻转至侧卧位； ⑤ 将一软枕放于患者背部支持身体，另一软枕置于两膝之间，双膝呈自然弯曲状； ⑥ 颈椎损伤患者翻身后用沙袋固定颈部两侧 6. 整理床单元，拉开围帘 7. 洗手，记录
整体评价	8. 操作时间：5 min 9. 整体质量：人文关怀，隐私保护，院感意识 10. 一票否决：患者坠落

二、保护性约束目的

（1）协助颅骨牵引、脊柱损伤、脊柱手术、髋关节术后等患者在床上翻身。
（2）预防脊柱再损伤及关节脱位。
（3）预防压疮，增加患者舒适度。

三、保护性约束注意事项

（1）翻身时，护士应注意节力原则。如尽量让患者靠近护士，使重力线通过支撑面来保持平衡，缩短重力臂而省力。

（2）移动患者时动作应轻稳，协调一致，不可拖拉，以免擦伤皮肤。应将患者身体稍抬起再行翻身。轴线翻身法翻转时，要维持躯干的正常生理弯曲，以防加重脊柱骨折、脊髓损伤和关节脱位。翻身后，需用软枕垫好肢体，以维持舒适而安全的体位。

（3）翻身时应注意为患者保暖并防止坠床。

（4）根据患者病情及皮肤受压情况，确定翻身间隔的时间。如发现皮肤发红或破损应及时处理，酌情增加翻身次数，并做好交接班。

（5）若患者身上有各种导管或输液装置时，应先将导管安置妥当，翻身后仔细检查导管是否有脱落、移位、扭曲、受压，以保持导管通畅。

（6）为手术患者翻身前应先检查伤口敷料是否潮湿或脱落，如已脱落或被分泌物浸湿，应先更换敷料并固定妥当后再行翻身，翻身后注意伤口不可受压；颈椎或颅骨牵引者，翻身时不可放松牵引，并使头、颈、躯干保持在同一水平位翻动；翻身后注意牵引方向、位置以及牵引力是否正确。颅脑手术者，头部转动过剧可引起脑疝，导致患者突然死亡，故应卧于健侧或平卧；石膏固定者，应注意翻身后患处位置及局部肢体的血运情况，防止受压。

四、轴线翻身并发症处理流程

表 9-12 轴线翻身操作流程

并发症名称	临床表现	发生原因	预防及处理措施
坠床	患者身体部分或全部跌落至床下	1. 操作前告知患者，向患者说明轴线翻身的目的、可能出现的并发症及注意事项，取得患者的配合； 2. 拉起床挡	1. 护士立即到患者身旁，评估其生命体征及病情，迅速通知医生； 2. 配合医生进行检查，正确搬运患者至床上，采取必要的急救措施； 3. 严密观察病情变化，及时向医生汇报； 4. 及时记录坠床的时间、原因、病情及处理措施和效果，认真做好交接班

续表

并发症名称	临床表现	发生原因	预防及处理措施
继发性脊髓神经损伤	原有神经压迫症状加重或出现呼吸肌麻痹、感觉运动及大小便功能障碍	1.患者有颈椎损伤时,翻身必须由三人操作,勿扭曲或者旋转患者的头部,固定头部的操作者,沿纵轴向上略加牵引,使头、颈随躯干一起缓慢移动；2.翻身过程中及翻身后询问患者感受,如有不适需立即停止转动,通知医生	1.立即评估患者的意识、生命体征,询问有无手足麻木、感觉运动减退或丧失等不适,并及时通知医生；2.配合医生进行检查,根据病情予以吸氧、心电监测,必要时采取急救措施；3.做好患者心理护理
椎体关节突骨折	局部肌肉痉挛、疼痛、活动受限,尤其旋转活动严重受限。还可有神经根刺激症状,表现为相应部位的放射性疼痛或感觉异常		1.翻身角度不可超过60°；2.翻身过程中患者突然诉不适时,须予以重视,不可强行翻身,立即缓慢降低翻身角度,置患者于舒适卧位；3.通知医生查看,必要时行X线检查
管道滑脱	管道脱出至体外	1.妥善固定各管道,保证各管道有足够的长度；2.做好健康宣教,严防患者突然自行翻转；	1.普通引流管脱落后,护士应立即检查管道断端的完整性,通知医生换药,必要时协助医生做好重新置管的准备；

续表

并发症名称	临床表现	发生原因	预防及处理措施
管道滑脱		3. 翻身时宜缓慢,将后路引流管置于患者背侧;前路引流管及导尿管置于患者腹侧	2. 胸腔闭式引流管脱落后,立即用凡士林纱布捂住引流口,用胶布牢固封闭,复查胸部 X 线。若结果报告正常,4~5 日后取出凡士林纱布即可;如果胸腔积血积气等无好转甚至加重,即没有达到拔除引流管的指征,则先用凡士林纱布封堵引流口,再重新选择原引流口邻近的肋间隙作胸腔闭式引流术; 3. 观察伤口渗血渗液情况及患者的生命体征

第十章 体位管理

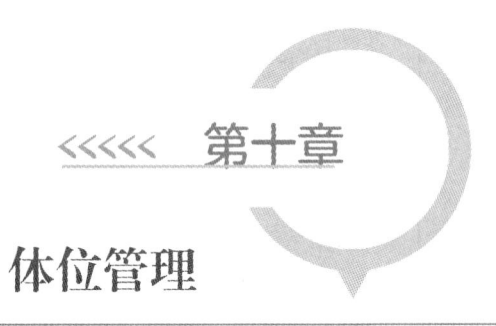

第一节 神经外科患者常见体位

卧位（lying position）即患者休息和适应医疗护理需要时所采取的卧床姿势。临床上常根据患者的病情与治疗需要为之调整相应的卧位。正确的卧位对增进患者舒适感、治疗疾病、减轻症状、预防并发症及进行各种检查等均能起到良好的作用。护士在临床护理工作中应熟悉各种卧位的要求及方法，协助或指导患者采取正确、舒适和安全的卧位。

一、舒适卧位的基本要求

舒适卧位是指患者卧床时，身体各部位均处于合适的位置，感到轻松自在。为了协助或指导患者卧于正确而舒适的位置，护士必须了解舒适卧位的基本要求，并能按照患者的实际需要使用合适的支持物或保护性设施。

1. 卧床姿势

卧床姿势应尽量符合人体力学的要求，使体重平均分布于身体的负重部位，关节维持于正常的功能位置，体内脏器在体腔内拥有最大的空间。

2. 体位变换

应经常变换体位,至少每 2 h 变换一次。

3. 身体活动

在无禁忌证的情况下,患者身体各部位每天均应活动,改变卧位时做关节活动范围练习。

4. 受压部位

受压部位应加强皮肤护理,预防压疮的发生。

5. 保护隐私

当患者卧床或护士对其进行各项护理操作时,均应注意保护患者隐私,根据需要适当地遮盖患者身体,促进患者身心舒适。

二、卧位的分类

根据卧位的平衡性,可将卧位分为稳定性卧位(图 10-1)和不稳定性卧位(图 10-2)。卧位的平衡性与人体的重量、支撑面成正比,而与重心高度成反比。在稳定性卧位状态下,患者感到舒适和轻松;反之,在不稳定性卧位状态下,大量肌群处于紧张状态,容易疲劳,患者感到不舒适。

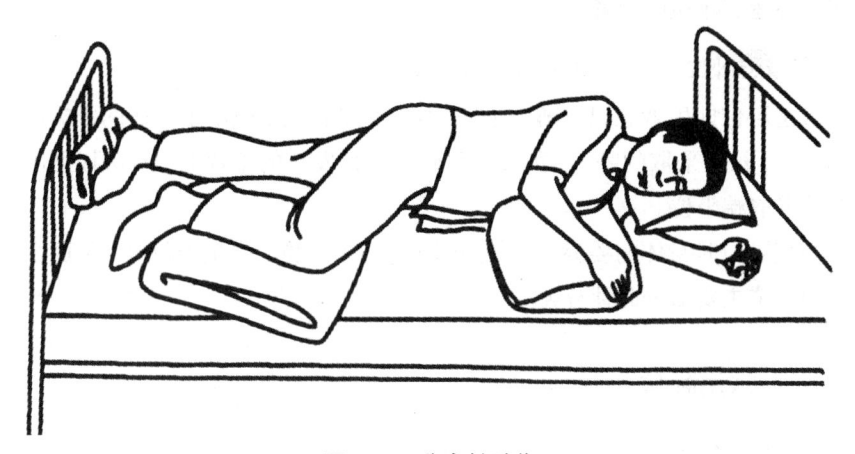

图 10-1 稳定性卧位

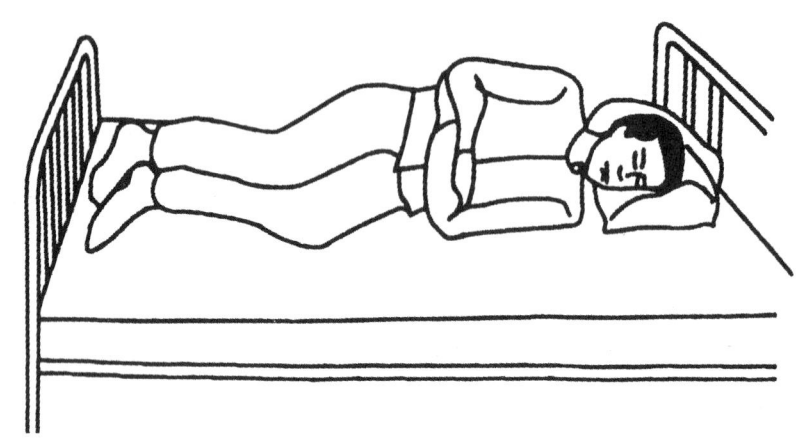

图 10-2　不稳定性卧位

根据卧位的自主性，可将卧位分为主动卧位、被动卧位和被迫卧位三种。

1. 主动卧位（active lying position）

主动卧位即患者身体活动自如，能根据自己的意愿和习惯随意改变体位，见于轻症患者、术前及恢复期患者。

2. 被动卧位（passive lying position）

被动卧位即患者自身无力变换卧位，躺卧于他人安置的卧位，常见于极度衰弱、昏迷、瘫痪的患者。

3. 被迫卧位（compelled lying position）

被迫卧位即患者意识清晰，也有变换卧位的能力，但由于疾病的影响或治疗的需要，被迫采取的卧位。如支气管哮喘急性发作的患者由于呼吸极度困难而被迫采取端坐位。

根据卧位时身体的姿势，可分为仰卧位、侧卧位、半坐卧位等。下面介绍的常用卧位主要依据此种分类。

三、常用卧位

（一）仰卧位（supine position）

仰卧位又称平卧位。根据病情或检查、治疗的需要又可分为以下三种类型：

1. 去枕仰卧位

（1）姿势。

去枕仰卧，头偏向一侧，两臂放于身体两侧，两腿伸直，自然放平，将枕横立于床头（图10-3）。

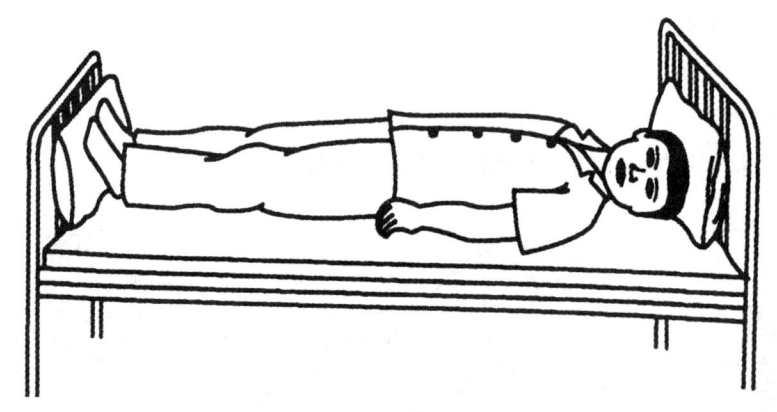

图10-3　去枕仰卧位

（2）适用范围。

① 昏迷或全身麻醉未清醒的患者，可避免呕吐物误入气管而引起窒息或肺部并发症。

② 椎管内麻醉或脊髓腔穿刺后的患者，可预防颅内压降低而引起头痛。

2. 中凹卧位（休克卧位）

（1）姿势。

用垫枕抬高患者的头胸部 10°~20°，抬高下肢 20°~30°（图10-4）。

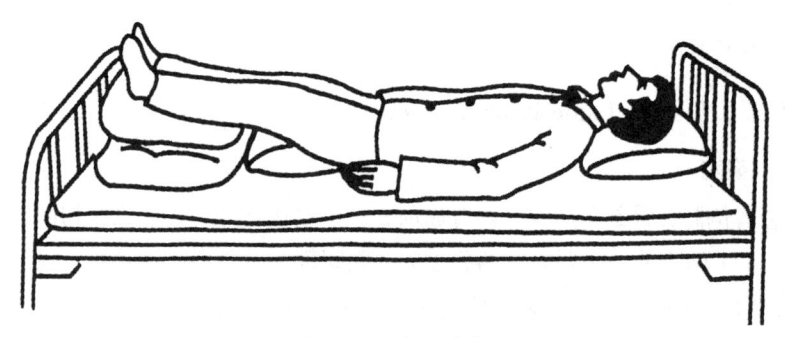

图10-4　中凹卧位

（2）适用范围。

休克患者。抬高头胸部，有利于保持气道通畅，改善通气功能，从而改善缺氧症状；抬高下肢，有利于静脉血回流，增加心排出量而使休克症状得到缓解。

3. 屈膝仰卧位

（1）姿势。

患者仰卧，头下垫枕，两臂放于身体两侧，两膝屈起，并稍向外分开（图10-5）。检查或操作时，注意保暖及保护患者隐私。

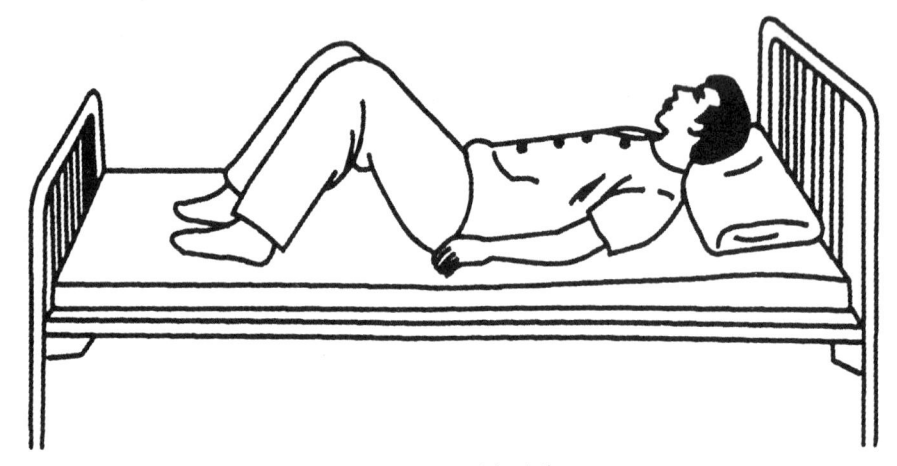

图 10-5　屈膝仰卧位

（2）适用范围。

胸腹部检查或行导尿术、会阴冲洗等。该卧位可使腹部肌肉放松，便于检查或暴露操作部位。

（二）侧卧位（side-lying position）

1. 姿势

患者侧卧，臀部稍后移，两臂屈肘，一手放在枕旁，一手放在胸前，下腿稍伸直，上腿弯曲。必要时在两膝之间、胸腹部、后背部放置软枕，以扩大支撑面，增加稳定性，使患者感到舒适与安全（图10-6）。

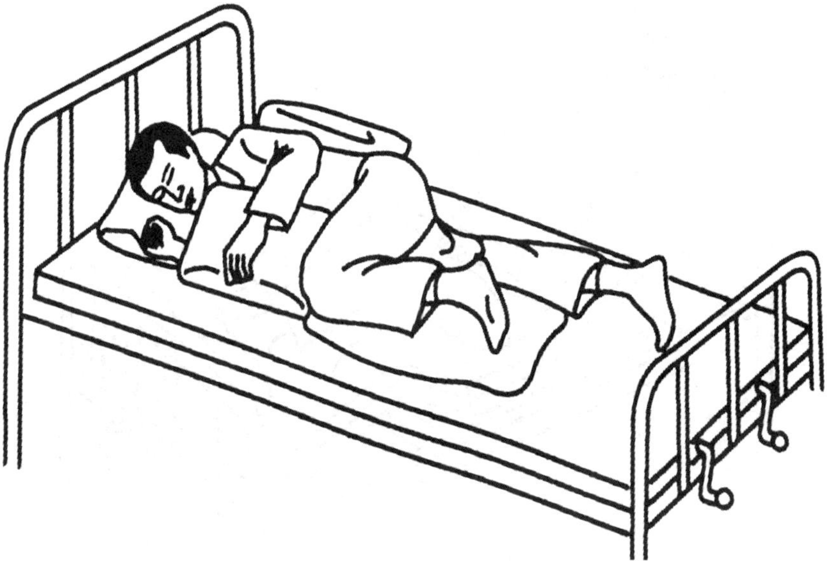

图 10-6 侧卧位

2. 适用范围

（1）灌肠，肛门检查，配合胃镜、肠镜检查等。

（2）预防压疮。侧卧位与平卧位交替，便于护理局部受压部位，可避免局部组织长期受压。

（3）臀部肌肉注射时，下腿弯曲，上腿伸直，可使注射部位肌肉放松。

（三）半坐卧位（fowler position）

1. 姿势

（1）摇床法。

患者仰卧，先摇起床头支架使上半身抬高，与床呈 30°~50°，再摇起膝下支架，以防患者下滑。必要时，床尾可置一软枕，垫于患者的足底，增进患者舒适感，防止足底触及床尾栏杆。放平时，先摇平膝下支架，再摇平床头支架（图 10-7）。

（2）靠背架法：如无摇床，可将患者上半身抬高，在床头垫褥下放一靠背架；患者下肢屈膝，用大单包裹膝枕垫于膝下，大单两端固定于床沿，以防患者下滑；床尾足底垫软枕。放平时，先放平下肢，再放平床头（图 10-8）。

257

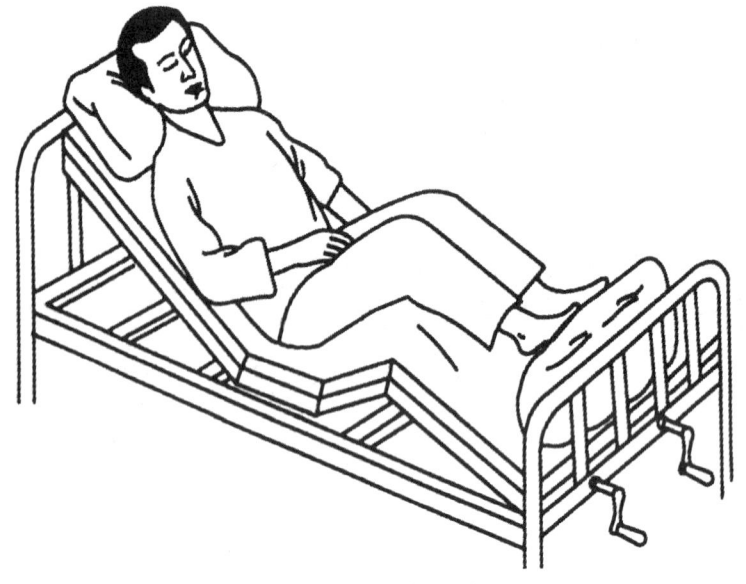

图 10-7 半坐卧位（摇床法）

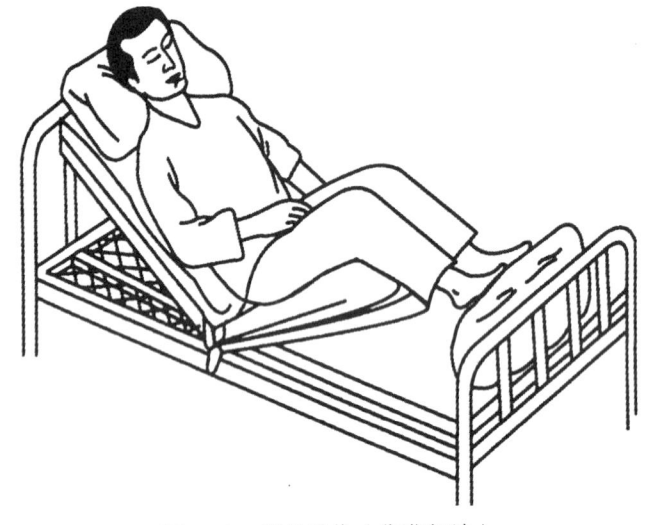

图 10-8 半坐卧位（靠背架法）

2. 适用范围

（1）某些面部及颈部手术后患者。采取半坐卧位可减少局部出血。

（2）胸腔疾病、胸部创伤或心脏疾病引起呼吸困难的患者。采取半坐卧位，由于重力作用，部分血液滞留于下肢和盆腔，回心血量减少，从而减轻肺瘀血和心脏负担；同时可使膈肌位置下降，胸腔容量扩大，减轻腹腔内脏器对心肺的压力，肺活量增加，有利于气体交换，使呼吸困难的症状得到改善。

（3）腹腔、盆腔手术后或有炎症的患者。采取半坐卧位，可使腹腔渗出液流入盆腔，促使感染局限，便于引流。因为盆腔腹膜抗感染性较强，而吸收较弱，故可防止炎症扩散和毒素吸收，减轻中毒反应。同时采取半坐卧位还可防止感染向上蔓延引起膈下脓肿。此外，腹部手术后患者采取半坐卧位可松弛腹肌，减轻腹部切口缝合处的张力，缓解疼痛，促进舒适，有利于切口愈合。

（4）疾病恢复期体质虚弱的患者。采取半坐卧位，有利于患者向站立位过渡，使其逐渐适应体位改变。

（四）俯卧位（prone position）

1. 姿势

患者俯卧，两臂屈肘放于头的两侧，两腿伸直；胸下、髋部及踝部各放一软枕，头偏向一侧（图10-9）。

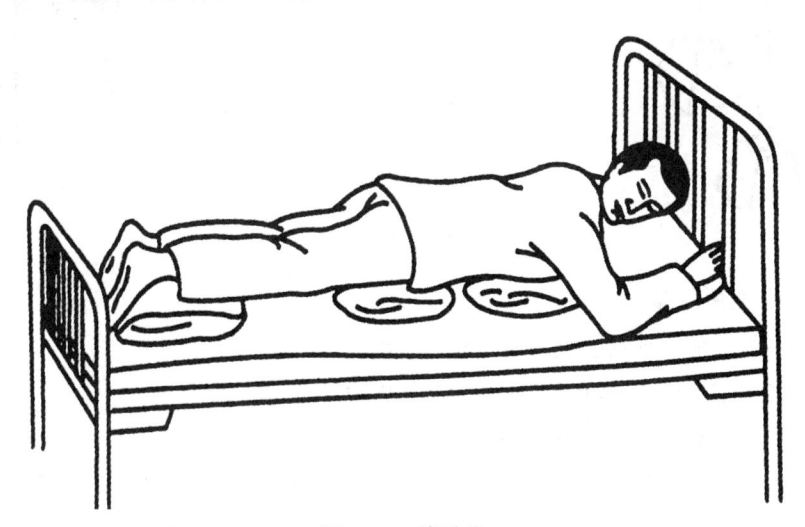

图 10-9　俯卧位

2. 适用范围

（1）腰、背部检查或配合胰、胆管造影检查时。

（2）脊椎手术后或腰、背、臀部有伤口，不能平卧或侧卧的患者。

（3）胃肠胀气所致腹痛的患者。采取俯卧位，可使腹腔容积增大，缓解胃肠胀气所致的腹痛。

（五）头低足高位（trendelenburg position）

1. 姿势

患者仰卧，枕横立于床头，以防碰伤头部。床尾用支托物垫高 15～30 cm（图 10-10）。此卧位易使患者感到不适，不可长时间使用，颅内高压者禁用。

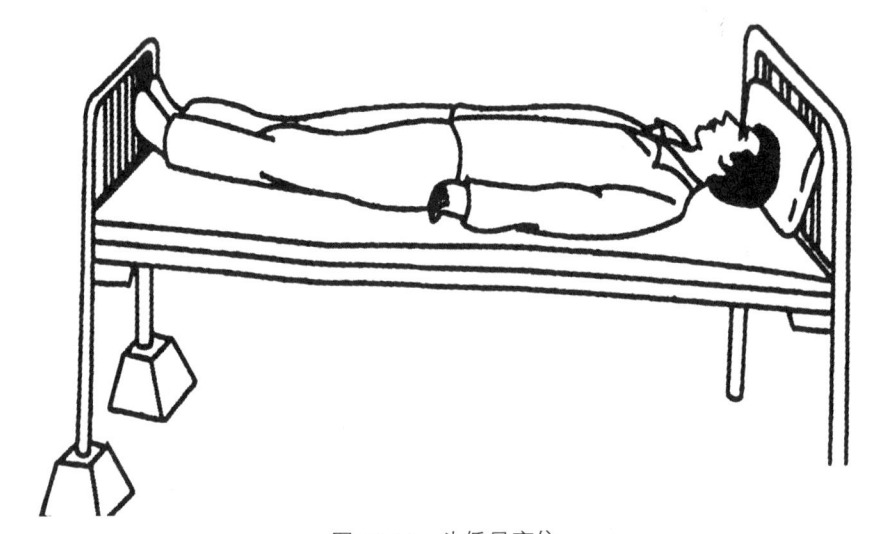

图 10-10　头低足高位

2. 适用范围

（1）肺部分泌物引流，使痰易于咳出。

（2）十二指肠引流术，有利于胆汁引流。

（3）妊娠时胎膜早破，防止脐带脱垂。

（4）跟骨或胫骨结节牵引时，利用人体重力作为反牵引力，防止下滑。

（六）头高足低位（dorsal elevated position）

1. 姿势

患者仰卧，床头用支托物垫高 15～30 cm 或根据病情而定，床尾横立一枕，以防足部触及床尾栏杆。若为电动床可调节整个床面向床尾倾斜（图 10-11）。

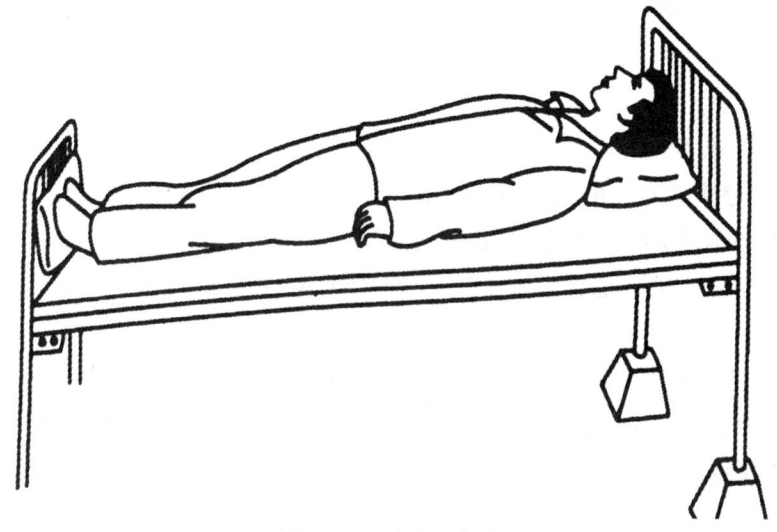

图 10-11　头高足低位

2. 适用范围

（1）颈椎骨折患者作颅骨牵引时，用作反牵引力。

（2）减轻颅内压，预防脑水肿。

（3）颅脑手术后的患者。

第二节　良肢位摆放

一、操作规程

【目的】

（1）防止肌肉痉挛、关节挛缩和异常姿势加重。

（2）减少健侧过度代偿和大脑的健侧皮质对患侧皮质的"交互性抑制作用"，有助于患者上运动神经元的促通。

（3）增加正确感觉输入，使患者对患侧肢体能够及早恢复感觉、知觉。

（4）预防卧床引起的并发症，如预防压力性损伤、肺部感染、肩关节半脱位、深静脉血栓等。

【评估】

（1）患者。

①整体情况：病情、意识状况、皮肤情况、体重、心理认知水平、自理能力及肢体活动情况、患者及照护者的配合程度等。

②局部情况：有无骨折、伤口，各种管路及固定情况等。

（2）环境。

①安全：病床床闸制动状态，床挡完好。

②病房：安静宽敞明亮、温湿度适宜、空气清新，围帘遮挡适宜操作。

【准备】

（1）护士。

着装整洁，去除尖锐物品，洗手，戴口罩。

（2）物品。

肩垫1个，高度3~5 cm，大小为肩胛面积，约25 cm×20 cm；背枕1个，宽大紧实、易于支撑身体为宜；枕头3个，大小适中，约70 cm×40 cm，软硬适宜；小软垫1个；必要时颈枕1个、足底支撑垫1个；病床床垫为棕垫。

（3）患者及照护者。

了解操作目的、过程、注意事项及配合要点。

【操作步骤】

操作前确保床铺平整，头枕高度适宜、软硬适中，视病情调整床头角度采取舒适卧位。

（1）仰卧位。

头部：不能过伸、过度前屈，颈部不能悬空，保持颈部中立位。

上肢：患侧肩关节稍外展小于45°，高度适宜的薄垫放置于肩胛骨内侧缘，肩胛带前伸，两肩平行；患侧上肢软枕支撑高于心脏水平，前臂旋前，肘伸展，腕关节中立位，轻度背伸10°~20°，手指伸展，掌心向下。健侧上肢放置舒适的任意位置。

下肢：患侧骨盆下垫薄枕，髋关节内收内旋。患侧下肢伸髋、膝（膝关节下垫软小枕，呈5°屈曲），踝稍背屈或呈中立位，足心不用用物支撑，或患侧下肢屈曲足踩床面（足底置支撑垫，患侧足跟负重，出现小腿三头肌张力增高时，去除足下支撑垫，避免诱导出现下肢伸肌痉挛、踝关节跖屈内翻等错误模式）。健侧下肢放置舒适的任意位置。

（2）健侧卧位。

协助翻身，较仰卧位枕头略高，避免过度屈曲和后仰，保持中立位。检查受压皮肤。

上肢：患侧肩关节前屈90°，肩胛带前伸，躯干略前倾，背后垫枕。患侧上肢软枕支撑，肘关节伸展，腕关节中立位，轻度背伸，手指自然伸展，掌心向下。健侧上肢放置舒适的任意位置。

下肢：患侧下肢软枕支撑，高度不出现髋关节内旋、内收、屈髋、屈膝，足（踝）不能悬空，避免足内翻。健侧下肢髋膝关节伸展或略屈曲。

（3）患侧卧位。

协助翻身，头部稍前屈。检查受压皮肤。

上肢：患侧肩关节前屈不大于90°，肩胛带前伸，躯干略后仰、背后垫枕稍后倾。患侧上肢前臂旋后，肘关节伸展，腕关节中立位，轻度背伸，手指自然伸展，掌心向上。健侧上肢放在身体上方或后边的枕头上。

下肢：患侧下肢伸髋，稍屈膝，踝稍背屈或中立位（足底置支撑垫，患侧足跟负重，出现小腿三头肌张力增高时，去除足下支撑垫，避免诱导出现下肢伸肌痉挛、踝关节跖屈内翻等错误模式）。健侧下肢髋膝关节屈曲并用枕头支撑避免压迫患侧下肢。

【注意事项】

（1）床铺保持平整、清洁。最好采用棕垫床垫，减少气垫床的使用时间。

（2）准确客观评估病情，根据评估结果采取技术操作，预防误用和过用综合征。

（3）操作过程中随时观察病情变化，与患者沟通有无不适。各种管路妥善固定，以免脱出。

（4）定时更换良肢位，防止压力性损伤的发生。同时给予患侧皮肤的非强力触摸，进行自我感觉输入与知觉、认知确认。

（5）尽量减少仰卧位，鼓励患侧卧位，适当健侧卧位。掌心、足底不放置物品，避免刺激诱发异常反射活动。

（6）患侧卧位时将患肩前伸，以免垂直受压，产生疼痛，影响患侧上肢血液循环。

（7）良肢位期间，鼓励或协助患者进行肢体、关节被动或主动运动，防止医用性、失用性综合征。

（8）根据患者日常生活能力、障碍情况等，更换体位时，患者应配合或协助完成。

（9）遵循节力的原则，动作轻柔、防止动作粗暴、用力适中，尤其患侧肢体保护。体位摆放舒适、安全。保护患者隐私。

二、评分标准

表 10-1　良肢位（抗痉挛体位）技术操作考核评分标准

科室：　　　　　　考核者姓名：　　　　　　分数：

项目	分值	技术操作要求	得分
仪表	5分	仪表端庄，着装整洁（2分）；去除尖锐物品，洗手，戴口罩（3分）	
操作前准备	评估5分	病情、意识状况、皮肤情况、心理、认知水平（1分）；自理能力及肢体活动、言语情况等（2分）；有无骨折、伤口，各种管路及固定情况等（1分）；病床床闸制动、床挡完好（1分）	
	沟通2分	讲解良肢位更换目的及方法，取得配合（2分）	
	用物3分	肩垫：高度3~5 cm，大小为肩胛面积，约25 cm×20 cm，1个（0.5分）；背枕：宽大紧实、易于支撑身体为宜，1个（0.5分）；枕头：大小适中，约70 cm×40 cm，软硬适宜，3个（0.5分）；小软垫：1个（0.5分）。必要时：颈枕1个（0.5分）；足底支撑垫1个（0.5分）	

续表

项目	分值	技术操作要求	得分
操作过程	准备5分	床铺平整（1分）；视病情调整床头角度取舒适位（2分）；检查枕头高度（2分）	
	仰卧位 25分	颈部中立位（1分）；患侧肩关节稍外展小于45°（2分）；薄垫放置于肩胛骨内侧缘（3分）；肩胛带前伸（2分）；两肩平行（1分）；患侧上肢软枕支撑高于心脏水平（1分）；前臂旋前（1分）；肘伸展，腕关节中立位、轻度背伸，手指伸展（3分）；掌心向下（1分）；健侧上肢舒适的任意位置（1分）	
		患侧骨盆下垫薄枕、髋关节内收内旋（2分）；患侧下肢伸髋、伸膝（膝关节下垫软小枕，呈5°屈曲）（2分）；踝稍背屈或呈中立位（2分）；足心不需用物支撑，或患侧下肢屈曲足踩床面（2分）；健侧下肢取舒适的任意位置（1分）	
	健侧卧位 20分	协助翻身（1分）；头颈部中立位（2分）；检查受压皮肤（1分）	
		患侧肩关节前屈90°，肩胛带前伸（3分）；躯干略前倾、背后垫枕（2分）；患侧上肢软枕支撑（1分）；肘关节伸展，腕关节中立位、轻度背伸，手指自然伸展（3分）；掌心向下（1分）；健侧上肢放置舒适的任意位置（1分）	
		患侧下肢软枕支撑（1分）；屈髋、屈膝、踝稍背屈或中立位（2分）；足（踝）不能悬空、避免足内翻（1分）；健侧下肢髋膝关节伸展或略屈曲（1分）	
	患侧卧位 20分	协助翻身（1分）；头部稍前屈（2分）；检查受压皮肤（1分）	
		患侧肩关节前屈不大于90°（3分）；肩胛带前伸（2分）；躯干略后仰、背后垫枕（2分）；患侧上肢肘关节伸展，腕关节中立位、轻度背伸，手指自然伸展（2分）；掌心向上（1分）；健侧上肢放置舒适的任意位置（1分）	

续表

项目	分值	技术操作要求	得分
操作过程	患侧卧位 20分	患侧下肢伸髋、稍屈膝、踝稍背屈或中立位（3分）；健侧下肢髋、膝关节屈曲并用枕头在下面支撑，避免压迫患下肢（2分）	
操作后	态度5分	态度和蔼（1分）；人文关怀（1分）；保护隐私（3分）	
	行为5分	动作熟练（3分）；物品整理妥当（2分）	
提问	5分	掌握（5分）；部分掌握（3分）；未掌握（0分）	
总分	100分		

第十一章 皮肤管理

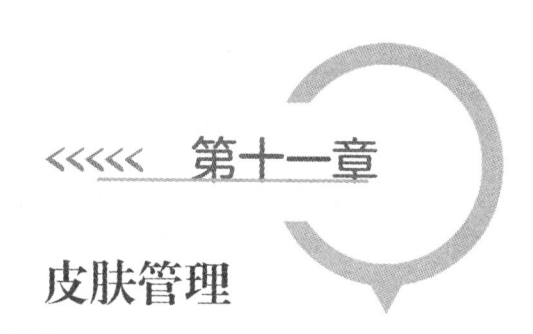

第一节 神经外科手术备皮流程

一、微血管减压术、桥小脑角占位切除术备皮流程

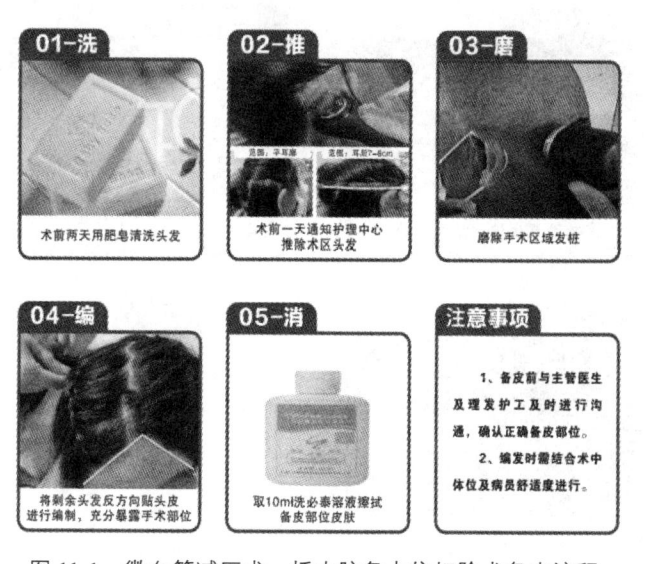

图 11-1 微血管减压术、桥小脑角占位切除术备皮流程

二、颈部手术（颈椎肿瘤、小脑扁桃体下疝）备皮流程

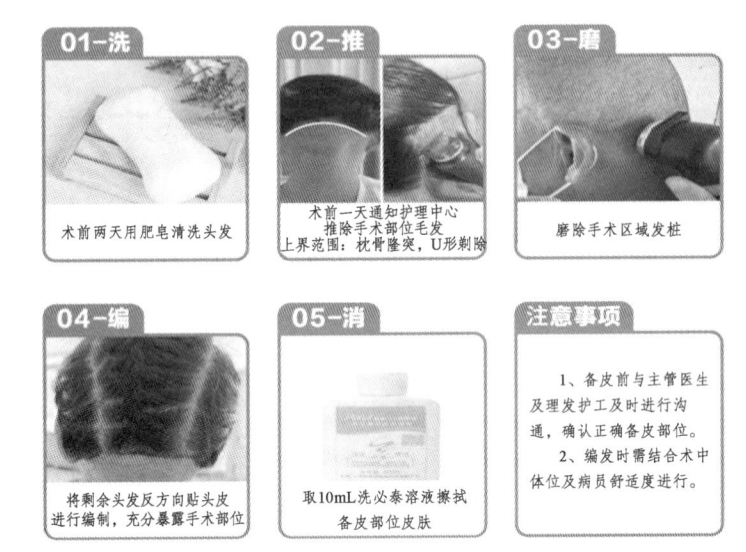

01-洗：术前两天用肥皂清洗头发

02-推：术前一天通知理发中心推除手术部位毛发 上界范围：枕骨隆突，U形剃除

03-磨：磨除手术区域发桩

04-编：将剩余头发反方向贴头皮进行编制，充分暴露手术部位

05-消：取10mL洗必泰溶液擦拭备皮部位皮肤

注意事项：
1、备皮前与主管医生及理发护工及时进行沟通，确认正确备皮部位。
2、编发时需结合术中体位及病员舒适度进行。

图 11-2　颈部手术（颈椎肿瘤、小脑扁桃体下疝）备皮流程

三、鞍区病变切除术备皮流程

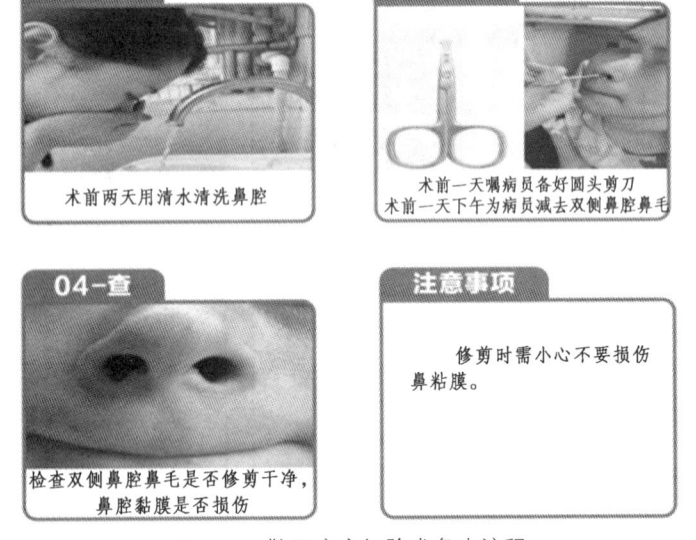

01-洗：术前两天用清水清洗鼻腔

02-剪：术前一天嘱病员备好圆头剪刀 术前一天下午为病员减去双侧鼻腔鼻毛

04-查：检查双侧鼻腔鼻毛是否修剪干净，鼻腔黏膜是否损伤

注意事项：修剪时需小心不要损伤鼻粘膜。

图 11-3　鞍区病变切除术备皮流程

四、颅内动脉瘤介入栓塞术、全脑血管造影术备皮流程

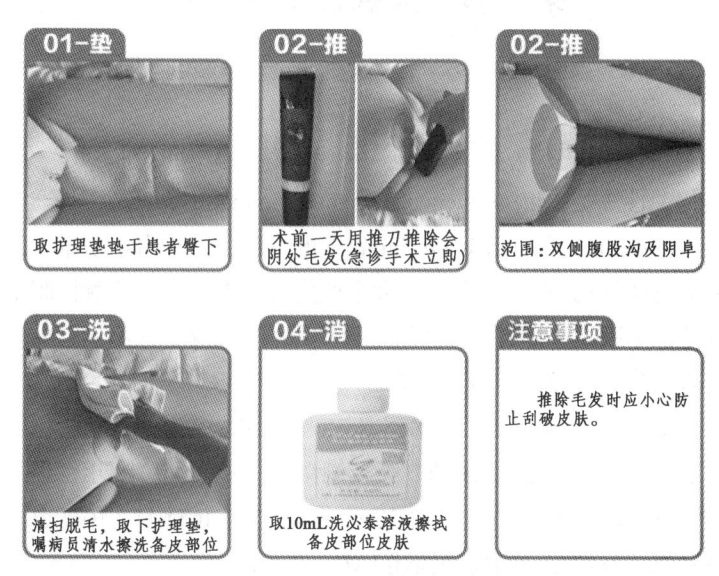

01-垫：取护理垫垫于患者臀下

02-推：术前一天用推刀推除会阴处毛发（急诊手术立即）

02-推：范围：双侧腹股沟及阴阜

03-洗：清扫脱毛，取下护理垫，嘱病员清水擦洗备皮部位

04-消：取10mL洗必泰溶液擦拭备皮部位皮肤

注意事项：推除毛发时应小心防止刮破皮肤。

图 11-4　颅内动脉瘤介入栓塞术、全脑血管造影术备皮流程

五、椎管占位病员（胸段、腰段、骶段）备皮流程

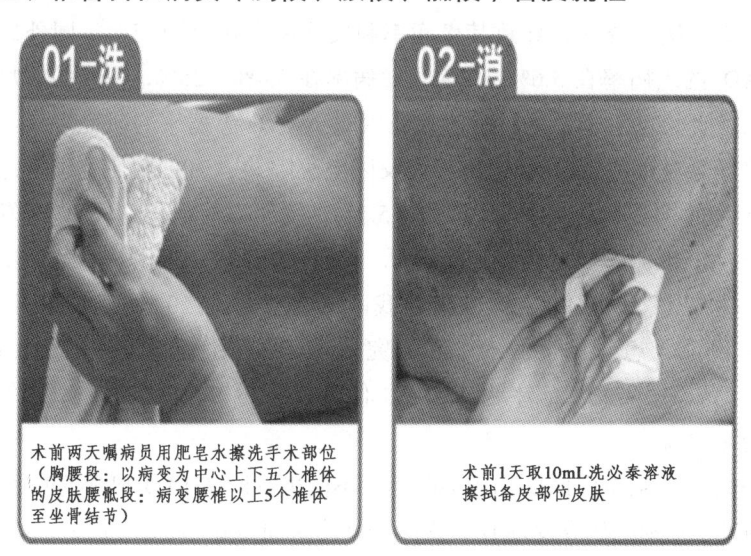

01-洗：术前两天嘱病员用肥皂水擦洗手术部位（胸腰段：以病变为中心上下五个椎体的皮肤；腰骶段：病变腰椎以上5个椎体至坐骨结节）

02-消：术前1天取10mL洗必泰溶液擦拭备皮部位皮肤

图 11-5　椎管占位病员（胸段、腰段、骶段）备皮流程

第二节 失禁性相关皮炎

一、概述

失禁相关性皮炎（incontinence associated dermatitis，IAD）是潮湿相关性皮肤损伤（moisture associated skin injury）的一种，是指由于暴露于尿液或粪便所造成的皮肤损伤，是一种发生在大小便失禁患者身上的接触性刺激性皮炎，其影响的范围不限于会阴部位。任何年龄阶段均可发生，它不仅会导致患者的不适，而且治疗困难较大、费用较高。

目前，文献中与 IAD 相关的术语有 18 个之多，其中最常见的包括尿布性皮炎、尿布疹、皮肤浸渍、会阴部皮炎及潮湿性皮炎等。2018 年世界卫生组织 WHO 将失禁性皮炎纳入最新版本的国际疾病分类（ICD-11）中，也就意味着全世界都将以一致的专业角度来描述 IAD。

【流行病学】

目前，IAD 的确认有一定难度，与 1 期、2 期压力性损伤难以区分，数据采集方法不统一，导致其患病率和发病率变化范围较大。国外研究显示，IAD 的患病率在 5.6%～50%，发病率在 3.4%～25%，不同的医疗机构和不同患者的发生率不同。目前，我国对于 IAD 患病率的研究较少。2014 年，贾静等对镇江市市属 7 所二级及以上医院共 4 709 例住院患者进行调研，IAD 的发生率为 14.0%。同时，5.5%并发压力性损伤，11.3%并发真菌性皮炎。2015 年，于金美等研究显示，在重症脑卒中患者中，其 IAD 的发生率高达 28%。2016 年，朱文等对我国 6 个省份的 10 所三级甲等医院共 12 434 例成人患者进行的多中心研究发现，成人住院患者失禁患病率为 3.21%，其中尿失禁患病率为 1.21%，便失禁患病率为 0.38%，双便失禁患病率为 1.62%。

一些研究给出了 IAD 出现的时间，不同患者群体 IAD 出现的时间不同。如一项基于护理的研究发现 IAD 发生的平均时间为 6～42 d，而另一项基于重症监护室患者的研究则发现 IAD 出院的平均时间为 1～6 d。可见，重症监护室患者更易快速发生 IAD。

【病理生理学】

皮肤的表皮层有 15~20 层扁平的角质细胞，不同部位皮肤角质层厚度不同，构成了皮肤的主要屏障。角质层会不断更新，以维持皮肤屏障的完整。角质细胞层嵌入脂质中，细胞之间通过细胞桥粒的蛋白链接相互连接，这种结构可以调节水分进出，以确保皮肤得到充分但不至于过多的水分。角质细胞含有多种蛋白质、糖类和其他物质，统称为天然保湿因子（natural moisturizing factor，NMF）。天然保湿因子帮助整个结构进行水合反应，以维持有效屏障。健康的皮肤表面呈酸性，pH 值为 4~6。pH 值在皮肤屏障中起着重要作用（酸性外膜），可帮助调节皮肤上的常居菌（皮肤微生物）。酸性 pH 值还有一个额外的作用，即确保角质层结合和屏障功能达到最佳状态。

失禁时，尿液或粪便中的水分进入并停留在角质层细胞中，引起细胞肿胀及角质层结构破坏，导致皮肤出现肉眼可见的变化（如浸渍）。此时，尿液和粪便中的刺激物会穿透角质层，加重皮肤炎症，真皮层也会出现损伤。当皮肤水分过多时，在接触衣物、尿垫或床单更容易因摩擦而受到损伤。皮肤上的细菌可把尿液中的尿素转化成氨，使皮肤的 pH 值变为碱性，促进微生物生长，增加皮肤感染的风险。粪便中所含的脂肪酶和蛋白酶能破坏角质层。水样便中的消化酶含量较高，因此破坏皮肤的能力更强。蛋白酶也可以作用于尿素产生氨，进一步提高皮肤的 pH 值。而皮肤的 pH 值越高，酶的活性越强。因此，碱性环境的出现和加重可造成皮肤破损的风险增加。由此可见，便失禁或同时尿便失禁的患者发生 IAD 的风险更高。

此外，抗生素的使用被认为是引起 IAD 的重要危险因素之一。不恰当的失禁处理也会导致 IAD 的出现，比如不经常更换失禁产品、皮肤长时间暴露于尿液和粪便中、部分失禁产品让皮肤表面处于潮湿状态、封闭性护肤产品限制吸收型失禁产品对液体的吸收、用水和碱性肥皂频繁清洗皮肤、不适当的清洗（如使用常规毛巾）会增加摩擦力和擦伤皮肤。

二、失禁相关性皮炎的诊断

任何类型的皮肤损伤的治疗都包括病因的纠正。解除压力和避免大小便刺激方式大有不同，错误的处理措施可能会进一步加重损伤。只有对皮肤损伤类型正确辨别、明确病因，才能进行有效预防及针对性地处理。

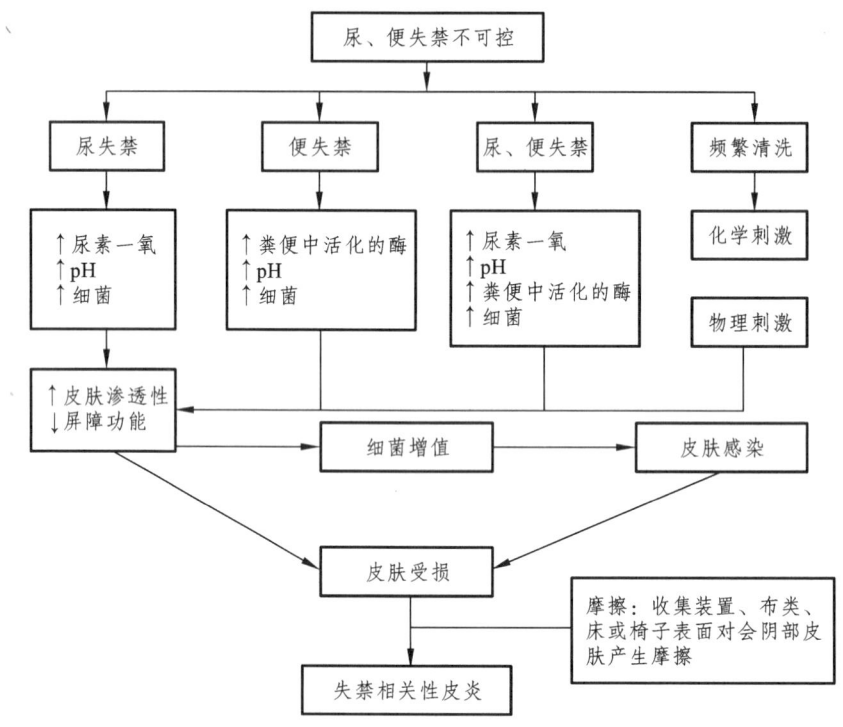

图 11-6 失禁相关性皮炎发生的病理生理过程

尽管 IAD 在临床中普遍存在，其危害也是显而易见的，然而 IAD 的正确诊断率却不尽如人意。Gray 指出，尽管 IAD 不是缺血引起的，但 IAD 经常被错误诊断为压力性损伤，临床工作者对压力性损伤及潮湿相关性损伤也没有统一的意见。全面询问病史和视诊是诊断 IAD 的主要手段，评估时应注意明确病因，尤其对于严重病例，有助于区分 IAD 和 1、2 期压力性损伤。

1. 临床表现

（1）皮肤红斑。

最初的症状是皮肤红斑，颜色包括粉红色、红色等，某些深肤色人群的红斑颜色可以为紫色、深红色等。红斑常没有清晰的界限，可以是不完整的斑块，也可以是连续的一大片；红斑通常呈镜面效应，左右对称。

（2）皮温升高。

由于炎症的影响，皮肤温度升高，同时可有皮肤硬度改变。

（3）皮肤破损。

表皮会有不同程度的破损，可有水疱、大疱、丘疹、脓疱等，严重时整个表皮溃烂、真皮外露并有渗出。皮损通常没有清晰的界限，可能是不完整的斑块或连续的一大片。不是所有的 IAD 都会出现皮肤破损。

（4）继发感染。

真菌感染中以念珠菌感染较为常见。真菌感染的皮疹通常从中心部位向四周扩散，颜色为亮红色。点状丘疹或脓疱一般出现皮疹边缘，再伸进正常皮肤区域。如果肤色较深或长期感染，则感染中心部位颜色会加深。真菌皮疹在临床上很难诊断，需进行微生物培养来选择合适的治疗方法。

（5）常见其他症状。

发生 IAD 的部位会出现不适、烧灼、疼痛、瘙痒或刺痛感。失禁的情况越严重，患者的生活质量越低，护理负担越重。

2. 失禁相关性皮炎的好发部位

IAD 影响的皮肤范围（图 11-7）不仅仅局限于会阴（肛门与外阴或阴囊之间的部位），主要发生在接触尿液或粪便的皮肤。尿失禁会影响女性大阴唇或男性阴囊的褶皱，以及腹股沟褶皱。大便失禁首先会影响肛周部位的皮肤，如臀裂和臀部，进而可向上延伸至骶尾部位和背部，以及向下延伸至大腿后部。

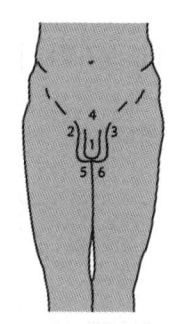

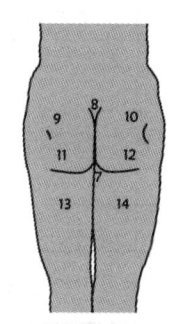

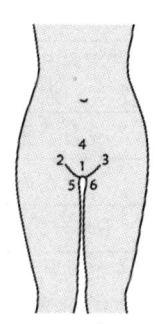

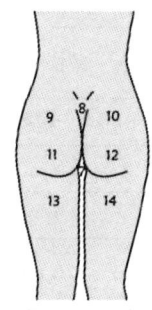

1. 生殖器（阴囊/阴唇）；2. 生殖器与大腿之间的右腹股沟皱褶；3. 生殖器与大腿之间的左腹股沟皱褶；4. 下腹部/耻骨弓；5. 右大腿内侧；6. 左大腿内侧；7. 肛周皮肤；8. 臀裂；9. 左上方臀部；10. 右上方臀部；11. 左下方臀部；12. 右下方臀部；13. 左大腿后部；14. 右大腿后部。

图 11-7 IAD 可能影响的皮肤区域范围

三、失禁相关性皮炎与压力性损伤

1. 失禁相关性皮炎和压力性损伤（pressure injury，PI）的关系

IAD 与 PI 的发生原因不同，但二者经常同时存在，过去曾经有人将 IAD 归为 1 期或 2 期压力性损伤。2014 年美国压疮顾问小组和欧洲压疮顾问小组制定的压力性损伤指南及 2015 年国际失禁性皮炎小组制定的 IAD 指南中均明确提出需要正确鉴别失禁性皮炎和压力性损伤。

尽管部分皮层损伤期压力性损伤的临床表现和 IAD 类似，且二者可能同时存在，但它们的病理、生理存在很大的区别。IAD 是"自上而下"的损伤，而压力性损伤是"自下而上"的损伤。失禁是导致压力性损伤出现的公认危险因素。IAD 会导致压力性损伤的风险增加，IAD 程度越重则患者发生压力性损伤的风险也越高。

2. 失禁相关性皮炎和压力性损伤的鉴别

临床上，IAD 与 1 期、2 期压力性损伤的区分比较困难，有时 IAD 会与压力性损伤同时共存。二者主要区别集中在形成原因、部位和皮肤损伤的外在表现（表 11-1）。

表 11-1 IAD 与压力性损伤的鉴别

项目	IAD	压力性损伤
病因	存在小便和（或）大便失禁	存在压力和（或）剪切力
部位	尿液/粪便污染处（会阴部、肛周、臀部、大腿内侧等）	多在骨突处或外源性压力（医疗器械）作用处
形状/边缘	边界不规则、界限不清楚	形状规则、边界清楚
深度	表浅的	从表层到深层
颜色	不均匀的红色	红色、黄色或黑色
其他	可能存在继发性浅层皮肤感染（如念珠菌感染）	可能继发软组织感染

四、失禁相关性皮炎危险因素及风险评估

【危险因素】

IAD 的主要危险因素包括：失禁、失禁频繁发作、使用封闭性护理产品、

皮肤状况差（如衰老、使用类固醇、糖尿病等）、移动能力受限、认知能力降低、个人卫生无法自理、疼痛、体温升高、药物（抗生素、免疫抑制剂）、营养状况差、严重疾病。2017年失禁相关性皮炎专家提出共识：年龄并不是IAD的独立危险因素。只要出现大、小便失禁，即使没有其他危险因素，也应实施适当的IAD预防方案。

【风险评估】

针对患者存在的IAD风险因素评估，目前已有一些评估工具，但并未广泛应用于临床实践。会阴部皮肤状况评估量表（perineal assessment tool，PAT）是由Nix等人在2002年制定，用于评估IAD的发生风险。该量表由四部分组成，包括刺激物强度、刺激物持续时间、会阴部皮肤状况、相关影响因素（有无低蛋白血症、抗生素使用、管饲饮食、艰难梭状芽孢杆菌等）。评分标准采用Likert 3点计分法，各部分评分从最佳至最差评为1~3分，总分4~12分，分值越高表示发生IAD的风险越高。该量表有较好的信效度，目前已由台湾学者赵慧玲等翻译成中文版，并进行了信效度验证。国内也有研究者应用该量表对患者进行了IAD的风险评估。会阴部皮肤状况评估量表（PAT，表11-2）是目前比较适合临床应用的IAD风险评估量表。

表11-2 会阴部皮肤状况评估量表（PAT）

内容	评分		
	3	2	1
刺激物的形式及强度	水样便 （有或无伴随尿液）	软便 （有或无伴随尿液）	成形便 （有无伴随尿液）
刺激物的持续时间； 皮肤暴露于刺激物的时间	护理垫更换频率： 至少每2h更换	护理垫更换频率： 至少每4h更换	护理垫更换频率： 至少每8h更换
会阴部皮肤状况； 皮肤完整性	脱皮/腐蚀 （有或无皮炎）	红斑/皮炎 （有或无念珠菌感染）	干净无损伤
相关影响因素（低蛋白、抗生素、管饲饮食、艰难梭状芽孢杆菌、其他）	影响因素≥3个	影响因素：2个	影响因素≤1个

五、失禁相关性皮炎的预防和处理

1. 失禁相关性皮炎的评估与分类

（1）皮肤评估。

① 评估时间：所有大、小便失禁的患者应每天至少进行一次皮肤评估，或可根据失禁的发生频率及患者的 IAD 危险因素进行调整。

② 评估部位：会阴、生殖器周围、臀部、臀部皱褶、大腿、下背、下腹和皮肤褶皱（腹股沟、大腹部血管以下等）。

③ 评估内容：主要评估皮肤有无颜色、温度、硬度改变，有无浸渍、红斑、水疱、丘疹、脓疱、溃烂、剥脱、真菌或细菌性皮肤感染的迹象，有无烧灼、疼痛、瘙痒或刺痛感等。

（2）IAD 评估工具。

目前，IAD 的评估工具较多，但很多工具都没有中文版，以下是几种较为常用的 IAD 评估工具。

① IAD 干预工具（incontinence-associated dermatitis intervention tool，IADIT）：IADIT 是由 Junkin 及 Lerner Selekofli 两位学者最先于 2008 年提出，并由美国国家压疮顾问小组（NPUAP）颁布的实用性诊断工具。该工具通过提供图片以便于临床工作人员将患者的实际状况与图片比较，从而区分出轻度、中度、重度 IAD 以及合并真菌感染，同时，也给出了不同程度 IAD 的护理措施。已有研究证实该工具具有较好的信度。该工具的特点在于应用方便、直观，只需对症状进行严重程度分级，不要求准确测量，适合各层次人员使用。

② 直肠周围皮肤评估工具（perirectal skin assessment tool，PSAT）：PSAT 是由 Brown 和 Sears 在 1993 年发表的，主要用于评估 IAD 的严重程度。此工具主要采用描述性的记录，包括皮肤颜色、皮肤的完整度、损伤大小及患者的全身症状，以描述失禁所致的皮肤损伤情况。该量表缺乏信、效度检测的相关信息，且使用镇静剂、无意识的患者不能应用此量表进行评估。

③ 失禁相关性皮炎皮肤状况评估表（IAD skin condition assessment tool，IAD-SCAT）：IAD-SCAT 是由 Kennedy 等 1996 年提出的，主要是对 IAD 患者皮肤状况进行分类。该工具主要依据皮肤破损范围、皮肤发红等级以及糜烂深度进行严重等级评估，其中皮肤破损范围与皮肤发红采用 0～3 分计分，糜烂

深度则用 0~4 分计分，总分越高表示失禁相关性皮炎越严重。

④ 失禁相关性皮炎皮肤损伤评估量表（incontinence-associated dermatitis severity instrument，IADS）：是由 Borchert 和 Bliss 等在 2010 年编制的，包含 13 个条目，2014 年原作者对其进行了修订，共 14 个条目，可用于评估 IAD 易发生的 14 个区域。其内容包括：肛周皮肤、臀裂、右上臀、左上臀、右下臀、左下臀、外生殖器（阴唇或阴囊）、下腹部/耻骨上、右腹股沟、左腹股沟、右大腿内侧、左大腿内侧、右大腿后侧、左大腿后侧。此量表评估发生 IAD 的区域，其严重程度采用 Likert5 级评分法（0 分=无 IAD，1 分=粉色，2 分=红色，3 分=红疹，4 分=皮肤丢失），总分 0~56 分，分值越高，表明局部皮肤损伤越严重。根据所有发生 IAD 区域的总得分以判断 IAD 的严重程度。此量表有助于护士识别、评估 IAD 严重性，是一个有效、可靠的评估工具。目前已由王春雨等人翻译为中文版，并进行了信效度验证。

⑤ IAD 分类工具（IAD Categorization tool）：2015 年发布的失禁相关性皮炎国际专家共识建议对于 IAD 的评估应在皮肤损伤程度和严重性的基础上，采取比较简单的 IAD 分类工具（图 11-8），分为三级：

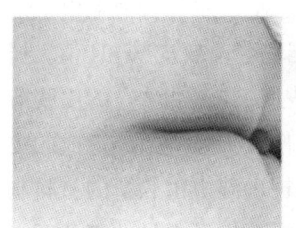

0 级：无 IAD
① 皮肤完好，无发红；
② 与其他身体部位皮肤比较无差别；

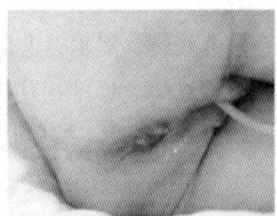

1 级：轻 IAD
① 皮肤发红，完整；
② 红斑，水肿；

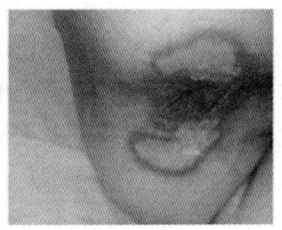

2 级：中重度 IAD
① 皮肤发红，受损；
② 水肿，水泡，大疱，皮肤糜烂、剥脱、感染；

图 11-8　IAD 分类工具（IAD Categorization tool）*

2. 失禁相关性皮炎的预防和处理

（1）处理失禁。

发现并治疗病因（如尿路感染、便秘、应用利尿剂等），避免尿液或粪便

---

* 注：肤色较深的患者，局部受损皮肤可能变白、变深、变紫、深红色或黄色；如果患者没有失禁，则不属于 IAD。

与皮肤的接触是预防 IAD 的关键环节。

① 病因处理。首先要对患者进行全面评估，明确失禁发生的原因，与医生沟通，针对病因采取措施，中断尿液和粪便对皮肤的刺激并建立护理计划。对患者的营养、液体摄入进行管理，训练患者如厕技巧等行为，尽量缩短患者的失禁时间。

② 有效收集排泄物，减少皮肤与排泄物的接触。对于能走动的患者或当患者外出坐在椅子上时，可以应用成人纸尿裤之类的吸收型失禁产品，避免皮肤潮湿；失禁患者要及时清除皮肤上的尿液或粪便；尿失禁的患者可根据需要留置导尿管；水样便可用粪便处理系统或粪便袋（类似于造口袋），不建议使用肛管，这会增加肛门及直肠黏膜损伤风险。

（2）结构化皮肤护理方案。

结构化皮肤护理方案主要包括清洗和保护两种干预措施，目的是保护暴露于尿液或粪便中的皮肤，并帮助皮肤恢复其有效的屏障功能。

① 清洗皮肤。清洗目的是清除尿液或粪便，在涂抹皮肤保护剂之前实施，应使用接近正常皮肤 pH 值范围并含表面活性剂的皮肤清洁剂。

A. 方法：传统方法是在每次失禁之后使用普通肥皂、水和普通毛巾来清洗皮肤以清除尿液和粪便以及其他污物，但是普通肥皂会改变皮肤 pH 值，损害皮肤屏障功能，普通毛巾的纹理结构会摩擦损伤皮肤；"免冲洗"的皮肤清洗剂使用后皮肤待干速度快，从而减少通过擦拭皮肤使其干燥等措施造成的皮肤损伤，也能节约护理人员的时间并提高效率；失禁护理湿巾由软滑的材料制成，可以减少摩擦造成的损伤，也可减少护理负担，并提高护理人员的满意度。

B. 清洗频率：失禁时清洗皮肤的理想频率尚未确定，应依据失禁的程度而定，建议至少每日一次或每次大便失禁之后清洗皮肤。国外有研究发现对 IAD 患者实施 6 h/次的皮肤清洗和保护的效果要优于 12 h/次。

C. 预防和处理 IAD 时清洗皮肤的原则：每天或在每次大便失禁之后清洗；力度温和，尽量减少摩擦，避免用力擦洗皮肤；避免使用普通（碱性）肥皂；选择温和的 pH 值接近正常皮肤的免冲洗皮肤清洗液或含有清洗液的湿巾（专门设计用于失禁护理）。

D. 可能的话使用一块柔软的一次性的无纺布。

E. 清洗之后若有必要，则用温和的方式使皮肤变干。

处理失禁的皮肤清洗剂一般的制剂类型是液体溶液或洗液。大多数处理失禁的皮肤清洗剂不得稀释，须按全量使用。

② 保护皮肤：目的是避免或尽量减少皮肤暴露于尿液或粪便和摩擦。可使用合适的护肤产品来维持皮肤的屏障功能。

A. 方法：清洗之后，可用皮肤保护剂涂抹皮肤以达到预防和治疗 IAD 的效果。若出现 IAD，皮肤保护剂的使用可在角质层与潮湿或刺激物之间形成保护层，还能加快皮肤修复。实施适当的皮肤护理方案 1~2 d 后，皮肤状况应有明显的改善，一般在 1~2 周内得到恢复；对于 3~5 d 没有改善或怀疑有皮肤感染时，应及时向相关领域专家进行咨询。

B. 频率：关于使用保护剂涂抹皮肤的频率，国内有研究显示 8 h/次与每 12 h/次效果无差别。

（3）失禁相关性皮炎护理用具。

当选择失禁用品时，要评估患者的失禁程度，关注患者的社交需要，考虑患者的经济能力和家居条件，理想的产品应该符合以下标准：

① 临床证明能预防和/或治疗 IAD；

② 接近皮肤 pH 值（注意：pH 值并非跟所有护理用品相关，如不含有氢离子的护理用品，包括一些保护膜）；

③ 低刺激、低过敏原；

④ 涂抹时不会刺痛；

⑤ 透明，或容易清除以供检查皮肤；

⑥ 清除、清洗考虑到护理人员的时间和患者的舒适度；

⑦ 不会增加皮肤损害；

⑧ 不会影响到失禁护理产品的吸收性或其他功能；

⑨ 与所用其他产品（如黏性敷料）相容；

⑩ 容易被患者、临床医生和护理人员接受；

⑪ 尽量减少完成皮肤护理方案所要求的产品、资源和时间的量；

⑫ 节约费用。

其中，尿失禁护理用品：

① 成人尿片、纸尿裤、护理垫。这类产品具有使用方便、有效隔离异味的优点，但吸收量有限，易引起皮肤问题。在选择上应注意，不可选择吸收能力

低于漏尿量的产品,以免更换频率下降,导致异味产生。同时,还应注意选择合适的尺寸,综合考虑产品的亲肤性、吸收性、防渗性、隐蔽及价格合理等因素。定时检查纸尿裤的饱和度及皮肤情况,每次更换纸尿裤时,均应清洗会阴,保持会阴部皮肤干燥,发现异常及时予以干预。

② 尿套。其对于各种原因引起的阴茎无明显萎缩的男性尿失禁患者来说是比较理想的用品。使用时注意选择合适的尺码,固定尿套时不可过紧,以免影响阴茎供血。尿套应每天至少更换 1 次,做好会阴部清洁,观察阴茎有无发炎、溃烂,当阴茎皮肤出现红肿时停止使用。

③ 留置导尿。当其他非侵入性措施,如使用药物、尿垫等仍不能缓解,且患者不能接受使用外部的集尿装置时可选择留置导尿。留置导尿管之前应综合考虑导尿的目的,患者的尿液性状、年龄、性别等因素,选择规格最合适、安全适宜的导尿管。留置期间注意保持尿管引流通畅,避免扭曲打折,做好会阴部护理,根据患者情况,减少留置导尿管时间,防止尿路感染。

大便失禁护理用品:

① 造口袋。适用于水样便及糊状便失禁患者。对于非躁动的卧床患者而言,造口袋用法温和、经济且效果良好。使用时,粘贴部位需有足够的范围,裁剪与粘贴需要一定技巧。躁动患者不适用,易于脱落。

② OB 卫生棉条。适用于排出的粪便为液体或半液体状的大便失禁患者。该用品能有效吸收粪水,预防反复擦洗肛门引起的肛周皮肤发红、溃烂乃至坏死,减轻患者痛苦,并可有效防止粪水外溢臭味对环境及对患者生活的影响。但其吸收饱和维持时间短,一般连续放置时间不能超过 12 h。

③ 大便失禁护理套件。大便失禁套件是专门为收集粪便失禁患者粪水/粪便而设计的装置,是目前对于大便失禁患者比较理想的护理产品,但其费用太高,暂未普遍应用于临床。

皮肤保护用品:

① 皮肤清洗剂。应选择接近正常皮肤 pH 值范围的皮肤清洗剂。皮肤清洗剂一般含有一种以上的表面活性剂,这种物质能减少表面张力,只需在皮肤上使用最小的剂量就能清除污物和残留物(如油脂和皮肤坏死细胞)。可根据表面活性剂的化学结构将其分为非离子型、阴离子型、两性型。非离子型表面活性剂比较温和,刺激性较小。

② 皮肤保护剂。皮肤保护剂也被称为防水保护层,并根据皮肤保护剂的成分和总体配制情况提供不同防护而使皮肤免受潮湿和刺激物伤害。皮肤保护剂可配制成乳霜、软膏、洗液或薄膜。凡士林、氧化锌、聚合物薄膜对于保护 IAD 患者皮肤效果无差异,但聚合物薄膜的成本效益比较好。表 11-3 为皮肤保护剂成分及特点。

表 11-3 皮肤保护剂成分及特点

主要成分	性状	作用及特点
凡士林/矿脂	石油加工而得,通常为软膏基质	形成闭合层,增强皮肤水合作用;可能影响失禁护理产品的吸收性;使用量少时呈透明状;
氧化锌	与载体混合而成的白色粉末,形成不透明的乳霜、软膏或糊膏	清除比较困难且会感到不适(如浓稠黏性糊膏);不透明,检查皮肤时需被清除;
二甲硅油	硅酮基质,也称为硅氧烷	非封闭性,少量使用时不影响失禁产品的吸收性;不透明或使用后变得透明;
丙烯酸酯三聚物	在皮肤上形成透明薄膜的聚合物	不需要清除;透明,可进行皮肤检查

③ 润肤剂。润肤剂可以保持皮肤保护层的完整性。目前,皮肤护理产品品种较多,一般含有亲脂性材料或油脂(称为润滑剂)。一些皮肤护理产品是由类似存在于健康角质层的物质(即神经酰胺)的脂类来配制,用于减少干燥并修复脂类基质。保湿剂是通过在角质层吸收和保持水分而起作用的物质,一般包括甘油和尿素。保湿剂不可用于含水过多或存在浸渍的皮肤上,因为它会进一步吸收该部位水分。许多润肤剂是含有润滑剂和保湿剂的混合物,并不是所有的润肤剂都能修复皮肤保护层。

研究发现,BCT 油膏(含秘鲁香脂、蓖麻油和胰蛋白酶)具有防止皮肤损伤和促进愈合的功效。国内的研究发现含有过氧化脂肪酸的液体敷料(主要成分是亚油酸和亚麻酸等),对于预防存在失禁的 ICU 重症患者 IAD 的发生效果较好。对于常用的鞣酸软膏,国内的研究发现其对于老年卧床便失禁患者 IAD

的预防有较好的效果，但在促进 IAD 皮肤损伤的愈合时间上效果不如联合应用抗菌凝胶和液体敷料。在外用中药方面，康复新液与龙血竭对于促进 IAD 创面愈合有较好的效果。

④ 其他用品。抗真菌乳霜或粉末一般用于外用治疗念珠菌病，可与皮肤保护剂（如丙烯酸酯三聚物保护膜）结合使用。在使用外用抗真菌制剂之前，应确认感染的真菌类型。药物的使用会导致抗生素耐药，不可常规使用外用抗菌产品来预防和处理 IAD，抗真菌制剂需要在医生的指导下进行使用。很多敷料的使用也可以保护皮肤，促进愈合。如严重的 IAD 出现皮肤缺损时，可用敷料来促进伤口的湿性愈合。有研究显示应用硅胶边缘的泡沫敷料对于治疗 IAD 有较好的效果。敷料最适用于无皱褶的皮肤，如臀部或骶椎部位。

（4）失禁相关性皮炎的预防和处理流程（图 11-9）。

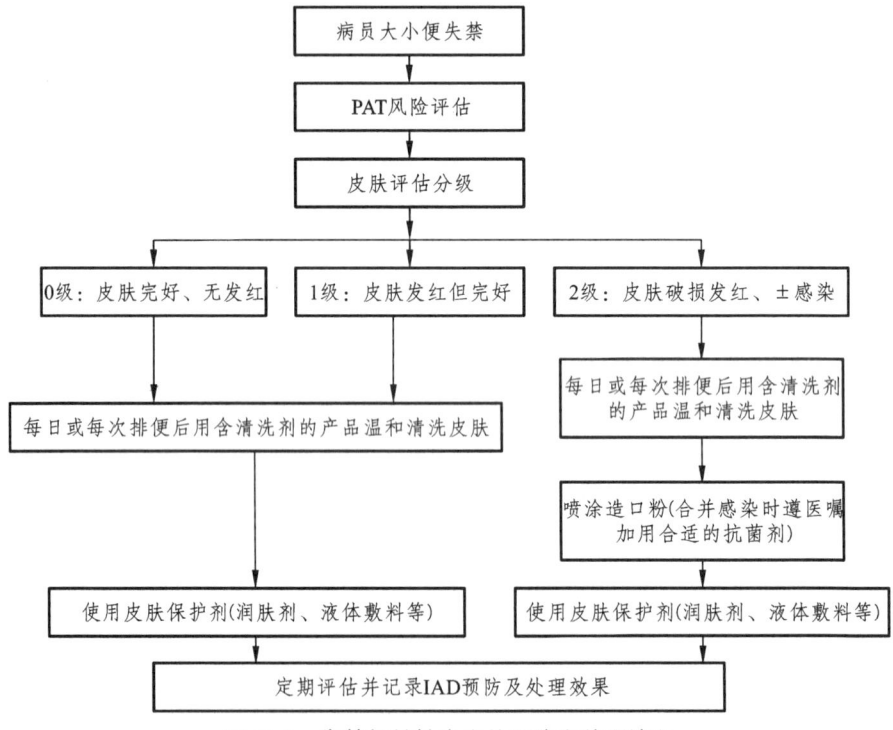

图 11-9　失禁相关性皮炎的预防和处理流程

参考文献

[1] 陈孝平，等. 外科学 [M]. 9 版. 北京：人民卫生出版社，2018：450-470.

[2] 吴江，贾建平等. 神经病学[M]. 3 版. 北京：人民卫生出版社，2015：351-416.

[3] 曲鑫，赵浩，尚峰，等. 神经重症目标温度管理 [J]. 中国现代神经疾病杂志，2023，23（6）：485-489.

[4] 曹冬鹤. MEWS 在脑科危重症患者急诊手术护理中的病情及预后评估——评《颅脑创伤和脑科危重症治疗学（第 2 版）》[J]. 中国实验方剂学杂志，2023，29（11）：52.

[5] 张赛，符锋. 重型颅脑创伤规范化救治策略 [J]. 中华神经创伤外科电子杂志，2018，4（2）：122-124.

[6] 徐跃峤，石广志，魏俊吉，等. 重症动脉瘤性蛛网膜下腔出血管理专家共识（2023）[J]. 中国脑血管病杂志，2023，20（2）：126-145.

[7] 美国心脏学会，美国卒中学会.AHA/ASA 新版未破裂颅内动脉瘤患者管理指南更新要点[J]. 实用心脑肺血管病杂志，2015，23（5）：42.

[8] 陈秀梅，吴荣奎，钟海，等. 脑动静脉畸形介入治疗围手术期护理专家共识[J]. 介入放射学杂志，2023，32（12）：1163-1168.

[9] 苏立新，范新东. 动静脉畸形诊断与介入治疗专家共识[J]. 中国血管外科杂志（电子版），2020，12（3）：180-184.

[10] 赵岩，杨新宇，岳树源，等.2022 年美国血管外科学会《颅外段颈动脉狭窄临床治疗指南》解读[J]. 中华神经外科杂志，2023，39（3）：217-219.

[11] 国家卫生健康委员会，脑卒中防治专家委员会，血管超声专业委员会. 头颈部血管超声若干问题的专家共识（颈动脉部分）[J]. 中国脑血管病杂志，2020，17（6）：346-353.

[12] 杨楠，宋海庆，吉训明，等.2022年版美国心脏协会/美国卒中协会自发性脑出血患者管理指南更新要点及解读[J]. 中国脑血管病杂志，2022，19（11）：729-732+748.

[13] 骆明涛，伍聪，陶传元，等.《高血压性脑出血中国多学科诊治指南》急救诊治解读[J]. 中国急救医学，2021，41（3）：185-190.

[14] 梁浩，赵黎明，高涛，等. 联合脑血管重建术治疗成人烟雾病术后相关并发症的影响因素分析[J]. 中华神经外科杂志，2021，37（3）：245-249.

[15] 中华医学会神经外科学分会. 烟雾病和烟雾综合征诊断与治疗中国专家共识(2024版). 中华神经外科杂志，2024，40（3）：220-229.

[16] 戚春霞，厉春林. 获得性颅脑损伤患者进食评定方法的改进研究[J]. 中国实用护理杂志，2019，（10）：750-753.

[17] 王清，张敏，汪梦月，等，神经系统疾病伴吞咽困难患者基于容积黏度吞咽试验的喂养管理[J]. 护理学杂志，2019，34（9）：21-24.

[18] 肖哲，郑丰任，林运全，等. 椎管内肿瘤的诊断和手术治疗[J]. 中国现代医学杂志，2002，12（5）：74-75.

[19] 周海振，刘建湘，郑启新，等. 椎管内髓外硬膜下肿瘤手术治疗的临床分析[J]. 中国矫形外科杂志，2010，18（18）：1506-1509.

[20] 章翔，费舟，刘恩渝，等. 椎管肿瘤的诊断与显微外科治疗[J]. 解放军医学杂志，2003，28（12）：1058-1060.

[21] 中华医学会神经外科学分会. 骶管囊肿诊治专家共识[J]. 中华神经外科杂志，2019，35（4）：325-329.

[22] 宋朋杰，曹雪飞，田夏威，等. 骶管囊肿的治疗及发病机制的探讨（附25例病例报告）[J]. 中国现代医学杂志，2016，26（7）：84-87.

[23] 刘清军.《三叉神经痛诊疗中国专家共识》解读[J]. 中国现代神经疾病杂志，2018，18（9）：643-646.

[24] 周伟娜，聂永祯. 三叉神经痛的发病机制及定位方式[J]. 内蒙古医科大学学报，2022，44（3）：330-332+336.

[25] 中华医学会神经外科学分会.面肌痉挛诊疗中国专家共识[J]. 中国微侵袭神经外科杂志，2014，19（11）：528-532.

[26] 齐昊一.神经内镜辅助微血管减压术治疗面肌痉挛的效果观察与荟萃分析[D]. 青海大学，2022.

[27] 董烜玮，王晓松，王林，等.舌咽神经痛的研究进展[J]. 中国神经免疫学和神经病学杂志，2021，28（6）：487-491+497.

[28] 梁继锋，李光华，申妍，等.内镜下舌咽神经切断加迷走神经减压术治疗舌咽神经痛[J]. 临床耳鼻咽喉头颈外科杂志，2010，24（3）：135-136.

[29] 荆洲，付旭东.舌咽神经痛的诊断和治疗[J]. 世界最新医学信息文摘（连续型电子期刊），2021，21（27）：119-122.

[30] 中华医学会神经病学分会脑电图与癫痫学组.中国老年癫痫患者管理专家共识[J]. 中华老年医学杂志，2022，41（8）：885-892.

[31] KEEZERMR, SISODIYASM, SANDERJ W. Comorbidities ofepilepsy：currentconceptsandfutureperspectives[J]. LancetNeurol, 2016. 15（1）: 106-115.

[32] 中华医学会神经外科学分会功能神经外科学组，中华医学会神经病学分会帕金森病与运动障碍疾病学组.中国帕金森病脑深部电刺激疗法专家共识（第二版）[J]. 中华神经外科杂志，2020，36（4）：325-337.

[33] KARIKARI T K, CHARWAY-FELLI A, HOGLUND K, et al. Commentary：global，regional，and national burden of neurologicaldisorders during 1990—2015：a systematic analysis for the GlobalBurden of Disease Study 2015[J]. Front Neurol, 2018, 9: 201.

[34] 余小燕，厉春林，张雅芝，等.脑室外引流管理的证据总结[J]. 中国护理管理，2023，23（11）：1733-1737.

[35] 郭琼英.集束化护理干预在神经外科术后留置引流管患者中的应用效果观察[J]. 中国医药指南，2022，20（28）：29-32.

[36] 熊秀云.慢性硬膜下血肿钻孔置管引流术的护理[J]当代护士，2016（11）：37-38.

[37] 郑红云，郎黎薇，汪慧娟，等.133例慢性硬膜下血肿患者行钻孔引流术的护理[J]中华护理杂志，2012，4（47）：355-356.

[38] 瞿磊，瞿波. 神经外科 12 例腰大池引流管的护理探讨[J]. 中西医结合心血管病电子杂志，2020，8（34）：181-182.

[39] 黎燕萍，莫丽，卢佳美. 新型口腔护理用具在危重症病人经口气管插管中的应用研究 [J]. 循证护理，2023，9（13）：2419-2422.

[40] 王莹，夏欣华，王欣然，等. 预防成人经口气管插管非计划性拔管护理专家共识 [J]. 中华护理杂志，2019，54（6）：822-828.

[41] 李乐之，路潜. 外科护理学[M]. 7 版. 北京：人民卫生出版社. 2023.

[42] 王亚运，文雪柯，冯静洁，等. 脑卒中病人留置鼻胃管护理最佳证据总结[J]. 循证护理，2024，10（1）：26-34.

[43] 刘晨霞，王霞，邵欣，等. 179 所三级医院 ICU 导尿管相关尿路感染防控护理实践的调查 [J]. 中华护理杂志，2022，57（22）：2750-2757.

[44] 李小寒，尚少梅. 基础护理学［M］. 北京：人民卫生出版社，2017.

[45] 吴欣娟. 临床护理技术操作并发症与应急处理（2016 版）[M]. 北京：人民卫生出版社，2016.

[46] 徐冬梅. 精神科护士规范操作指南[M]. 2 版. 北京：中国医药科技出版社，2021.